眼 科
诊疗技术与临床

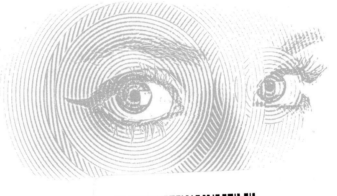

杨笑天 侯勇生 王 朝 主编

U0241719

中国纺织出版社有限公司

图书在版编目（CIP）数据

眼科诊疗技术与临床 / 杨笑天, 侯勇生, 王朝主编
. -- 北京：中国纺织出版社有限公司, 2024.3
　ISBN 978-7-5229-1442-8

　Ⅰ. ①眼… 　Ⅱ. ①杨… ②侯… ③王… 　Ⅲ. ①眼病—
诊疗 　Ⅳ. ①R77

中国国家版本馆CIP数据核字（2024）第042822号

责任编辑：樊雅莉　　责任校对：王蕙莹　　责任印制：王艳丽

中国纺织出版社有限公司出版发行
地址：北京市朝阳区百子湾东里A407号楼　邮政编码：100124
销售电话：010—67004422　传真：010—87155801
http://www.c-textilep.com
中国纺织出版社天猫旗舰店
官方微博 http://weibo.com/2119887771
三河市宏盛印务有限公司印刷　各地新华书店经销
2024年3月第1版第1次印刷
开本：787×1092　1/16　印张：12.75
字数：298千字　定价：88.00元

编　委　会

前　言

　　眼科一般研究玻璃体、视网膜疾病，眼视光学，青光眼和视神经病变、白内障等多种眼科疾病。随着社会的发展和科学技术的进步，眼病的诊疗技术在很多方面有了突破性进展，一些新技术、新药的应用提高了眼病的诊治水平。当前眼科书籍可谓浩如烟海，但读来好懂、学来好用的书籍却并不多。而且，眼科是一门实践性很强的临床学科，没有充分的临床实践，医师不可能有高超的诊治水平。因此，我们组织了一批长期在临床一线工作的高年资医师，编撰了这本实用的眼科著作，本书是他们长期临床经验的结晶。

　　本书既全面系统，又简明扼要，既有基本理论，又有临床诊疗经验，具有很强的实用性。全书涵盖了眼科学基础知识及常见眼科疾病的诊疗，具体包括弱视、斜视、屈光不正、眼睑疾病、结膜疾病、角膜疾病、玻璃体疾病和视网膜疾病。相信本书的出版，对促进眼科学术发展和眼科临床技术提高会起到良好的推动作用。

　　本书系多人执笔而成，写作风格难免不一致，再加上篇幅有限，书中不足之处在所难免，恳请眼科同道不吝赐教，以便再版时予以修订，谢谢。

编　者

2023 年 12 月

目　录

第一章

眼科检查技术

第一节　眼外部一般检查

对所有眼病患者，都应先做眼外部一般检查。眼外部检查就是眼前部检查，包括对用肉眼可以观察到的眼前方各部分，如眼睑、泪器、结膜、角膜、巩膜、前房、虹膜、瞳孔、晶状体、眼球、眼眶、眼肌、眼压等进行检查。

进行眼外部检查时，要养成先右后左、从外到内的习惯，以免在记录左右眼时混淆或遗漏。再有，检查时应两侧对照，如两眼不同，应先查健眼，再查患眼，尤其在患传染性眼病时更应如此，以免两眼间交叉感染。

一、眼睑检查法

一般在患者面向自然光线下用望诊即可，必要时需用触诊以协助检查。检查眼睑同时应检查眉毛、睫毛、睑缘和睑板是否正常。

首先注意有无先天异常，如眼睑缺损、睑裂缩小、内眦赘皮、下睑赘皮、上睑下垂等。有下睑赘皮时，应想到可能因下睑皮肤皱褶压迫睫毛使其倒向后方而摩擦角膜。有上睑下垂时，应鉴别其是真性还是假性、部分性还是完全性；真性完全性者，应当用两手的拇指分别用力横压在患者两眉弓上方之处，并嘱患者用力睁眼，此时可以发现患侧因不能利用额肌协助提起上睑而完全不能睁开该眼；部分性者，则此时仍可稍微睁开；在有眼睑痉挛或患严重外眼疾病，特别在患有重症沙眼的患者，并非由于上睑提肌的损害而发生的暂时性上睑下垂。则为假性上睑下垂。在患有面神经麻痹的患者，为检查患者眼轮匝肌的肌力，检查者可将双侧上睑各放一只手指，嘱患者用劲闭眼，由于各手指的感觉不同即可比较出两眼睑肌力的不同；再嘱患者似睡眠状轻闭两眼时测量其闭合不全的睑裂大小。如要测量其确切肌力，则须用眼睑肌力测量计检查。额肌或上睑提肌活动幅度检查，可用尺测出毫米数。

继而观察眼睑皮肤有无异常，如皮下出血、水肿或气肿（炎性或非炎性）、皮疹、瘢痕、肿瘤等。怀疑有气肿时，用一手之示指和中指轮替轻轻压迫眼睑，可以发出捻发音。如上睑有初起之肿物时，可令患者向下看，在将上睑铺平在眼球上以后，则易于触出；检查下睑时，则令患者向上看以后触之。同时应注意肿物之硬度及有无压痛，并检查有无耳前或颌下淋巴结的继发炎症或转移。

然后检查眼睑有无位置异常，应比较双侧睑裂的宽窄以确定有无上睑下垂或睑裂开大，单纯测量睑裂宽度并不可靠，应在嘱患者向前方直视时检查上睑缘遮盖角膜的宽度（正常情况下，上睑约遮盖角膜上缘 1～2 mm，睑裂宽约 10 mm），观察上、下睑有无内翻倒睫，倒睫是否触及角膜，观察眼睑有无外转或外翻，并应同时发现各种眼睑位置异常的原因。

最后令患者向下看，同时检查者用拇指轻轻向上牵引上睑，就可以显示出上睑缘，在患者向上看时以拇指轻轻向下牵引下睑，就可以显示出下睑缘。检查睑缘有无红肿、肥厚、钝圆等现象，观察有无分泌物、痂皮或新生物；注意睑缘间部睑板腺开口处有无阻塞或睫毛生长；检查睫毛的数量、粗细、行数和生长位置，有无过多、过少和过粗、过长现象，或受睑缘疾病影响而脱掉成睫毛秃。注意睫毛颜色，在交感性眼炎、原田病和 Vogt-Koyanagi 病时，睫毛可全部变成白色；更应注意检查睫毛生长的方向和倾斜度的大小，有无倒睫和睑内翻，平视时我国人上睑睫毛倾斜度多为 110°～130°，下睑多为 100°～120°。检查睫毛根部有无湿疹、鳞屑、痂皮或脓肿。用拇指和示指可以触知上睑板的宽度（正常为 3～4 mm）和厚度，以确定有无炎症等现象。

二、泪器检查法

1. 泪腺检查法

正常情况下，泪腺是不能被触及的。令患者向鼻下方看，以相对侧手的拇指尽量将上睑外眦部向外上方牵引，就可以将因炎症或肿瘤引起肿胀的睑部泪腺暴露在外眦部上穹隆部结膜下，以便于检查。在检查泪腺的泪液分泌量是否正常时，可用 Schirmer 试验。其方法是在正常无刺激情况下，用一个宽 5 mm、长 35 mm 的条状滤纸，一端 5 mm 处折叠放在下睑外或内 1/3 处的结膜囊内，其余部分就自睑裂悬挂在眼睑之外，眼可睁开，在不要使滤纸条掉出眼外的条件下患者也可以随意瞬目。泪液分泌正常时，5 分钟后滤纸条可被浸湿 10～15 mm。如反复试验少于此数，甚至仅边缘部湿润，则为泪液分泌减少。如 5 分钟湿及全长，则为泪液分泌过多。

在疑为眼干燥症患者时，还应进行泪膜破裂时间（BUT）试验，这是测定泪膜稳定性最可靠的方法。检查前患者先在裂隙灯前坐好，1% 荧光素滴眼，嘱患者适当延长睁眼时间。用较窄的钴蓝光往返观察角膜前泪膜，当被荧光素染色的泪膜出现黑洞（常为斑状、线状或不规则干斑）时，即表示泪膜已经破裂，在瞬目后至出现泪膜破裂，用秒表记录下来，此时间即为泪膜破裂时间。

正常人泪膜破裂时间为 15～45 秒，小于 10 秒为泪膜不稳定。因检查结果常变异很大，宜测 3 次，取平均值。

当瞬目后泪膜不能完整地遮蔽角膜表面，而出现圆点形缺失（干斑），此种情况表示破裂时间为零。

2. 泪道检查法

先用示指轻轻向下牵引下睑内眦部，同时令患者向上看，即可查见下泪点的位置和大小是否正常，有无泪点内转、外转、外翻、狭小或闭塞；在泪囊部无红肿及压痛时，令患者向上看，可在用示指轻轻牵引下睑内眦部的同时，转向内眦与鼻梁间的泪囊所在部位加以挤压，如果泪囊内有黏液或脓性分泌物，就可以看见由上泪点或下泪点流出。如果泪点正常，泪囊部也未挤压出分泌物，但患者主诉为溢泪，则可在结膜囊内滴一滴有色液体，如荧光素溶液或蛋白银溶液等，然后滴数滴硼酸溶液或生理盐水，使之稀薄变淡；令患者瞬目数次，头部稍低，并于被检眼同侧的鼻孔中放一棉球或棉棍；1～2 分钟后，令患者擤鼻，如泪道通畅，则鼻孔中的棉球或棉棍必能被染上颜色。当荧光素等有色溶液试验阴性时，可用泪道冲洗试验以检查泪道有无狭窄或阻塞。方法是用浸以 1% 丁卡因或其他表面麻醉剂和 1/1 000 肾上腺素液的棉棍，放在欲检查眼的内眦部，即上、下泪点处，令患者闭眼，夹住该棉棍5～10 分钟，然后以左手示指往外下方牵引下睑内眦部，令患者向外上看，以右手用圆锥探子或 Bowman 探子将泪点扩大。再将盛以生理盐水的泪道冲洗器的钝针头插进泪点及泪小管，慢慢注入生理盐水，在泪道通畅时，患者可感觉有盐水流入鼻腔或咽喉。如由下泪点注水而由上泪点溢出，则证明为鼻泪管阻塞，或为泪囊完全闭塞而仅有上、下泪小管互相沟通，如水由原注入的泪点溢出，则证明阻塞部位在泪小管，在注入盐水以前，应嘱患者头稍向后仰，且稍向检查侧倾斜，并自己拿好受水器，以免外溢的液体沾湿衣服。如果想确知泪囊的大小和泪道的通畅情况，可将泪囊照上法冲洗以后，注入碘油，然后作 X 线摄片检查。

注意操作动作要轻巧，遇有阻力切勿强行推进，以免造成假道。所用 Bowman 探针，应先从"0～00"号开始，逐渐增加探针号数，直到 4 号为止。

如果泪囊部有急性炎症，应检查红肿及明显压痛区域，并检查有无波动或瘘管。

三、结膜检查法

结膜的检查最好在明亮自然光线下进行，但必要时仍需要用焦点光线和放大镜检查。应按次序先检查下睑结膜、下穹隆部结膜、上睑结膜、上穹隆部结膜，然后检查球结膜和半月襞。

检查睑部和穹隆部结膜时，必须将眼睑翻转。下睑翻转容易，只以左手或右手拇指或示指在下睑中央部睑缘稍下方轻轻往下牵引下睑，同时令患者向上看，下睑结膜就可以完全暴露。暴露下穹隆部结膜则须令患者尽量向上看，检查者尽量将下睑往下牵引。

翻转上睑方法有二：一法为双手法，先以左手拇指和示指固定上睑中央部之睫毛，向前和向下方牵引，同时令患者向下看；以右手示指放在相当睑板上缘之眉下凹处，当牵引睫毛和睑缘向前向上并翻转时，右手指向下压迫睑板上缘，上睑就能被翻转；如果用右手指不能翻转上睑，可以用玻璃棍或探针代替右手示指，则易于翻转；另一法为单手法，先嘱患者向下看，用一手的示指放在上睑中央眉下凹处，拇指放在睑缘中央稍上方的睑板前面，用这两个手指夹住此处的眼睑皮肤，将眼睑向前向下方牵引。当示指轻轻下压，同时拇指将眼睑皮肤往上捻卷时，上睑就可被翻转。

检查上穹隆部结膜时，在将上睑翻转后，更向上方牵引眼睑。用左手或右手之拇指将翻转的上睑缘固定在眶上缘处，其他各指都固定在患者的头顶，同时令患者向下方注视，并以另一手之示指和中指或单用拇指，由下睑外面近中央部的睑缘下面轻轻向上向后压迫眼球，做欲将下睑缘推于上穹隆之后面的姿势，上穹隆部结膜就可以完全暴露。也可以用 Desmarres 牵睑钩自眼睑皮肤面翻转出穹隆部。

小儿的眼睑常因紧闭不合作而不容易用以上方法翻转，可用双手压迫法。即当由协助检查者将小儿头部固定之后，用双手的拇指分别压迫上下眼睑近眶缘处，就可将眼睑翻转，睑部和穹隆部结膜即能全部暴露。但此法在怀疑患有角膜溃疡或角膜软化症的小儿禁用，以免引起严重的角膜穿孔。

球结膜的检查很容易，可用一手拇指和示指在上下睑缘稍上及下方分开睑裂，然后令患者尽量向各方向转动眼球，各部分球结膜即可以露出。

分开睑裂后令患者眼球尽量转向颞侧时，半月襞和泪阜即可以全部被看到。

按次序暴露各部分结膜以后，检查结膜时应注意其组织是否清楚，有无出血、充血、贫血或局限性的颜色改变；有无结石、梗死、乳头增生、滤泡、瘢痕、溃疡或增生的肉芽组织，特别注意易于停留异物的上睑板下沟处有无异物存在。检查穹隆部结膜时，应注意结膜囊的深浅，有无睑球粘连现象和上述结膜的一般改变。检查球结膜时应注意其颜色及表面情况。

1. 颜色

有无出血、贫血或充血、色素增生或银沉着。球结膜充血有两种，深层者名睫状充血，又称角膜周围充血；浅层者名结膜充血，又称球结膜周边充血；应注意两者的不同点。

2. 表面情况

有无异物、水肿、干燥、滤泡、结节、溃疡、睑裂斑、翼状胬肉、淋巴管扩张或肿瘤。检查半月襞的时候，应注意有无炎症或肿瘤。

四、角膜检查法

1. 一般检查法

应先在光线好的室内做一般肉眼观察。首先注意角膜的大小，可用普通尺或 Wessely 角膜测量器测量角膜的横径和垂直径。正常角膜稍呈横椭圆形。应先测量角膜的透明部分。我国男女角膜平均的大小，横径约为 11 mm，垂直径约为 10 mm。一般应同时测量上角膜缘的宽度，我国人上角膜缘约宽 1 mm，因为我国人的上角膜缘较宽，所以一般只以其横径决定角膜的大小。如果横径大于 12 mm，则为大角膜，小于 10 mm，则为小角膜。在弥散的自然光线下尚可观察角膜弯曲度之情况，如果怀疑角膜呈圆锥形，则可令患者向下看，此时角膜的顶点就可将下睑中央部稍微顶起（图 1-1），由此可以证明是圆锥角膜。同时也应注意是否为球形角膜、扁平角膜、角膜膨隆或角膜葡萄肿。

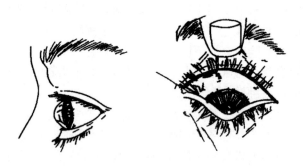

图 1-1　圆锥角膜顶起下睑中央部

2. 照影法和利用 Placido 圆盘检查法

用照影法检查时，令患者对窗而坐，并且固定其头，检查者与患者对坐，用一只手的拇指和示指分开被检眼的睑裂，使该眼随着检查者另一只手的示指向各方向转动。注意观察照在该眼角膜表面上的窗影像是否规则。

Placido 圆盘是一个有 20 cm 直径的圆板，在其表面上有数个同心性黑白色的粗环（图1-2），中央孔的地方放一个 6 屈光度的凸镜片；检查时令患者背光而坐，检查者一只手拿住圆盘柄放在自己的一只眼前并坐在患者对面，相距约 0.5 m。用另一只手的拇指和示指分开被检眼的睑裂，由中央圆孔观察反射在患者角膜上的同心环，并令患者向各方向注视，以便能够检查全部角膜（图1-3）。

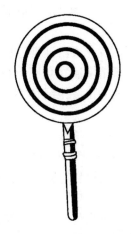

图 1-2　Placido 圆盘

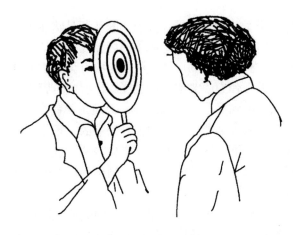

图 1-3　Placido 圆盘检查法

如果角膜表面正常，应用以上两种检查方法都可以看出清晰而有规则的窗棂和环形的影像。如果看到各种不同光泽和形状不规则的影像，就可判断角膜表面是否有水肿、粗糙、不平等现象。此外，还可以检查出有无散光，并且可知散光为规则性抑或为不规则性；也可查出角膜有无浑浊和异物。这种检查虽然操作简单，但非常实用。

3. 角膜染色检查法

由于结膜囊内不能容纳 10 μL 以上的液体，也就是不能容纳一正常水滴的 1/5，所以如果在结膜囊内滴入一滴染色液时，染色液即会溢出结膜囊而流到下睑和颊部皮肤上，只用玻璃棍的一端蘸少许 2% 荧光素溶液放于结膜囊内，然后滴 1~2 滴 3% 硼酸水或生理盐水轻轻冲洗结膜囊，一般正常角膜不能被染色，但有时在 60 岁以上人的正常眼的角膜鼻下方可见有不超过 5~9 个很小的染色点，有时在年龄更大的人也可以见到更多的分布在整个角膜的染色点，这可能与角膜上皮的不断新生有关系。如果角膜表面有上皮剥脱、浸润或溃疡等损害时，即可明显地被染成绿色，应该记录着色处的部位、大小、深浅度、边缘情况和染色深浅。这种染色法也可以用虎红溶液代替荧光素溶液。另有双重染色法，就是用 2% 荧光素溶液和 0.5%~1% 亚甲蓝水溶液先后各滴少许于结膜囊内，然后用生理盐水冲洗，在有角膜溃疡时，真正的溃疡部位被染成蓝色，其周围之上皮溶解区域则被荧光素染成绿色，在疱疹性树枝状角膜炎时，表现得最为典型。

如果怀疑有角膜瘘存在时，也可用荧光素溶液染色法以确定之。即用拇指和示指分开上下眼睑，同时令患者向下看，将荧光素溶液滴在角膜上缘处，当溶液慢慢流在角膜表面时，注意观察在可疑部位有无房水将荧光素冲出一条绿色小河的现象。如果同时轻轻压迫眼球，则房水由瘘孔流出更为明显。

4. 集光检查法

又称斜照法或焦点映光检查法。现在最常用的是将光源和高度凸镜片放在一起的锤形灯，或为聚光灯泡的手电灯，在明室中就可以得到焦点光线，用时非常方便。这种检查法设备虽然简单，但效果很好，再加用一个 10 倍放大镜做仔细检查，当将被检组织像扩大 10 倍时，更可以看出病变的详细情况。方法是用另一只手的拇指和示指持放大镜，放在被检眼之前，可随意调节放大镜与被检眼间的距离，用中指分开上睑，四指分开下睑而将睑裂开大，以便于检查角膜。

这种集光检查法也适用于结膜、前房、虹膜、瞳孔和晶状体等组织的检查。

用集合光线和放大镜的检查可以检查出角膜的细微改变，如角膜有无浑浊，浑浊为陈旧之瘢痕抑或为新鲜之水肿，浸润或溃疡。还应注意角膜有无异物或外伤，有无新生血管，为深层者抑或为浅层者，有无后弹力膜皱褶、撕裂或膨出，或角膜后壁沉着物。记录以上各种改变都应注明其形状、深浅度和所存在的部位等，普通角膜病变的部位可按以下的记录法：例如位于周边部或中央部；周边部者应以时钟上各钟点的位置为标准；中央和周边部之间的角膜部位，又可分为鼻上、鼻下、颞上、颞下 4 个象限的位置来表示。

关于精确决定角膜病变深浅部位的检查方法，则须利用裂隙灯和角膜显微镜。

5. 角膜知觉检查法

为了证明角膜溃疡区与非溃疡区是否有知觉的不同，或证明三叉神经功能有无减低或麻痹现象，应做角膜知觉检查。树枝状角膜炎是角膜知觉减退最为常见的局部原因之一，带状疱疹也是角膜知觉减退的原因之一。检查时可将一小块消毒棉花搓成一尖形，用其尖端轻触角膜表面；要注意从眼的侧面去触，最好不要使患者从正前面看到检查者的动作，以免发生防御性的眨眼而影响正确结果。如果知觉正常，当触到角膜后，必然立刻出现反射性眨眼运动。如果反射迟钝，就表示有知觉减低现象；如果知觉完全消失，则触后全无任何表现。两眼应作同样的试验，以便于比较和判断。

6. 小儿角膜检查法

有严重畏光和眼睑痉挛的患者或小儿，可先滴一次 1% 丁卡因表面麻醉剂，然后用开睑器分开上下睑而检查角膜，但应绝对注意避免使用任何暴力，以免可能使有深溃疡的角膜发生人工穿孔。

小儿的角膜常不容易检查，因其不会合作且不能令小儿安静不动。最好检查者和助手对坐，令小儿仰卧在助手的膝上，助手用肘夹住小儿的两腿，用手紧握住小儿的两手，检查者用两膝固定住小儿的头，用手或开睑器分开眼睑后进行检查。在角膜病状的许可下，如果用手分开眼睑时，最好用两手的拇指将其上下睑缘紧贴角膜表面轻轻分开，这样可以避免结膜将角膜遮盖而不能对角膜做仔细检查。如果用开睑器时，小儿的眼球常往上转，这时可将下睑的开睑器尽量拉向下穹隆，因可以使眼球稍微向下牵引，而便于作角膜的检查。

在检查或治疗 1~2 岁小儿眼时，可用毛毯或床单将小儿紧紧包裹，使其颈部与毯或床单的上方边缘相平，另由一位助手固定小儿的头，再依照上法作检查。

五、巩膜检查法

先用肉眼在自然光线下观察睑裂部巩膜，然后用左手或右手拇指和示指分开被检查眼的睑裂，令眼球向上、向下、向左、向右各方向转动而检查眼前部的各部分巩膜。也可用集合光线加放大镜以检查更细微的改变。首先应注意巩膜是否有变色改变，正常为白色，可发生黑色素斑、银染症、贫血或黄疸；老年人的巩膜稍发黄，小儿稍发蓝，蓝色巩膜因为巩膜菲薄，透见深部色素所致。此外，尚应注意有无结节样隆起，在巩膜炎时，结节一般发生在角膜周围，并呈紫蓝色充血。由于巩膜组织变薄，可以出现巩膜葡萄肿。在有高眼压的患者，应特别注意有无前部或赤道部隆起的葡萄肿。前部者尚应鉴别是睫状部的葡萄肿或是间插葡萄肿。不论眼部是否受过穿孔性或钝挫性外伤，都应仔细检查有无巩膜破裂；挫伤后引起破裂的部位常是发生在对着眼眶滑车所在部位的巩膜鼻上侧部分。

检查睫状血管时，在正常眼球前部只能看到很细的睫状前血管，它构成角膜周围毛细血管网的上巩膜分支扩张所致的充血，叫作角膜周围充血或睫状充血。在有眼内压长期增高和动脉硬化的患者，常可以看见睫状前血管高度扩张和过度弯曲。检查睫状前血管时，可以用明亮的自然光线，用一手之拇指和示指分开睑裂，令患者的眼球随着另一只手的示指向上、向下、向左、向右 4 个方向转动即可。

六、前房检查法

检查前房应注意其深浅和内容，更应注意前房角的情况。初学者对前房深度的准确认识需要一定时间的学习。一般是用集合光线由正前方观察，估计角膜中心的后面与瞳孔缘部虹膜表面间的距离，但是如果部分角膜有浑浊，就需要避开浑浊部由侧面查看。正常前房深度（指中央部）约为 3 mm，应注意年龄不同（过幼或过老的人前房较浅）和有屈光不正（远视者前房较浅，近视者较深）时前房深浅会各有不同。前房变浅可以是由于角膜变扁平、急性闭角型青光眼、虹膜前粘连或因患肿胀期老年性白内障使虹膜变隆起所致；前房变深可以是由于角膜弯曲度增大（如在圆锥角膜、球形角膜、水眼或牛眼时）或晶状体后脱位及无晶状体时虹膜过于向后所致。前房各部分深浅不同时，应仔细检查有无虹膜前后粘连，或晶状体半脱位。

为观察前房深浅，常用手电侧照法。即以聚光手电筒，自颞侧角膜缘外平行于虹膜照射。如虹膜平坦，则全部虹膜被照亮；如有生理性虹膜膨隆则颞侧虹膜被照亮，根据虹膜膨隆程度不同，而鼻侧虹膜照亮范围不等。如整个虹膜均被照亮则为深前房；亮光达虹膜鼻侧小环与角膜缘之间为中前房；如亮光仅达虹膜小环颞侧或更小范围，则为浅前房。

正常的前房内应充满完全透明的房水，但在眼内发生炎症或外伤以后，房水可能变浑，或有积血、积脓或异物。轻度的浑浊不能用肉眼看出，如果有相当程度的浑浊则可致角膜发黯，甚至可用集合光线和放大镜看到前房内浑浊物质的浮游而出现 Tyndall 征，或可直接见到条状或团絮状的纤维性渗出。积血和积脓可因重力关系沉积在前房的下方，且形成一个水平面，可随患者头部的转动方向而变换液面位置。检查时应注明水平液面的起止钟点。

七、虹膜检查法

检查虹膜要利用集光检查法，另加放大镜。要注意虹膜的颜色，有无色素增多（色素痣）区或色素脱失（虹膜萎缩）区。在虹膜有炎症时，常可因虹膜充血而颜色变黯，但在虹膜异色性睫状体炎时，患侧虹膜则颜色变浅，这时一定要作双侧颜色的对比。正常时虹膜组织纹理应极清晰，但在发炎时，因肿胀充血而可以呈污泥状；在正常情况下，一般是不能见到虹膜血管的，但当虹膜发生萎缩时，除组织疏松、纹理不清外，虹膜上原有的血管可以露出；在长期糖尿病患者及患有视网膜中央静脉阻塞后数月的患眼上，常可见到清晰的新生血管，外观虹膜呈红色，称虹膜红变或红宝石虹膜，血管粗大弯曲扩张，呈树枝状分支。在虹膜上也常易发现炎性结节或非炎性的囊肿或肿瘤，位置和数量不定。应注意有无先天性异常，如无虹膜、虹膜缺损、永存瞳孔膜等。还应检查虹膜的瞳孔缘是否整齐，如果稍有不齐或有虹膜色素外翻时，应返回再检查对照该处之虹膜有无瞳孔缘撕裂瘢痕或萎缩等改变。瞳孔缘撕裂和虹膜根部解离多是由外伤引起。在不能很好检查出有无虹膜后粘连的时候，必要时可以滴 2% 后马托品一次，或结膜下注射 1/1 000 肾上腺素溶液 0.1 mL 以散大瞳孔，此法需要在测试瞳孔反应之后应用，以作最后证明。如在虹膜瞳孔缘全部与晶状体一面发生环形后粘连时，房水循环发生障碍，并聚集在虹膜后方，致使后房压力增高，即可引起虹膜膨隆现象，又称虹膜驼背，此时前房即呈一尖端向瞳孔方向的漏斗形。检查虹膜有无震颤，须令患者固定其头，用一只手的拇指和示指分开睑裂，再令患者眼球向上、向下、向左、向右迅速转动，然后向直前方看，此时则注意观察虹膜有无颤动现象。轻度震颤须在放大镜或裂隙灯下始能看出。

八、瞳孔检查法

瞳孔首先可用弥散性或集合光线观察，应注意它的大小（两侧对比）、位置、形状、数目、边缘是否整齐和瞳孔的各种反应如何。瞳孔的大小与照明光线的强弱、年龄、调节、集合等情况有关，所以检查出的结果各有不同。在检查一位患者的瞳孔大小时，应在弥散光线下令患者注视 5 m 以上远距离的某一目标，可用 Haab 瞳孔计（图 1-4）放在内外眦部，与被检眼的瞳孔大小相比较，测出被检瞳孔的横径大小；或用 Bourbon 设计的一种瞳孔计（为直径 5 cm 的黑色金属盘，其上有一圈不同大小直径的圆孔，由各孔旁画出有平行的白线，直达盘的边缘）。放于紧紧挨近眼球的部位，以测量瞳孔的大小（图 1-5）。

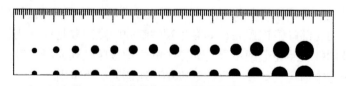

图 1-4　Haab 瞳孔计

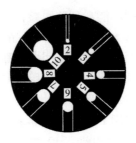

图 1-5　Bourbon 瞳孔计

正常情况下，瞳孔是一个位于虹膜中央稍偏鼻下方，直径为 2~4 mm，且双侧等大、边缘整齐的圆形孔，对于光线及调节集合等作用都有灵敏的缩小反应。在检查比较细致的改变，如有无瞳孔缘虹膜后粘连、瞳孔缘虹膜撕裂、瞳孔区是否为机化膜所遮盖（瞳孔膜闭）、迟钝不明显的瞳孔反应等时，都可利用集光灯加放大镜做检查。

检查瞳孔的反应，无论对于发现眼局部情况，或了解中枢神经系统各部光反射径路的损害，都有很重要的临床意义。

临床上常用的检查方法有以下 3 种。①直接对光反应：患者面向检查者而坐，双眼注视 5 m 以外远处目标。检查者以锤状灯或聚光手电灯，从侧方照射一眼，瞳孔正常时当光线刺激时应立即缩小，停止照射后随即散大。正常人双眼瞳孔的收缩与扩大反应应是相等的，若一眼反应迟钝或不能持久，则该侧瞳孔属于病态。②间接对光反应或称同感反应：患者面向检查者而坐，在眼注视 5 m 以外远处目标。检查者用聚光手电灯从侧方照射一眼，而观察另一眼瞳孔是否缩小。正常情况下，当光线投射于一侧瞳孔时，对侧瞳孔也同时缩小。③调节反应或称集合反应：先令患者注视远方目标（越远越好），然后再令其立刻注视距离患者眼前 15 cm 左右处竖起的检查者或患者手指，观察瞳孔情况。正常人由远看近时，双侧瞳孔应随之同时缩小。如发现异常情况，应再做进一步检查。

九、晶状体检查法

检查晶状体时应注意晶状体是否透明，也就是观察其有无浑浊存在。浑浊是晶状体本身的改变抑或为晶状体前或后面附着的其他浑浊物，或为晶状体内之异物。例如，虹膜后粘连所遗留的色素、不规则形的机化物或炎症后渗出物的机化薄膜，或为晶状体后面的睫状膜。也应注意晶状体的位置是否正常，有无脱位或半脱位。此外尚应注意检查晶状体是否存在。

检查以上各种情况，可以利用集光检查法、透照法（检眼镜检查法）、Purkinje-Sanson 检查法和裂隙灯检查法等。

采用集光检查法检查晶状体是否有浑浊时，应注意与老年性核硬化时瞳孔区所显示的灰白色反射相鉴别，此时必须用透照法作进一步的证明，透照时如瞳孔区呈现出弥漫性红色反射，则并非是晶状体浑浊，而为老年性晶状体核硬化。

为了详细检查晶状体的全面情况，检查前应散瞳，目前常用的散瞳剂为 2.5% 去氧肾上腺素液、复方托吡卡胺等快速散瞳剂，也可用 2% 后马托品溶液。对晶状体鼻下方周边部进行细致的检查，可避免遗漏初发期老年性白内障。为观察晶状体是否已完全浑浊，可做虹膜投影检查，即用集光光线，以 45°倾斜度自瞳孔缘投向晶状体，晶状体上即可看出虹膜所造成的阴影。如浑浊已位于前囊下，则不能看到虹膜影，表示晶状体已全部变浑；如果出现一窄虹膜影，表示晶状体前皮质尚有少量未变浑浊；在晶状体浑浊位于深层而前皮质尚透明时，则出现较宽之虹膜阴影，以上两种情况都说明白内障尚未达到成熟期。

在检查晶状体有无向一侧倾斜的半脱位时，应用焦点光线注意观察瞳孔缘内能否看到灰白色圆形但边缘稍呈锯齿状的晶状体赤道部，并且应注意前房各部位的深浅改变及有无虹膜震颤，如果怀疑有全脱位，可进一步用 Purkinje-Sanson 法证明晶状体是否仍存在于瞳孔区。可在暗室内，将一个烛光放于被检眼的侧前方 30°处，检查者在对侧 30°处观察被检眼瞳孔区的角膜表面。在正常眼，此时可以出现 3 个烛光像，其中较明亮的中等大直立虚像是角膜表面所形成的，可随烛光作相同方向移动；中央直立最大而较模糊的虚像是晶状体前面所形成，最小而倒立的清晰实像是晶状体后面所形成，与烛光移动方向相反移动，如果看不到这最小的倒像，就可以确定晶状体不在原来的位置。

在眼球受外伤后，晶状体可全脱位至前房或玻璃体内，一般都同时伴有严重的继发性青光眼，如发生巩膜破裂时，晶状体也可能全部脱位至结膜下。

透照法检查晶状体有无浑浊及位置异常，很有作用。

通过裂隙灯检查，可更精确细致地观察到晶状体的病变。

十、眼球及眼眶检查法

一般是在自然光线下用望诊方法检查。检查眼球时，应注意其大小、形状、有无突出或后陷，并应注意眼球的位置，有无不随意的眼球震颤。在检查眼球大小和形状时，用两手的拇指和示指分别将两眼的上、下睑分开，比较两眼球的大小，并同时观察眼前部角膜有无相应的大小改变，以为先天性小眼球或牛眼、水眼的诊断辅助。令眼球尽量向各方向转动，以观察眼球是否呈球形，各方向的弧度是否大致相等。在眼球萎缩时，常见眼球变小，由于受四条直肌的压迫而变成四方形。

眼球在眼眶内可向前或向后移位，可沿眼球的矢状轴用眼球突出计测量眼球的位置。眼球向前移位可能由于眼球后方的肿物或其他占位性病变所引起，或是与内分泌有关；眼球后陷可能由于眶骨骨折或交感神经的损伤所引起。

眼球突出度可以分为绝对性、相对性和比较性 3 种。①绝对性眼球突出度是指仅一次的单侧眼的测量值，这对临床观察无重要性。②相对性眼球突出度是指对比双侧眼的测量结果，如右眼为 12 mm，左眼为 14 mm，则可能患者为左眼球的突出或右眼球的后陷。③比较性眼球突出度是指在一定时间的间隔后，比较同一只眼所测量出的结果，例如第一次测量结果为 12 mm，相隔一段时间以后，结果为 14 mm，则可怀疑该眼可能有进行性眼球突出。相对性和比较性眼球突出度的测量，在临床工作中很重要。

检查眼球突出度的方法：可用一两面有刻度的透明尺，尺的一端水平并准确向直前方向放在颞侧眶缘最低处，检查者由侧面观察。当尺两侧的刻度和角膜顶点完全重合时，记录眶缘至角膜顶点之间的距离，注意点为检查时透明尺必须保持准确向直前方向，否则容易发生误差。

另一种常用的测量法为使用 Hertel 眼球突出计测量：检查时将突出计平放在两眼前，并将两侧的小凹固定在两颞侧眶缘最低处，令患者两眼向直前方看，观察突出计上反射镜里角膜顶点影像的位置。相当于第二反射镜中尺度上的毫米数，即为眼球突出的度数。同时应当记录两颞侧眶缘间的距离，以作为下次再检查时的依据。我国人眼球的突出度一般平均为13.6 mm，如果高于或低于此数，可考虑为突出或后陷，但必须同时测量，且需要在相当时间间隔内测量数次作为比较。突出计的测量对单侧的突出或后陷意义较大。突出计上两个固定的小凹施加压力的大小，突出计上的两侧装置是否平行且放于同一水平都可以影响测量突出的结果，如两侧装置放得过近或过远，同样可使所测出的结果不够准确。所以应注意每次测量时所用的手劲都应当相同，并应注意突出计放置的部位力求准确。

眼球位置的异常对了解眶内肿瘤发生的部位很有意义。有斜视的患者应注明斜视的方向。如果发现有眼球震颤，应注明是引出的还是自发的，并注意震颤的方向，是垂直性、水平性还是旋转性，振幅和频率等。

十一、眼肌及眼压检查法

眼球的运动是由 6 条不同的眼外肌相互配合而成。正常眼球运动范围：向颞侧时，角膜外缘可达外眦处；向鼻侧时，瞳孔内缘可与上下泪点连接成一直线；向上时瞳孔上缘可被上睑遮盖；向下时瞳孔一半被下睑遮盖。在门诊进行一般外眼检查时，要检查 6 条肌肉的功能是否同时、等力、平行和协调。检查者与被检查者相对而坐，嘱被检查双眼跟随检查者手指向 6 个基本方位转动，即内转、外转、鼻上、颞上、颞下及鼻下，如有异常就可发现。注意在检查颞下及鼻下方位时，检查者的另一手须同时把双眼上睑抬起，方能观察得清楚。

如发现异常，疑为眼外肌麻痹时，则应在暗室内行复视试验。有隐斜视或共同性斜视时，则应进一步做其他必要检查。

眼压的检查方法，常用的是指测法和眼压计测量法。指测法虽不能十分准确，但在取得经验后，是非常有意义的。临床眼科医师决定是否对患者进行眼压计测量，常取决于指测法的结果。

指测法是让患者双眼尽量向下看，检查者把双手的中指和无名指放在患者额部作支持，再把两手的示指尖放在患者一侧眼的上睑板上缘，以两手的示指交替轻压眼球，借传达到指尖的波动感，估量眼球的硬度。眼压正常者以 Tn 表示，眼压稍高为 T+1，中度增高 T+2，高度增高 T+3；眼压稍低 T−1，中度减低 T−2，极软为 T−3。眼压计检查法详见本章第五节眼压检查相关内容。

（杨笑天）

第二节 眼功能检查

眼功能检查主要是检查患者对事物的认识和分辨能力。眼功能检查包括形觉检查、色觉检查和光觉检查。形觉检查就是视力检查，视力可分为中心视力和周边视力。中心视力指视网膜黄斑部的视力，周边视力指黄斑以外的视网膜功能（即视野）。色觉检查是检测眼的辨色能力。光学检查是检测眼辨别明暗的能力。

一、视力检查法

测量视力是用视力表上的字形或图形。每一字形或图形的构成都是根据视角来计算。由一个物体两端发出的光进入眼内，在眼的结点形成的角度称为视角。视角越大在视网膜上成像越大。物体距眼越近，所成视角与视网膜像越大，距眼越远，所成视角与视网膜像越小，也就是视角大小与物体大小成正比，与距离远近成反比（图1-6）。要分辨两点是分开的，则由此两点发出的光投射在视网膜上的视锥细胞必须是两个不相邻的细胞。两个视锥细胞间要夹有一个不受刺激的视锥细胞，否则两点会融合为一个。正视眼能辨识两点间在眼结点的最小夹角称为一分（1′）视角。视力表是以1′视角的标准而设计的，E字形或缺口环形视标都是5′视角，每一笔画是1′视角（图1-7）。视力是视角的倒数，视力 =1/视角。

1. 远视力检查法

目前国内常用的有国际标准视力表和缪天荣教授采用数学原理设计的5分制对数视力表，用E字形，和航空驾驶员用的Landolt缺口环形视力表，都是以小数记录。还有适用于小儿用的图形视力表。国际上使用的Snellen视力表以E字形在6 m远看，以分数记录（如6/60 =0.1，6/6 =1.0）。近年来国内多有用投影仪视力表，日本Nidek投影器按国际标准视力表的小数记录法，可调出单个视标的视力表，没有一般视力表的字与字间的拥挤现象。

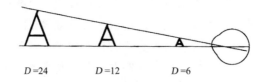

$D = 24$ $D = 12$ $D = 6$

图1-6　视标大小与距离的关系

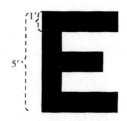

图1-7　视力表字母各边按5′视角构成

国际标准视力表和对数视力表距离为5 m，在房间不足要求标准时，可将视力表置于被检者坐位的后上方，于视力表的对面2.5 m处放一平面镜，注视镜内所反映的视力表。视力表应有均匀一致，亮度恒定的人工照明（300～500 Lux）。必须单眼检查，检查时用挡眼板凹面遮盖一眼，常规先查右眼，后查左眼。如戴镜应先查裸眼视力，后查戴镜视力。

国际标准视力表分12行，看清第1行为0.1，第10行为1.0，第11行为1.2，第12行为1.5。如被检者不能认出表上最大视标时，可令其走近视力表，直至能看清最大视标时，记录下其距离。

如在3 m处方能读出0.1，则该眼视力为0.1×3/5 =0.06，余此类推。即每减少1 m，则减少0.02。

如在1 m处仍不能辨认出最大的视标时，则令患者背光而坐，检查者伸手指在患者眼前，使光线照在手指上，让患者辨认手指数目，记录其能辨认指数的最远距离，如一尺半指数。如果在最近距离仍不能辨认手指数，则可将手在患者眼前摆动，记录能辨认手动的最远距离。如两尺手动。

对只能辨认指数或手动的患者，为更进一步了解眼内部功能，应再检查光感及光定位。检查光感需在 5 m 长的暗室内进行。检查时，将患者一眼用手帕完全遮盖，检查者一手持点燃的蜡烛放在患者被检眼前，另一手做时盖时撤的动作，由近及远，记录下患者辨认光感的最远距离（正常者应在 5 m 远看到烛光）。然后再置蜡烛光在患者面前 1 m 远查光定位。令患者向正前方注视，眼球不动，依次查左上、左中、左下、正上、正下、右上、右中、右下、记录患者能否正确指出光源的方向。可在光定位好的方向记录"＋"，定位不好的方向记录"－"。如全无光感，即以"无光感"或"黑矇"记录。

对数视力表远视力安放在 5 m 距离。1′视角记 5.0，为正常视力 1.0。10′视角记 4.0，4.0 视力为 0.1。4.0 与 5.0 之间，增加一行视力记录相差 0.1，3.0 为 0.01，2.0 为手动，1.0 为光感，0 为无光感。最好的视力可测至 5.3（同国际视力表的 2.0），目前已在体检、征兵、招工、入学、青少年视力检查及门诊广泛使用。

2. 近视力检查法

国际标准近视力表分 12 行，在每行侧有小数记法和正常眼检查时所用的标准距离。检查时光源照在表上，应避免反光，通常检查近视力表的距离可以不严格限制，令患者自己持近视力表前后移动，直至能看出最小号字的合适距离。正常者应在 30 cm 看清第 10 行字（即 1.0）。

远近视力配合检查有助于疾病的诊断，尤其是屈光不正，利用近视力表可测知调节近点。方法是检查近视力，如能看清 1.0 行则令患者将近视力表渐渐移近，直至刚好能看清 1.0 行（再移近则模糊不清）之处，称为近点。视力表与角膜之距离即近点距离。近视眼的近点距离较正视眼近。而老视眼及高度远视眼近点距离延长。交感性眼炎早期，交感眼的症状即表现近点距离延长。

John 仿 Jaeger 的近距离视力表制作出的近视力表，表上有大小不同 8 行字，即从 7 到 1a 正常在 30 cm 能读出 1，仍沿用 Jr 记录……Jr 1 字的大小相当于标准近视力表的 1.0 行的字迹。

Landolt 环用小数记录，最小一行为 2.0。儿童视力表以各种图像代替字母，用分数及英尺记录，用于 2 ~ 3 岁儿童。投影仪视力表调整出单个视标也适用于幼儿弱视者检查，另外可消除对视力表的背诵，也可用于伪弱视者。因为他不会知道视标的大小，可能看到 0.4 视标，而看不见 0.2 视标。

3. 激光干涉条纹检查视力（IVA）

激光干涉条纹所测视力在一定范围内不受屈光间质的影响，故能真正反映出视网膜—大脑的视觉功能。

检查者取坐位，头部固定于颌架和额托上，用单眼向激光干涉测试仪的窥视孔内注视，此时可看到圆形红色图像，检查者旋转旋钮，改变空间频率，受检测者即可看到黑红相间的条纹，最大条纹间隔以 1.5 周/每度视野 ＝0.05 开始，再继续旋转旋钮，受检者看到条纹由粗逐渐变细，直到刚好能辨认出条纹为止，再旋转旋钮就不能辨认出，记录能辨认条纹这一挡空间频率值（周/每度视野），此时检查者可从荧屏上看出已换算好的视力值。条纹每挡的间隔为 0.05。最好视力可达 2.0。

4. 目前更新型的视力表——Smart Ⅱ

是以分数计算，以计算机为基础，整合视力评估系统，医生可以任意选用它所产生的不同的视标，包含有 E 字形、环形、图像、单个字、红色、绿色等，在 6 m 处检查，适用于各种年龄者，弱视，伪盲及体检。也可查对比敏感度，在暗光和明室都可作检查。可得出更准确的视力。

二、视野检查法

眼睛注视某一物体时，不仅能看清该物体，而且能看清注视点周围一定空间的物体，眼睛固视时所能看到的空间范围称为视野。视野的范围是由眼与注视目标的距离和被注视物体的大小决定的。视网膜的敏感度以黄斑中心凹为最高，距黄斑部越远则敏感度越低。测量中心视力时采用大小不同的视标，测量周围视力也一样。视力表的视标是按视角的大小制定的，根据视野检查所用视标的大小和检查距离也可同样计算出视角的大小，并借以测量周围视力的好坏。所用视标的大小不同，测量出的视野范围也有所不同。实验证明视标的视角最大限度为 9°，超过 9° 也不会使视野再扩大，但小于 9° 则视野就随视标的减小而缩小。

如果用不同大小的视标测出不同大小的视野，按照大小顺序排列，堆积在一个空间内，就能形成一个"视野山"，Traquair 称为盲海中的视岛。岛上任一点的垂直高度即表示该点的视敏度，在同一垂直高度各点的连线表示视觉等高度的线圈，称为等视线。正常视岛的顶峰相当于最敏感的黄斑中心注视点，由此点作一垂直线可将视岛分为鼻侧和颞侧两部分，鼻侧山坡是陡峭的，颞侧山坡是倾斜的。在顶峰附近有一深洞直达水平面，此洞相当于生理盲点区。海拔较低的视岛周边部对应于视野光敏度较低的周边视网膜。

测量视野不仅要测量视岛的海岸线，也要测量视岛内部的海拔高度。视岛的海岸线是用最大视角的视标测出来的范围。顶峰是用小视角的视标测出来的范围而且只限于中心部。视野的大小是相对的，完全取决于视标的大小、颜色和检查距离，所以在检查时必须注意这几点。

周围视野非常重要，因它不仅能使人辨识周围的环境和物体的方位，还可辨识物体移动的速度。没有周围视野就看不清中心视野以外的人和物，这对生活有很大影响。临床上很多疾病的视野显示一定的改变，所以视野检查对于眼底病、视路和视中枢疾病的定位和鉴别诊断极为重要。

（一）正常视野

正常视野的大小可因视标的大小、颜色，检查距离，光线强弱以及背景不同而有所不同。此外生理解剖不同，例如睑裂大小、鼻梁和眼眶高低以及瞳孔大小等都可影响视野的范围。单眼的正常视野和双眼的正常视野不同。

1. 单眼视野

正常的单眼视野略近圆形，颞侧稍大于鼻侧。这种视野是视网膜有光感部分的投影，称为绝对视野。正常视野因受眼附近组织的影响而使其鼻侧视野显著减小，称为相对视野。一般视野是指相对视野而言。正常单眼视野的范围以下方为最大，上方最小。一般正常单眼视野外界上方为 60°，下方为 75°，鼻侧为 60°，颞侧为 100°。用白色视标查得的视野最大，蓝色者次之，红色者更次之，绿色者最小。国内有单位曾用电投影视野计以 5 mm 视标检查 31 026 只正常眼的视野，发现我国正常人的上方视野比日本人的稍窄，而鼻下视野则比欧美人的稍宽些。

2. 双眼视野

双眼同时注视一点所能看见的视野范围称为双眼视野。双眼视野较单眼视野为大，除双颞侧新月区外，其他部分均为双眼同时都能看见的区域（图1-8）。利用双眼视野可以识别伪盲。

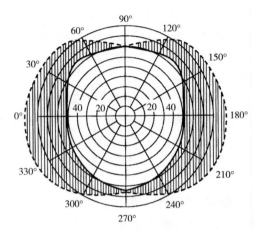

图1-8　双眼视野

3. 生理盲点

在中心注视点外约15°、水平偏下约3°处有一竖椭圆形的视野缺损，称为生理盲点，由于是 Mariotte 1663 年发现的，所以又称为 Mariotte 盲点。生理盲点的横径为6°~8°，相当于视神经盘的大小，因为视神经盘处无视网膜，所以无感光功能，因此视野上呈现为绝对暗点。在生理盲点的上下方仔细检查，可见一弧形弱视区，为视神经盘附近大血管的投影，名为血管暗点。当眼压升高或压迫眼球时，血管暗点扩大而且更为明显。

（二）视野改变的类型

视野改变主要是周边视野改变和视野中出现暗点。

1. 周边视野改变

周边视野改变可根据视功能损伤的程度分为视野收缩和视功能低下。

视野收缩是指视野障碍从周边部开始，真正的收缩是指对所有的视标都是全盲，不管刺激的强弱如何，视野缺损都相同，边缘峻陡，这是比较少见的。

大部分视野缺损是视功能低下，这要靠视野的定量检查才能发现，至少要查2个等视线或用定量视野计检查。刺激越大，视野越大则等视线就越大。这种视野收缩的边缘是倾斜状的。分析视野的收缩或低下对疾病的早期诊断和估计预后有重要临床意义，尤其是部分低下对分析疾病的性质更为重要。功能普遍低下可见于屈光间质不清的患者。

视野的收缩或低下根据缺损的部位又可分为向心性收缩或低下、不规则性收缩或低下、偏盲性收缩或低下和水平性缺损。

（1）向心性收缩或低下：视野形状不变，仅周围界限均等地收缩，患者常有一般性的视力减退，这是由于视网膜周边部的功能相应丧失所致。轻度的向心性收缩患者并无感觉，高度的向心性收缩（视野呈管状）使患者感到行动极为不便。

（2）不规则性收缩或低下：视野周围的境界呈不规则收缩，形状不一，以尖端向中心呈扇形或三角形者较多见。不规则收缩性状有以下 5 种：①扇形尖端位于生理盲点，如中心动脉某一分支栓塞；②扇形尖端位于中心注视点如视路疾患；③象限盲，为 1/4 视野缺损，如视放射的前部损伤；④鼻侧视野显著收缩，如青光眼；⑤颞侧视野显著收缩，如视路疾患或视网膜鼻侧疾患。

（3）偏盲性收缩或低下：偏盲是视野的一半缺损，通常为垂直中线所分。真正的偏盲多为双眼同时发生，为视交叉和视交叉以上视路病变所发生的视野缺损。由于病变的位置和程度不同，因而偏盲的形态也有所不同。所以检查视野对脑部病变的定位诊断极为重要。偏盲性收缩或低下有以下 2 种。

1）同侧偏盲：为一眼的颞侧偏盲和另一眼的鼻侧偏盲，多为视交叉以后视路的病变所引起，可分为右侧同侧偏盲和左侧同侧偏盲；有完全性、部分性和象限性同侧偏盲。部分性同侧偏盲最为多见，缺损边缘呈倾斜性，双眼呈对称性或不对称性。上象限性同侧偏盲见于颞叶或距状裂下唇的病变；下象限性同侧偏盲则为视放射上方纤维束或距状裂上唇病变所引起。

2）异侧偏盲：分为双颞侧偏盲和双鼻侧偏盲。双颞侧偏盲为视交叉病变所引起，程度可以不等，从轻度颞上方视野低下到双颞侧全盲。双鼻侧偏盲不是真正的偏盲，常由一个以上病变所致，为不规则、不对称的视野缺损。

偏盲有完全性及不完全性，也可以是绝对性或相对性视力低下。双眼视野缺损的形状、大小完全相同者称为一致性缺损，不对称者称为不一致性缺损。前者多见于皮质性疾患。同侧偏盲中心注视点完全二等分者称为黄斑分裂，见于视交叉后视路的前部病变，检查时受检者必须充分合作，否则不易查出。偏盲时注视点不受影响者称为黄斑回避，见于脑皮质后部疾病也可能是缺损的早期，最后形成黄斑分裂。

（4）水平型缺损：为视野上半部或下半部缺损，有单侧或双侧之分，前者为视交叉前部病变所致，例如视网膜中央动脉的鼻下和颞下支阻塞或下方的缺血性视神经盘病变神经引起上方水平缺损。双上方或下方水平性偏盲见于距状裂的双侧下唇或上唇病变。

2. 视野中出现暗点

暗点是视野中的岛状缺损，可发生于任何部位，但多位于视野的中心部。当暗点延伸到视野的周边或与周边部缺损相连接时则称为"突破"，例如青光眼的进展期。

暗点按部位可分为：①中心暗点，位于中心注视点；②中心周围暗点，缺损部位几乎均等地在中心注视点的周围；③旁中心暗点，位于中心部但大部分偏向中心点的一侧，有的接近中心注视点，也有的一小部分和中心注视点相重合；由于偏向的方向不同，又分为上中心暗点、下中心暗点、鼻侧中心暗点和颞侧中心暗点；④周围暗点，位于视野的周边部，见于周边部视网膜脉络膜疾患或距状裂的前部病变；⑤盲点性暗点，为包括生理盲点在内的暗点如生理盲点扩大，血管性暗点和中心盲点暗点。中心盲点暗点为中心注视点和生理盲点相连的视野缺损，见于轴性视神经炎和烟草中毒等。神经纤维束性暗点也属于盲点性暗点，从生理盲点开始随神经纤维走行分布。

暗点按形状可分为：①圆形；②椭圆形即中心盲点暗点，常呈哑铃形或不规则椭圆形；③弓形或弧形暗点及神经纤维束型暗点，由生理盲点或其附近伸向鼻侧；Bjerrum 区的上下纤维受影响则形成双弓形暗点，上下终止于鼻侧水平线上，此类型暗点见于青光眼；如果视神经盘鼻侧纤维发生病变，则视神经纤维型的视野呈楔形缺损；④环带型暗点，有的环形暗点的凹面向着中心注视点，但不符合神经纤维的走行；这种暗点可发生于视野的任何部位，典型者见于视网膜色素变性；⑤偏盲性或象限性中心暗点，是中心部偏盲或为一象限尖端受影响的缺损，一般很小。半盲性暗点也与全视野的偏盲相同，分为同侧性偏盲和异侧性偏盲。

（三）视野分析的内容

检查视野除注意缺损和暗点的部位和形状外，还要分析它们的大小、致密度、均匀性、边缘、动态、单双侧和其他特殊性质。这些对于了解疾病的性质、定位和预后都是非常重要的。

1. 视野缺损的大小

视野缺损的大小在诊断上意义不太大，但对于预后是非常重要的。必须用不同的等视线来确定缺损和暗点的大小。如果缺损边缘是倾斜的，则用小视标查得的结果比用大视标查得者大而清楚，例如 3/1 000 等视线检查仅能发现小的中心暗点，而改用 1/1 000 检查则出现中心盲点暗点。视野缺损和暗点的大小根据病情的进展和改善随时改变。密度高、边缘陡峭的缺损大小比较稳定，病变恢复也较困难；密度低、边缘倾斜者（例如用 5/1 000 等视线查出的缺损很小，1/1 000 者则很大）容易改变，病情恶化时则暗点进一步变为致密，病情好转时则暗点缩小或消失。

2. 视野缺损的浓度

这是由视野缺损区所在部位的视力确定的，程度不等，轻者仅有视力低下，最重者则缺损区完全失明，后者少见。大多数有一定视功能，例如用 1/330 检查是完全失明，但用 20/330 检查则缺损区消失。视野的浓度在自动静态定量视野检查的灰度图上显示得更明显。

高浓度的视野缺损说明神经纤维传导完全受阻。在一个暗点区内可能有一个或几个浓度高的核心，而在其周围有视力减低区。暗点可根据浓度分为绝对性和比较性：比较性者可以分辨一定大小的白色视标，但对较小的白色或其他颜色视标都不能辨识。记录时以平行线表示之。绝对性者对所有视标和光感完全看不见。临床上这种暗点少见，一般为对某一小视标呈绝对性，而对较大视标呈比较性；或者对白色为比较性，而对其他颜色则为绝对性。例如视神经病变患者的中心暗点对红绿色常为绝对性而对黄色则为比较性；相反视网膜疾患引起的中心暗点对黄色呈绝对性，而对绿色则呈比较性。生理盲点对各种颜色都是绝对性暗点。记录时以交叉线条或全涂黑色表示绝对性暗点。

3. 视野缺损区的均匀度

视野缺损区内的均匀度可以是一致的，也可以是不一致的。凭借暗点的均匀度和核心的排列可以分析出它的组成部分，这对于了解病变的性质和定位是很重要的。例如颞侧偏盲性暗点的颞上方比颞下方致密说明病变时以下方直接压迫黄斑部纤维的交叉处，这对诊断疾病性质就有了线索，同样地，分析早期青光眼旁中心暗点的均匀度，则可以发现暗点核心的排列呈弓形。均匀一致的高密度暗点用视野计粗略检查即可测出，但有些暗点需要细致的定量方法才能查出它的真实情况。

检查方法：①增加检查距离或用小视标以减小视角，也可既减小视标又增加距离；②用滤光片减低光度或用电流量控制光度；③根据病情用不同颜色的视标检查。

4. 视野缺损的边缘

如果缺损的边界进退较宽和逐渐改变，用不同大小的视标产生不同的等视线，这一种称为"倾斜"边缘；如果可见区与不可见区的分界线很清楚，即所有的等视线都相同而且重叠在一个位置上，这种边缘称为"陡峭"边缘，见于生理盲点和偏盲的正中垂直分界线。分析边缘可以了解疾病进展的情况，例如倾斜边缘的暗点表示病情容易变化，可进展，可逆性也大；陡峭边缘表示病情稳定，进展缓慢。必须用不同的视标或检查距离确定缺损边缘。

5. 视野缺损的动态

是指暗点的发生和疾病进展急剧或缓慢状态，从而反映疾病的性质。例如烟草中毒的中心暗点的开始和进展都是缓慢的，而多发性硬化症的中心暗点在几小时内即可出现，消失也比较快；又如血管性缺损开始快，压迫性缺损的开始和发展都慢。

6. 视野缺损的单双侧

单眼视野改变多见于视网膜脉络膜疾患和视交叉以前的视路疾病。发生在视交叉后的视路疾患、多发性硬化症、慢性球后视神经炎和中毒性弱视暗点多为双侧性。当然视网膜、脉络膜也可以双眼受累。

7. 视野缺损的特殊性质

有些暗点在某种情况下特别明显，例如视神经纤维损伤所致的视野缺损用红色视标容易显示出来，视网膜脉络膜疾患所致的暗点用蓝色视标容易检出；有些缺损如青光眼视野在暗光下明显。此外，有的暗点患者自己能感觉到者称为阳性暗点，多发生于视网膜脉络膜疾患。玻璃体浑浊视野可发生阳性暗点。有的暗点必须经过检查才发现，称为阴性暗点，多由于视神经盘以后的视路传导的一部分或视中枢细胞一部分被破坏而发生。视网膜脉络膜疾病严重者也可出现阴性暗点。

（四）视野检查方法

检查视野时不仅要检查视野周边的界限，而且要检查其中有无缺损区即暗点。注视点30°以内的视野范围称为中心视野，30°以外称为周边视野。世界卫生组织规定无论中心视力如何视野小于10°者属于盲。检查视野的方法分为动态视野检查法和静态视野检查法。

1. 普通视野检查法

一般是动态视野检查，是指用同一刺激强度光标从某一不可见区如视野周边部向中心移动，以检测视野可见范围的方法。常用的动态视野检查法包括对照视野检查法、弓形视野计检查法、平面视野计检查法等。虽然有各种新型视野计，但这些普通视野检查法操作简单、易于掌握、视野计价廉，仍是常用方法。

（1）对照视野检查法：此法是以检查者的正常视野与受检者的视野作比较，以确定受检者的视野是否正常。这种方法只适用于下列情况：①初步视野测量；②急于取得结果；③不能做详细视野检查的卧床患者；④不能很好注视的患者，如小儿和精神病患者。

此法的优点是简单易行，不需要任何仪器，而且可以随时随地施行。对于有明显视野改变的视神经萎缩、视网膜脱离和偏盲患者，用此法能立即测知患者视野的大概情况。

具体检查方法：令受检者背光与医生对坐或对立，彼此相距约为1 m，两眼分别检查，检查右眼时受检者闭合左眼（或用眼罩遮盖），医生闭合右眼，同时嘱受检者注视医生的左眼。然后医生伸出手指或持视标于检查者和受检者中间，从上、下、左、右各不同方向由外向内移动，直到医生自己看见手指或视标时即询问受检者是否也已看见，并嘱其看见视标时立即告知。这样医生就能以自己的正常视野比较出受检者视野的大概情况。

（2）弓形视野计检查法：弓形视野计是比较简单的动态周边视野检查计，最常用的弓形视野计是由 Purkinje 发明、由 Forster 用于临床的，以后又经过多次改进。目前常用电光投影弓形视野计，由一个半径为 33 cm 的半弧形的金属板、发光的照明管和头颏固定架组成。弧形金属板的背面有度数，中央为零度，左右各为 90°，半弧板的中央固定在一支架上，固定处有一方向盘，可随意向任何方向转动。照明管向弧板的内面照射出一圆形光点作为光标，在弧形板的中央有 X 形光点为注视目标。视标的光度、大小和颜色均可随意调换。用手操纵转动方向盘使光标在弧板上移动。这种视野计的优点是视标的大小、颜色、亮度都有一定的规格，检查方便、迅速，也便于掌握。

具体检查方法：将视野计的凹面向着光源，受检者背光舒适地坐在视野计的前面，将下颏置于颏架上，先检查视力较好的眼，使受检眼注视视野中心白色固定点，另一眼盖以眼罩。一般开始用 3～5 mm 直径白色或其他颜色的视标，沿金属板的内面在各不同子午线上由中心注视点向外移动到受检者看不见视标为止，或由外侧向中心移动，直至受检者能看见视标为止。反复检查比较，以确定视野或缺损的边界，并记录在视野表上。如此每转动 30°检查一次，最后把所记录的各点连接起来，就是该眼视野的范围。

（3）平面视野计检查法：平面视野计是比较简单的动态中心视野检查计，常用的视野计是 Bjerrum 屏，为 1 m 见方的黑色屏，在它上面以不明显的条纹按照视角的正切，每 5°画一向心性圆圈，其方法如图 1-9 所示。CD 为黑色屏面，O 为屏的中心，A 为眼的位置，AO 为 1 m 的检查距离，$\angle OAB$ 为 5°角，由 OAB 可求出 OB 的长度。$OB = OA \times \tan\angle OAB$，$OB = 100 \times \tan 5° = 8.75$（cm）。所以以 O 为中心，以 8.75 cm 为半径所画出的度数即 5°视角的度数，同样 10°视角的度数由 $\angle OAE$ 可得出。$OE = 100 \times \tan 10° = 17.63$（cm）。所以以 O 为中心，以 17.63 cm 为半径所画出圆圈为第二个圆圈，以此类推。此外再由中心向外画放射状的直线，每两根直线之间相隔 30°角。在视野计的中心放置一 5 mm 直径的白色圆盘作为注视点。此法主要检查视野 30°以内有无暗点。

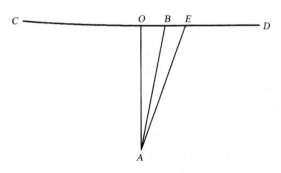

图 1-9　平面视野计度数说明图

$OB = OA \times \tan\angle OAB$；$OB = 100 \times \tan 5° = 8.75$（cm）

具体检查方法：令受检者坐在视野计的前面 1 m 处（个别情况下用 2 m 距离），受检眼注视视野计中央的固定点，另一眼遮以眼罩，置颏于持颏架上，先测出生理盲点，借以了解受检者是否理解检查和回答方法，以及会不会合作注视。然后用 2 mm 视标由视野计的正中向周边或由周边向正中移动，在各子午线上检查，同时询问受检者何处看见或看不见视标，随时用小黑头针记录暗点的界限，然后把所得的结果转录在视野表上。

（4）Amsler 方格表检查法：Amsler 首先提出用此表作中心注视区的视野检查。方格表是 10 cm 见方的黑纸板，用白线条划分为 5 mm 宽的正方格 400 个，板中央的白色小圆点为注视目标（图 1-10），检查距离为 30 cm。这也是一种普通简单的检查方法。

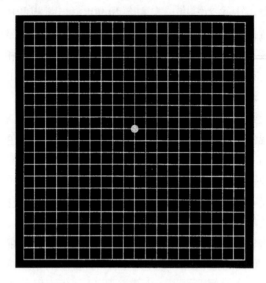

图 1-10　Amsler 中心视野检查表

检查时询问受检者以下 3 点。

1）是否看见黑纸板中央的白色注视目标。如果看不清或看不见注视目标则说明有比较性或绝对性中心暗点，令受检者指出看不清（比较性暗点）或看不见（绝对性暗点）区域的范围。如果两者同时存在，则令受检者指出它们之间的关系，以便找出比较性暗点的"核心"（绝对性暗点）。

2）是否能看见整个黑纸板，如果看不见则令受检者指出哪一部分看不见。

3）方格有无变形，线条是否扭曲。

此法简单易行，方格表携带方便，可以迅速而准确地查出中心视野的改变。

（5）普通视野检查时的注意事项：在视野检查的全过程中，注意受检眼必须始终注视中心固定点，此外应注意以下 4 项。

1）照明度：普通视野检查多用人工照明，也可在日光下进行，但天气变化容易影响检查结果，因此最好使用人工照明，把灯放在受检者头的后面，使光线均匀地照在视野上。最好设有可变异的照明装置，对某些疾病例如青光眼，减低照明度更容易发现视野异常。

2）视标及其移动方向：视标大小不同，有 1～2 mm 的，也有 1～2 cm 的，对于视力严重减退患者可选用较大视标。不同疾病患者对颜色的敏感度各不相同，因此除用白色视标外检查视网膜疾病患者应采用蓝色和黄色视标；对视神经疾病患者则采用红色和绿色视标。根据物理学原理，视标越小，视野越小。例如用 2 mm 视标查得的视野不仅比用 5 mm 者小 5°～10°，而且各子午线也相应地一致缩小。如果用 5 mm 视标查得的视野是正常的，而用 2 mm 时，则可发现某一方向的视野不是相应地而是明显地缩小，这就提示在此方向有病变；如果用 5 mm 视标检查时发现某一方向有缺损，但不能确定该缺损为病变抑或是其他原因所致时，可用 2 mm 视标再检查一次。如果在这一方向同样发现有缺损，则表示该处确有病变。有时用强大刺激（大视标）不能发现轻微的视野改变，但用小而弱的刺激反而可以发现，所以必要时用大小不同的视标测量视野。TPOH 指出检查视路疾病时，需用 3 种视标检查：即 5 mm 白色、2 mm 白色和 5 mm 红色。视标的颜色必须保持原有的浓度，如果退色就影响视野的大小，检查结果就可能不正确。

视标移动方法：移动视标要与进行方向垂直摆动，因为视网膜特别是它的周边部对断断续续的刺激最为敏感。白色视野以看见视标之处作为视野的边界。颜色视野以能明确分辨视标颜色之处为视野的界限。关于颜色视野各医生检查结果常不相同，这是因为颜色视标由外向内移动时颜色逐渐改变的缘故。例如红色视标由周边向中心移动时，最初为灰色，继而为黄色、橙色，最后才是红色。如果预先不向受检者解释清楚，受检者往往以看见灰色时就认为已看见。所以再检查时应告知受检者，在真正看见红色时才说看见，但不要求其颜色的浓度和中心注视点一样。

3）影响视野的因素。

受检者的合作：应先向受检者解释检查视野的方法及其重要性，以便争取其合作，在检查过程中不应分散受检者的注意力，如果受检者感觉太疲乏，可嘱其暂时闭眼休息片刻，否则将影响检查结果。

面形：受检者的脸形、睑裂的大小、鼻梁的高低、眶缘的凹凸以及眼球在眶内的位置，均可影响视野的大小及形状。

瞳孔的大小：缩小的瞳孔可使视野缩小，对青光眼患者尤为重要。如果检查前瞳孔药物性缩小则视野缩小，反之瞳孔开大则视野增大。因为用药改变瞳孔的大小影响视野，因此在观察病变过程中要注意到这一点。

屈光不正：远视眼的视野比近视眼者稍大，但差别无临床意义。用平面视野计检查时未矫正的屈光不正，常使视野缩小。检查周边视野时，受检者最好不戴眼镜，以免镜框阻碍视线。如果受检者有高度屈光不正，可令其戴镜而用较小视标使测得的视野范围缩小，不受镜框的影响。

屈光间质的改变：白内障可引起视野普遍缩小，手术前后有明显不同。如一例青光眼患者伴有白内障，视野极度收缩呈管状，待白内障摘除后视力矫正到正常，视野扩大，可见弓形暗点。

对随访观察的患者，每次检查的条件必须一致，方可比较。

检查者要技术熟练，认真负责，耐心做好解释工作，使受检者在检查的全部过程中能充分合作。

4）视野记录方法：视野表上必须注明受检者的姓名、检查的年月日、当时的视力和光源的种类。如果是在明室检查应记录天气阴晴和检查的时间，也要记录视标的大小、颜色和检查距离。视标的大小和检查距离可用分数记录，以视标大小为分子，距离为分母，例如 5/330 是视标为 5 mm，距离为 330 mm。最后检查者在记录表上签名。

2. Goldmann 动态定量视野计检查法

Goldmann 视野计是一种半定量的视野检查计。Goldmann 视野计检查背景为一半径为 300 mm 的半球壳，内壁为乳白色，在其上方中间边缘处有背景光源光度调节器，每次使用前调节背景光度到 31.5 asb。背景的中心有注视点，距此 300 mm 处有受检者的固定头架。视野计背面右上方有调节视标亮度和大小的装置，有 3 个横行的槽穴和横杆。

第一横槽：即上方的横槽，为视标光度滤光器调节装置，根据检查的需要横杆在 a、b、

c、d、e 五个位置移动，分别代表各视标调节光度通过情况各为 40% 、50% 、63% 、80% 、100% ，e 处无滤光片，光线可完全通过。各滤光片间阻挡光线的亮度相差 1.25 倍即 0.1 log 单位。

第二横槽：位于第一横槽下方，为视标光度，根据检查的需要横杆可在 1、2、3、4 四个位置上移动，在 e 处分别代表光度为 31.5 asb, 100 asb, 315 asb, 1 000 asb。各滤光片间所阻挡光线亮度相差 3.15 倍，即 0.5 log 单位。

第三横槽：位于第一、第二横槽的右侧，为调节视标大小（mm²）的装置。根据需要横杆可在 0、Ⅰ、Ⅱ、Ⅲ、Ⅳ、Ⅴ六个位置上移动，分别代表 1/16、1/4、1、4、6、64，各数间相差 4 倍，即 0.6 log。当前述 3 个横杆推向最右侧时，视标面积与亮度均为最大即 V4e，面积为 64 mm²，亮度为 1 000 asb，调节滤光为 100% 。又如检查时用的视标为 I 2e，即表示视标为 1/4 mm²，亮度为 100 asb，调节滤光为 100% 。

视野计背面上方中心部有望远镜筒，以便于注视受检者瞳孔是否是中心注视，并可测知瞳孔大小。背面左上方有视野操纵杆固定钮，操纵杆的一端活动在视野纸上，另一端视标光点反应在视野计的背景上，操纵杆按检查的需要来来回回在视野纸上移动，令受检者辨识。例如操纵杆在记录纸（视野纸）的左侧是代表视标在受检者左侧视野半球上。如果想把视标从左侧移到右侧，必须先将操纵杆小心地移向下方，经过视野纸的下边，才能转向右侧，完成右侧视野的检查。视野计背面下方是视野纸放置处，视野计右侧面有视野纸夹的螺旋，当拧松时露出夹间裂隙，可从此裂隙插入视野记录纸，轻轻移动，对准位置，然后拧紧两侧的固定螺旋。

视野计背面右下方有视标控制开关钮，向下压钮即在视野背景上显露小光点视标，放松时可自动关闭，光点消失。在开关钮附近还有矫正眼镜架座。

具体检查方法：通电源后校正视野计背景亮度，一般维持在 31.5 asb，即把第二横杆推向 0.315，视标在 V 校正投射光源的亮度，然后安装视野纸。

装置矫正眼镜，特别是老年人要加用与年龄相应的眼镜。白内障摘除人工晶状体植入术后因丧失调节能力，需要在最佳远视力矫正后加用 +3.25 球镜。

使受检者下颏和前额舒适地紧靠在头部固定的下颌托及额带上。双眼检查先查视力好的眼。

训练受检者正确理解视野检查的方法，并说明积极配合是获得正确检查结果的关键。其方法是令受检者注视背景的中心点，可由望远镜监视之。先选用最大最亮的刺激物 V4e 在注视点周围闪烁光亮，受检者手持回答电钮，嘱其看见光点出现即按钮，以示受检者对检查方法的理解。然后用 I 4e 最小最亮的光点检查生理盲点。

在常规视野检查中，Ⅰ号视标为标准视标，从 1a 到 4e 有 20 个不同亮度。只有当 I 4e 看不到时才改用Ⅱ~Ⅴ号大视标。

视标移动每秒 3°~5°，由周边向中心移动。

在颞侧 25°水平线用 I 2e 视标选取中心阈值作中心视野检查，注意有无暗点。

在鼻侧 55°水平线用 I 4e 选取周边阈值，做周边视野检查。也可根据不同疾病有重点地检查，如青光眼注意鼻侧阶梯，偏盲注意垂直线的两侧。

做视野检查的整个过程中，检查者应通过望远镜观察受检者的眼位，特别应注意受检者回答时的眼位，若其眼球注视欠佳，有轻微移动，则不做记录。

3. 自动静态定量视野检查法

视野学的发展及其研究一直与视野计的更新换代和检查方法的改进有关。计算机自动视野计的应用已成为视野检查的划时代标志。自动视野计的主要特点是具有不同的检测程序，阈上值筛选检测能用来判定视野的范围是否正常，而阈值检测可以精确定量视野的敏感。根据不同疾病及其可能受累视野而设计专用的检查程序，如青光眼程序、黄斑部疾病程序和神经性疾病程序等。检查者可根据不同疾病及其可能的视野特点选择相应检查程序有效地进行视野检查。

不断有新的视野计及统计方法和软件问世，最具代表性的自动静态视野计是 Humphrey 和 Octopus 视野计。

（1）Humphrey 视野计：Humphrey 视野计是 Zeiss 公司设计制造的由电脑自动控制的投射型视野计。不断有新的机型更新换代，统计软件也由一般的视野分析到多种统计软件的统计分析，如 Statpac、Statpac2、回归分析、多个视野检测结果分析、概率图分析及青光眼半视野对照分析等。以现在常用的 Humphrey（HFA II）750 型全功能视野计为例进行说明。

Humphrey 视野计是一整体机型，由视野屏、光学系统、中央处理器和受检者部分组成，可进行人机对话。视野屏是一个非球面的屏幕，由计算机控制将光标投射到白色半球状的检查背景内的不同部位，光标的大小与 Goldmann 视野计的 I～V 号光标相同，III 号视标为常用光标，但在蓝/黄视野检测时应选用 V 号光标。通过滤光片调整亮度，产生的投射光标亮度为 0.08～10 000 asb，光标持续时间为 200 毫秒。背景亮度 31.5 asb。通过彩色滤光片可以进行彩色视野检查。其前端有头颏固定装置。中央处理器不仅要控制光学系统，还配有一个程序和数据储存的硬盘、磁盘驱动器和显示屏，并连接有打印机。

具体检查方法：首先输入受检者的一般资料（包括姓名、出生年月日、视力、矫正镜片、眼压值、C/D 值等）。受检者将头颏固定在视野计前，由检查者用光电笔或触摸屏根据受检者的病情选择合适的检测程序（筛选程序/阈值程序）。

给受检者做检测示范并进行检测训练。应确认受检者已完全理解检测方法时，开始检测。检查时光标点将在视野计的半球壳内背景上自动出现，受检者看见光点则按钮回答。检查开始时，光标随机地投射到生理盲点区，如果受检者按钮应答，则说明该受检者的固视情况不良。当错误应答次数超过规定标准时，则机内的报警系统就会发出铃声，提示检查者重新训练受检者怎样进行检查。

Humphrey 视野计采用生理盲点固视监测技术，受检者的眼被摄入后显示在显示器上，并可通过调节瞳孔的位置，使其位于显示器的十字中心以监视其固视状态。检测过程中应随时观察受检者的检测状况，如有固视丢失率过高、假阴性率过高等现象，应及时终止检测，重新开始。全部检测完成，有铃声提示，可进行存储并开始打印。

检查结果由 Humphrey 视野计的 Statpac 统计软件进行分析。Statpac 软件主要是建立在广泛正常视野检测的基础上，自动地将视野结果与各年龄的正常视野模式进行比较。

Humphrey 视野计有 3 套检查程序：筛选程序、阈值检测程序和自动诊断程序。筛选程序包括 3 个青光眼检查程序，3 个中心视野检查程序，3 个全视野检查程序，还可以选择自定义检查程序随意增加检查位点，并可根据需要将增加的位点加入上述各检查程序中。阈值程序包括 8 个标准检查程序，覆盖黄斑中心和视野 30°～60°及颞侧半月形视岛区。

打印形式：Humphrey 视野计阈值视野检测结果打印包括上方的患者姓名等资料、左上方的可靠性数据，以及 6 个视野图：数字图、灰度图、总偏差数字图、模式偏差数字图、总偏差概率图和模式偏差概率图。

（2）Octopus 视野计：Octopus 视野计是投射式电脑自动视野计，由半球形投射视野计和数据处理用电脑组成，可以提供不同的程序应用于普查及定量阈值测量。该视野计有不同的类型和不同的软件程序供不同临床需要，以 2 000R 型专供青光眼早期视野检查的 G1 程序为例说明。由于青光眼早期损害多发生于中心和鼻侧视野区，在该检测程序中整个视野范围内安排 73 个光刺激点，其中 59 个位于中心 26° 以内，其余 14 个点安置于中周部和周边区内，但在鼻侧视野内的刺激点比较密集。G1 程序的特点是对检查结果的定量评价。视野检查结果不仅可用灰度图和数字表示，还可以通过计算机直接演算出一组视野指数。如下列数项：①平均光敏度（MS），这是代表所有检查点不同光敏感度的算术平均值，其病理含义是视野的弥漫性损害；②平均损害（MD），是各个检查点上测得的光敏感度数值与其正常值差数的平均值，此值的增加标志视野的弥漫性损害；③丢失差异（LV），此值的增加标志局限性视野损害，特别是对早期小的视野缺损有意义；④矫正丢失差（CLV），当 LV 较小且接近正常边界值时，则需继续检查此值。因为一个小的 LV 值可以是由视野检查过程中的扩散或一个小暗点所致，为了作出区别，则需作双向检查以计算 CLV；⑤短期波动（SF），此值代表一次视野检查期的扩散数值，也需应用双相检查确定。其目的是验证第一相检查结果的重复性。早期青光眼损害可为 SF 值增高。但患者不合作也可导致类似结果。

具体检查方法如下。

1）检查分为三相：首先检查 1 相，即检查中心 59 个点的差异性光敏感度，由计算机直接算出 MS、MD 和 LV。如果得到的 MD 和 LV 在正常限内，或 LV 有明显病理范围，则直接进入第 3 相检查，对周边 14 个点进行测试，如果 LV 为边界值，则用第 2 相，对中心 59 个点重复检查，计算出 CLV 和 SF 值。检查结束后，根据需要可用数字、符号或灰度图及视野指数进行显示。

2）结果判定：首先根据视野指数作出判定，假如 MD 超出正常范围，而 LV 或 CLV 在正常范围内，则为弥漫型视野损害，无暗点；若 LV 或 CLV 增加，则为局限型缺损；若 MD 正常，LV 或 CLV 增加则有小暗点。当 LV 轻度增加时，通过检查第 2 相，计算出 CLV 和 SF，以鉴别由真实暗点而致的离差和由扩散而致的离差，同时也可区别青光眼的早期损害与由于患者不合作而致的误差。在上述分析断定的基础上，再根据图示法，标出视野缺损的性质和形态。

4. 全视野三维计量法

视野检查结果是一个三维立体结构构成视野山，视野缺损的数量也应该用一个体积单位来描述。病理性视野与正常人视野之间的差值是一个体积，对这一缺损体积如何计量，我国贺忠江等提出了一种全视野三维立体计量法，并研制出 TTT 两用全视野立体分析仪。它包括两部分内容，即中心视野总灰度值计量法和周边视岛分层立体角计量法。

三、光觉检查法

光觉是视觉的最基本功能，是从视觉系统接受外界光刺激开始，到视皮层最后得到光感知的整个生理过程。人眼所能感受到的光，仅是光波中 400 ~ 760 nm 范围的可视光，当这种光波到达人眼视网膜激发了视网膜上视锥细胞和视杆细胞两种感光细胞，使其产生兴奋，经过光化学和电生理活动，经视神经把光觉传达到脑皮层，其中视杆细胞主要对暗光起作用，视锥细胞则对亮光下的各种颜色起作用。人眼视网膜视杆细胞量大，多分布在中央凹以外的视网膜上，而视锥细胞则量小，多集中在中央凹部。所以正常人从明处进入暗处，无法辨认周围物体，随着在暗处停留时间的增加，逐渐觉察周围物体，增加了对光的敏感度，这种适应过程称为暗适应。测量暗适应能力和其过程，就是光觉测定的基本方法。已暗适应的眼进到明亮处，也会发生视力障碍，但不久就可对光亮适应，称为明适应。

对最小量光线引起光感觉的阈值，称为光刺激阈，光刺激阈的高低与光敏感度的强弱成反比。通过对暗适应过程中光刺激阈变化的测定，就可得到暗适应曲线，因而得知人眼光觉的情况。

暗适应过程大致分为两个主要阶段，即视锥细胞敏感度和视杆细胞敏感度。正常人最初5分钟对光敏感度提高很快，以后转为渐升，在 5 ~ 8 分钟时可见一转折点此即 a 曲，又名 Kohlrausch 曲，随后光敏感度又有较快上升，20 分钟后渐趋稳定，直到 50 分钟左右基本完成。在 Kohlrausch 曲之前的暗适应段为视锥细胞敏感段，称为快相期，其后段为视杆细胞敏感段又称慢相期，通常至少测定 30 分钟暗适应阈值。

自 Aubert 用暗适应过程测定光觉以来，有了许多新设备，现在公认较好的是Goldmann-Weekers 暗适应计，下文介绍其检查条件、步骤及正常标准曲线，作为参考。

暗适应计重点检查暗适应曲线及其阈值，其结果受多种因素影响，故检查条件必须固定，且必须有自己的正常标准曲线才能便于临床应用。检查步骤是先在明室内停留 10 分钟，后进入绝对暗室内，让患者面对 Goldmann-Weekers 型暗适应计的球口，固定好下颌，双眼在自然大小瞳孔下注视球中央 2 分钟。后接受球面内 3 000 asb 亮度的前曝光共 5 分钟；立即熄灭前曝光灯，在绝对黑暗下令患者注视球中央试盘中心上方 11° 投射的红光点，让患者分辨试盘上的黑白条道。试盘直径 56 mm，距离 30 cm 相当于 11°，试盘的透过率为 0.52，黑白条道对比度为 100%，照在试盘上的暗适应灯照度为 6 Lx，故试盘亮度为 6 × 0.52 = 3.12 asb。检查前先将调节试盘亮度的旋钮转到最大，使打孔记录杆针尖对准在记录图表对数 7 单位处。记录表安放在自动转鼓上，其旋转速度 50 Hz 每分 4.5 mm，记录图表纵坐标为亮度用对数单位表示，横坐标为时间单位用分表示。当患者能分辨出黑白条道时，迅速转动旋钮减弱试盘的亮度到分不清黑白条道为止，待其又分清黑白条道时在图表上打孔记录其亮度，待患者又能明显分清黑白条道时再减弱试盘亮度到分不清黑白条道，待其又分清时再在图表上打孔，如此反复持续共 30 分钟。最后取下图表接连记录表上的针孔点即绘成暗适应曲线。

检查条件不同暗适应曲线结果也不同。视杆细胞在视网膜 10° ~ 20° 最密集，故采用 11° 固视。现将冯葆华等用上述条件所检查的 60 例正常人的暗适应曲线结果及其正常上界介绍如下，见图 1-11 和表 1-1。

暗适应曲线是视网膜视杆细胞功能的检查方法。大量临床实践证实 11° 固视最敏感。正常上界 30 分阈值如超过 2 对数单位即有夜盲现象，如超过 3.9 对数单位即说明已无视杆细胞功能，此曲线即为单相曲线。暗视功能减退可依 30 分钟阈值将其分成 4 级：2.0 ~ 3.0 对数单位者为轻度 （ + ）；3.1 ~ 4.0 对数单位者为中度 （ + + ），4.1 ~ 5.0 对数单位者为重度 （ + + + ），5.1 对数单位以上者为极度 （ + + + + ）。

暗适应曲线用于诊断有无夜盲现象及夜盲程度的轻重及夜盲治疗效果。

如不具备 Goldmann-Weekers 暗适应计，也可用对比法或其他暗适应计。

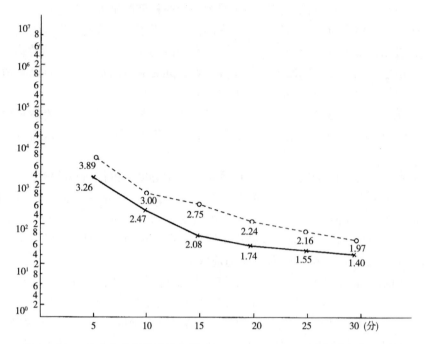

图 1-11　正常暗适应曲线及其上界 Goldmann-Weekers 型暗适应计 11°固视

表 1-1　正常暗适应曲线及其上界

时间/分	5	10	15	20	25	30	
正常曲线值	3.26±0.32	2.47±0.27	2.08±0.34	1.74±0.25	1.55±0.31	1.40±0.29	（均值±标准差）
正常上界值	3.89	3.00	2.75	2.24	2.16	1.97	（均值±1.98×标准差）

对比法：检查者和被检查者从明处一起进入暗室，记录下时间，在微弱光线下二人同时在同等距离上，以看清视力表第一个大字的时间作为对比。此法仅可粗略了解被检查者的暗适应情况，前提是检查者的暗适应必须正常。

Forster 光觉计：为一箱式结构。在具有由旋钮调节光强度的暗箱里，贴有黑白条纹纸，经 15 分钟暗适应后，令患者由视孔窥视黑白条纹，能辨别条纹时，旋钮的刻度（直径）Pmm 与正常者刻度 Nmm 比较，患者的光觉可用 N^2/P^2 相对地表示出来。

此外还有 Nagel、Zeis Hatinger 暗适应计等。

有暗适应障碍（夜盲）的疾病有先天性停止性夜盲，如小口病；有先天因素但出生后出现夜盲的，如视网膜色素变性、白点状视网膜病变、先天性梅毒性视网膜脉络膜炎、高度近视眼等。后天性者有特发性夜盲（维生素 A 缺乏症），症候性夜盲如开角型青光眼晚期、糖尿病性视网膜病变、肝功能障碍等。

（杨笑天）

第三节 瞳孔反应检查

一、瞳孔光反应检查

（一）适应证

（1）普通眼科就诊的患者。

（2）健康体检。

（二）禁忌证

无。

（三）操作方法及程序

1. 直接光反应

（1）受检者面对检查者，双眼注视远方。

（2）检查者用手电筒光从侧方照向一眼，同时观察被照眼瞳孔的反应情况。

（3）正常时瞳孔被光照后即缩小，停止照射即散大。

（4）分别检查两眼，以比较双侧瞳孔反应的程度和速度。

2. 间接光反应

（1）受检者面对检查者，双眼注视远方。

（2）检查者用手电筒光照射一眼瞳孔，观察另一眼瞳孔反应。

（3）正常时当照射一眼时另一眼瞳孔缩小，不照射时另一眼瞳孔散大。

（4）分别检查两眼，以比较双侧瞳孔反应的程度和速度。

（四）注意事项

（1）检查瞳孔反应应该在暗光下进行。

（2）照射瞳孔反应的光线不应太强或太弱。

（3）检查时应保证光源只照射一侧眼，对侧眼不应受到光的照射。

（4）检查时应让患者注视远处目标，光线自下而上照入，避免与近反射引起的瞳孔改变相混淆。

（5）检查儿童时，请家长或他人帮助在远处设置一目标。

二、瞳孔摆动闪光试验

又称相对性传入性瞳孔阻滞试验（RAPD）。

（一）适应证

（1）怀疑单侧或双眼不对称的前段视路（视网膜、视神经、视交叉）病变。

（2）功能性瞳孔检查。

（二）禁忌证

无。

（三）操作方法及程序

（1）通常被检查者与受检查者面对面，采用坐位。

（2）令受检查者双眼注视远距离目标。

（3）分别记录双眼瞳孔大小。

（4）检查者选择明亮的光线，如卤素光或间接检眼镜，分别照双眼。光线照射健眼 3 秒时，可见双眼瞳孔缩小，随后移动光线照射患眼 3 秒，若出现双眼瞳孔不缩小，再以 3 秒间隔交替照射双眼，可见健眼瞳孔缩小，患眼瞳孔扩大。

（5）上述结果为相对性瞳孔阻滞，也称 Marcus Gunn 瞳孔征阳性。

（四）注意事项

（1）检查时，照射的角度和位置必须保持一致。

（2）检查时，照明要求其明亮均匀、只照一眼而照不到另一眼。

（3）检查时，光源应来回摆动照射，两眼照射时间应一致，且不宜过长。

三、瞳孔近反应

（一）适应证

普通眼科就诊的患者。

（二）禁忌证

无。

（三）操作方法及程序

（1）检查时先嘱受检者向远方注视，然后突然令其注视近处 15 cm 的物体。

（2）可见受检者双眼向内集合，瞳孔同时缩小。如果瞳孔开始收缩，再让患者注视逐渐远离的目标。观察瞳孔是否开大。

（四）注意事项

（1）检查瞳孔近反应时应首先检查其随意的瞳孔近反应，然后再检查由视觉刺激引起的集合运动的瞳孔收缩。

（2）瞳孔的近反应不同于光反应，没有反复变化的情况，如果眼球集合程度不变，瞳孔的收缩程度也不变。

四、偏盲性瞳孔反应

（一）适应证

怀疑视网膜、视神经、视束或视中枢病变所致的视野偏盲性缺损。

（二）禁忌证

无。

（三）操作方法及程序

（1）用点光源分别对双眼自鼻侧及颞侧进行斜照或用裂隙灯之柱状光束斜照，观察瞳孔反应的灵活度。

（2）如果光线自一侧照射时瞳孔反应灵敏，而自另一侧照射时反应迟钝，则为偏盲性瞳孔反应。

（四）注意事项

注意使用的光源大小和照射的角度。

（侯勇生）

第四节　裂隙灯显微镜检查

裂隙灯显微镜简称裂隙灯，是 Gullstrand 1911 年发明的。主要由两部分器械构成：一为裂隙灯，是为照明之用；二为双目显微镜，是为检查时把物体放大和具有立体感。由于这种检查法是检查活人眼，因此又名活体显微镜检查法。

一、应用技术

检查前的准备：为了对病变有较全面的了解和减少裂隙灯检查的时间，在进行本检查前应先对被检眼做一般检查，包括焦点集光放大镜的检查等。

裂隙灯检查须在暗室中进行，但为便于操作，仍以室内有微光为佳。检查者应先有暗适应，以保证对检查现象的敏感。室内空气应流通。患者坐位应舒适，能够升降。

除非眼部刺激症状特重的病例，一般不必滴用表面麻醉剂，但在检查晶状体周边部、后部玻璃体和眼底时，应先用 2.5% ~10% 去氧肾上腺素、复方托吡卡胺或 2% 后马托品散瞳。

患者坐在检查台前，先把下颌放在下颌托上，前额顶住托架的前额横挡，然后调整下颌托，使眼所在位置与托架上的黑色标记相一致。令患者闭眼，开灯，先在眼睑上进行焦点调节，然后令患者睁眼向前注视指标或注视检查者的前额。一般光线均自颞侧射入，这样既便于检查，也不致给患者过度刺激，这是因为鼻侧视网膜的敏感度较颞侧黄斑区为低的缘故。光源与显微镜的角度一般成 40°，但在检查眼深部组织如晶状体、玻璃体等，应降至 30° 以下，在检查玻璃体后 2/3 和眼底时，除需加用特制接触镜或 Hruby 前置镜外，光线射入角度也应减小至 5° ~13° 或更小。

下文介绍 6 种照明方法。

1. 弥散光线照明法

是利用非焦点的弥散光线对眼前部组织形态学进行直接观察的一种方法。在检查时使用裂隙灯的宽光、钝角或加用毛玻璃，对结膜、角膜、虹膜和晶状体等进行照明，然后用双目显微镜进行观察，所得印象既较全面又立体，所以颇有实用价值。

2. 巩膜角膜缘分光照明法

是利用光线通过透明组织内的屈折，来观察角膜不透明体的一种方法。

把光线照射在巩膜角膜缘上，由于光线在角膜内屈折反射，在整个角膜巩膜缘上形成一光环。此环在照射对侧之角膜缘最为明亮。正常角膜除在角巩膜缘呈现一光环和因巩膜突起所致之暗影环外，角膜即无所见，但角膜上如果有不透明体，如云翳、角膜后壁沉着物和小的角膜穿通性瘢痕等，这些不透明体本身遮光力虽不强，但由于内部光线折光的关系，再加低倍放大，甚至肉眼就能清楚地看到，因此本法对检查角膜的细微改变甚为适宜。

3. 直接焦点照明法

这是一种最基本的检查方法，也是临床上最常用的方法，其他方法多是由这种方法演变而来。其原理是在检查时把光的焦点调节至与显微镜的焦点完全相合为止。用本法检查眼部组织时，因组织透明度不一，即出现不同情况。如果被检查区为不透明组织，如巩膜、虹膜等出现一整齐光亮的区域。如果被检查区为一透明组织，如角膜和晶状体等则出现一种乳白色的平行六面棱体，即所谓光学切面。其为乳白色之原因，是由于角膜和晶状体在弥散光线下观察虽然是透明的，但实际并非完全透明，而是由复杂的细胞所构成的生体胶质组织。光线通过时，由于组织内部反射、屈折，因而使通过的光线部分穿透，部分反射回来，使光亮逐步减弱，因而出现乳白色。这一现象名曰分散性。光学切面之发生，也是同一道理，即光线经过某一透明组织后反射、屈折，也就是分散的影响，密度即逐渐减弱，减弱的程度以分散性的大小而定，因此形成光学切面。

光线斜穿角膜所形成的光学切面有内、外二弧。弧度之大小，因投入光线与角膜轴间的角度而定。当有病变发生时，光学切面就发生不同改变，如果密度增大，如在角膜白斑时即呈现灰白色；密度降低，如大泡性角膜病变的病变部位即呈现黑色等。

4. 后部反光照明法

本法也名透照法。是借后部反射回来的光线检查透明的、半透明的、正常的和病理的组织。最适用于角膜和晶状体。其特点是光焦点与显微镜焦点不在一个平面上。例如检查角膜病变，光线的焦点反而照射在后面不透明的组织如虹膜或浑浊的晶状体上，但显微镜的焦点仍然在所要检查的角膜组织上；又例如检查晶状体前囊，反而把光线焦点照射在后囊上等。常用这种方法来检查角膜上皮或内皮水肿、硬化的角膜新生血管、角膜后壁沉着物、云翳、血管翳和晶状体空泡等。上述这些病变，由于在显微镜下所呈现的形态不同，可分为遮光体和分光体，前者如色素及充满血液之角膜血管等，在使用后部反光照明法时，与一般所见不同，色素呈黑棕色，血管呈粉红色；后者如角膜水肿、云翳和浸润等，均呈淡灰色。此外还有所谓屈光体即能使背景缩小或改变形状者，如不含有血液的角膜血管、晶状体空泡等。

这种照明法，常用以下3种形式。

（1）直接后部反光照明法：这时被检查的物体，恰居于返回光线的路线上。

（2）间接后部反光照明法：被观察的物体，恰居于返回光线的一侧，而以无光线的区域为背景进行观察。

（3）直接、间接后部反光照明法与角膜巩膜缘分光照明法的联合应用：把光线照射在角巩膜缘上，用来检查近角膜缘部的病变，可兼有3种方法的效果。

在使用后部反光照明法对病变进行定位时，须靠显微镜焦点的改变与周围正常组织的比较来进行定位。

5. 镜面反光带照明法

是利用光线在射入眼球时，于角膜或晶状体表面所形成的表面反光区，用直接焦点照明法检查这一光亮的反光区的方法。因所利用者为光亮增强的镜面反光区，故名镜面反光带照明法。这种方法的原理，是光线进入不同屈光指数的间质时，在两间质的邻近面要形成所谓不衔接面，这种不衔接面就能发生镜面反射的作用。如果物体表面完全光滑，循反光路线进行观察时，则为一完全光亮区，刺目不能查看。如果非完全光滑，则一部为规则反光，使该区亮度增加，另一部为不规则反光，就可借以观察其表面之组织形态。人体组织构造并非完全光滑，故可使用此法进行观察。

6. 间接照明法

此法的主要意义是把光线照射在组织的一部分上，而观察其邻近的同一组织的另一部分。例如把光线照射在邻近于瞳孔缘的鼻侧虹膜上而观察其邻近的组织，这样瞳孔括约肌就可被发现，虹膜上的细小出血也可被看见，如果使用直接焦点照明法反而看不见。同样情形，对角膜上皮新生血管等，也可使用这一方法。

除前所述者外，在检查时应灵活运用各种方法，例如移动光线照明法，即上述各方法的综合应用，利用光线移动，对易于遗漏的细微变化也可查见。例如用直接焦点照明法把显微镜和光线的焦点都照射在虹膜的表面。为检查同一物体，而改用间接照明法时，就必须把光线的位置稍加移动，这时由于光线的一明一暗，在对照的情况下，也可发现细微的改变。同时在移光过程中，发现细小物体也似在移动一样，这对发现病变也有帮助。

此外还要注意投影问题。在使用直接焦点照明法时，在光学切面的前面，如有黏液、小异物、角膜小面、角膜薄翳、血管翳或血管等，在物体后面的角膜、虹膜或晶状体上都能形成投影。检查时一定要注意这一现象，每可借此发现细微改变。另外在照明装置上如有灰尘，也能造成相似的情况，但黑影随光源移动而改变位置，因此也易于鉴别。

定位法对确定病变的位置，对眼科疾病的诊断、预后和治疗都有密切的关系。例如角膜发生浸润，由于发生在角膜深层或浅层就有不同的诊断和预后。因此定位法是一个有重要意义的方法。今列出其常用方法于下。

（1）直接焦点照明法：使用窄光宽角容易辨清病变所在位置。同时由于在检查时慢慢移动光源，直至所要检查的病变在光学切面中出现，这对了解病变所在位置的深浅和角膜厚度的变化很有帮助。

（2）改变显微镜焦点距离的方法：利用已知病变的位置，测量其他病变。由转动显微镜螺旋的多少进行比较，可知其他病变所在的位置。

（3）镜面反光带照明法的利用：可测知病变所在的层次。

（4）平行移位定位法的利用：在检查时如果移动光源，在视野内可见细小物体也在移动。如果已知某点的地位，再以其与病变的地位相比较，可用其相对运动的方向定位，而决定病变在已知点之前或之后。

二、裂隙灯显微镜下眼部正常组织的表现

1. 结膜

结膜组织用一般焦点聚光放大镜检查，就可得知其梗概。但有特殊需要时，则需进行裂隙灯的检查。球结膜检查较易，睑结膜和穹隆部结膜检查时，则需翻转和固定眼睑方能进行。

加用活体染色法，例如在结膜囊内滴入0.5%亚甲蓝溶液后，可以查出神经和淋巴管。

利用裂隙灯对结膜微血管进行检查，对某些全身疾病的诊断和预后很有意义。例如在退行性动脉病变患者，球结膜微血管可有管径粗细不匀，血管扭曲，局限性扩张及血液流动异常（如血细胞凝集、血流停滞或中断现象），少数病例还可查出血管周围水肿及小出血等。

2. 角膜

用裂隙灯检查角膜缘时，发现巩膜与角膜之移行部位，不像一般肉眼所见透明与不透

明组织之间清楚易辨，而在移行部位有栅栏状之不透明组织自巩膜伸入角膜实质内。同时有角膜周围血管网的存在。由于正常情况下变异很大，诊断核黄素缺乏眼部症状时应加以鉴别。

正常角膜组织显微镜下可分为5层。在使用裂隙灯检查时，如果使用宽的光学切面，就不能分出层次，只能分辨出由角膜实质分开的前明后暗的两个光带。但如果使用窄光宽角进行检查时，对层次则易于分辨。

（1）上皮组织：由于光线变窄，使光学切面的两侧缘相互接近，几乎成一条细线，则前一光带即上皮组织所在，光带又分为两层，前一层为角膜表面的泪膜，后一层是 Bowman 膜，中间所夹较透明的组织，即上皮组织。正常者整齐、透明、光亮，无特殊构造。一旦发生病变，就可见到明显的变化。例如在角膜发生水肿、水泡等改变时，使用窄光宽角进行检查，可以发现上皮组织内出现空泡样改变。如果使用后部反光照明法，看得更是清晰，状如在窗玻璃上出现的哈气水珠；角膜表层新生血管，利用这种照明法进行检查，不仅可以看清血管走行方向，还可看清血细胞在血管内循环的状态。此外如角膜上皮剥脱、浸润、浅层溃疡等都可清楚地查出，特别是在2%荧光素染色下，看得更是清楚。对于小的角膜异物，不仅可以看出是在角膜表面或是嵌在上皮内，还可估计出穿入的深浅以及对周围组织损害的状况。

（2）Bowman 膜：如前所述之后一条白线即 Bowman 膜（前弹力层），一般如无病变，则所见仅为一白线。但在角膜炎症或穿通性外伤时，则可出现皱褶或裂纹。

（3）基质层：又称角膜基质层、角膜间质层、角膜实质层、角膜中间层，几乎占角膜全层的最大部分。裂隙灯下所见与组织学所见呈板层构造者不同，而是白色颗粒状组织，其中可见神经纤维，主要分布在主质层的中层，前层、后层很少。初学者常误认其为硬化的新生血管，须加鉴别。神经纤维须用直接焦点照明法非焦点部分方能看见，用后部反光照明法则不能看见，同时其分支呈锐角，多为两支，在分支部有时可看到结节。硬化的血管则与此不同，多为角膜基质炎后遗留者，用后部反光照明法清楚可见，呈毛刷状或扫帚状，密集存在，与神经纤维迥然不同。在主质层发生炎症时，主要改变是发生浑浊、增厚以及血管新生等，可由浸润所在位置、局限性或弥漫性等不同特点，做出正确诊断。

（4）Descemet 膜：在宽角窄光的光学切面最后一个光带，即相当于 Descemet 膜（后弹力层）与内皮细胞层。用一般方法，因其为透明组织，故不能看见，但如果发生病变即可明显看出。例如在角膜基质炎、球内手术后等可见到皱褶，在圆锥角膜、眼球挫伤后等可见到破裂。此外在某些疾病，例如铜屑沉着症、肝豆状核变性（Wilson 病），在角膜周围可见特殊的黄绿色或青绿色色素沉着环，后者名凯—佛环。

（5）内皮细胞层：为一单层多角形细胞，平铺在 Descemet 膜之内面，用一般照明法不能看见，必须使用镜面反光带照明法方能看清，呈青铜色花砖地样之细胞镶嵌状，中有散在之点，名 Hassall-Henle 体。在角膜基质炎和早期虹膜睫状体炎时，要出现内皮细胞水肿，其特点是在镜面反光带照明法检查下，内皮细胞边界模糊不清，由于水肿使角膜后壁沉着物易于形成。详细检查要靠角膜内皮细胞镜检查。

3. 前房

角膜后光带与晶状体前光带或虹膜之间即为前房，其深度约为 3.5 mm。在暗室中用小孔（点）或圆柱形光线检查，正常人之前房液也可查出所谓生理性房水闪光，这种现象切勿误诊早期葡萄膜炎。生理性与病理性虽无明显界限，但一般病理性者除在前房内见有多数微粒游动外，因浆液性渗出质之存在而出现乳白色光带，这与生理性者不同。在生理性者虽有时在老年人可见极少数色素颗粒，于儿童偶见 1～2 个白细胞，但绝无乳白色光带出现。如果出现乳白色光带，并见有多数微粒运动，即属 Tyndall 征阳性，这种现象是诊断虹膜睫状体炎的重要体征之一。裂隙灯下还可见到温差对流现象，即不停运动的微粒，呈定向游动。靠近虹膜的房水，因温度较高而上升，近角膜部分因温度较低而下降，由于这种运动关系，一部分炎症微粒即黏附在角膜后壁上，形成所谓角膜后壁沉着物。典型位置在角膜下半部后壁上，排列成三角形，尖向瞳孔区，底向角膜下缘，底部微粒较尖部为大。病情严重时房水中渗出质增多，对流现象减慢，病情好转则对流加速。

4. 虹膜

在裂隙灯下虹膜为一较复杂组织，就像指纹一样，每个人具有不同特点。主要不同是颜色，表面陷凹之数目、分布、大小和深浅，瞳孔缘部色素突出的多少，瞳孔区与睫状区的排列以及虹膜色素痣等，因而形成各种不同形象。所以用裂隙灯检查眼部，随时可发现特殊形态。

用直接焦点照明法，对虹膜表面的变化进行观察，可以看得十分清楚，例如当虹膜发生炎症时，组织纹理和色素都会出现模糊不清，甚至退色；当炎症过后可能发生萎缩，使虹膜组织变薄，色素脱失以及虹膜后粘连等。临床上要注意永存瞳孔膜与晶状体前囊星状色素沉着，两者都为先天异常，并非虹膜睫状体炎后遗症，这种异常在正常眼发生率可达20%。对虹膜色素痣疑有恶变可能时，应缜密观察，随时照相或画出形状，测出大小，以备参考。

虹膜实质是富有神经和血管的，其中神经组织不能用裂隙灯检查，血管也看不见，但在虹膜发生炎症、萎缩、血管扩张或新生血管时，血管组织就可以看清了。

使用间接照明法，可以把瞳孔括约肌，虹膜出血、肿瘤或囊肿，明显地投照出来，但在棕色虹膜、色素丰富者，瞳孔括约肌不易看见。使用由晶状体后囊反射回来的光线，对虹膜进行投照检查时可以比较容易地发现虹膜孔及虹膜后层断裂。此外如虹膜上有细小异物，根部解离，炎性结节等都可观察得十分清楚。

5. 晶状体

用裂隙灯检查晶状体是确定有无白内障的重要方法之一，但由于晶状体本身构造较复杂，故首先应对晶状体在裂隙灯下的正常情况彻底了解，方不致造成误诊。可以明显地看出，由于晶状体纤维的不断增长，晶状体的正常构造是随着人的年龄变化而有所不同的。晶状体前囊在窄光下是分层的，还有其他副光带出现在皮质和成人核之间，每因情况复杂易于在临床上造成误诊，现将基本情况介绍于下。

检查前先散瞳，这样可看清楚晶状体周边部的改变。为了能了解到浑浊变化的位置，应先使用宽光对不同焦点进行观察，同时也应使用镜面反光带照明法。在做进一步检查时，还必须应用窄光形成光学切面。这样对晶状体缝、晶状体裂隙灯下各个光带等都能看得清楚。

通过裂隙灯窄光、直接焦点定位，由前向后，成年人透明晶状体的光学切面上，所出现的各光带如下：前囊、前皮质、前成人核、前婴儿核、前胎儿核、前胚胎核及后胚胎核、后胎儿核、后婴儿核、后成人核、后皮质和后囊。所有各层光带因年龄关系在一个晶状体内不一定都能见到，但前、后光带成人核和婴儿核，一般是可以看见的。

胎儿核：由中央空隙和由前边以正 Y、后边以倒 Y 为界的两个半月形光带所构成。在可能情况下，如对新生儿进行裂隙灯检查，就可发现 Y 字形缝合几乎就在囊皮下。中央空隙是胎生 3 个月前所形成的部分，也就是晶状体最早生成的部分，名胚胎核。胎儿核的其他部分也都是在出生前形成的。

婴儿核和成人核：婴儿核是由出生前至青春期所形成，检查时常不明显；成人核则是从青春期至成年期（35 岁）所形成，以后逐渐发展。从光学切面上看，成人核表面不很光滑，有时表面有空泡，起伏不平。

皮质：是位于前囊下透明间隔下的晶状体皮质，是晶状体最后形成的部分，厚度随年龄不同而有改变。在 20 岁的青年人，皮质约为核的 1/4 厚，而在 70 岁高龄的老人，皮质约等于核的一半厚，这是由于晶状体纤维不断增生的结果。

晶状体囊：用一般检查方法，是不能把它分辨出为一独立组织的。但在使用窄光直接焦点照明法时，由于光带的出现，可以把它与囊下组织分开。如果使用镜面反光带照明法，在晶状体前后囊均可出现一种有光泽，表面粗糙不平、状如粗面皮革的所谓鲨革状。在前囊是由于晶状体前囊表面、晶状体上皮和晶状体纤维之间的起伏不平所形成的多数小反射面所致；在后囊则是由晶状体后囊和晶状体纤维之间起伏不平，所形成的多数小反射面所致。

在晶状体前囊表面常有棕黄色的星状细胞沉着，这是一种具有几个突起的色素细胞。有时是单一，也有时是多数。由于裂隙灯的使用，发现有很多的正常人具有这种改变。

6. 玻璃体

玻璃体是位于晶状体后面的组织，裂隙灯下可分为原始玻璃体和玻璃体两部分。晶状体后间隙即原始玻璃体所在地，其前界是玻璃体的前境界膜，称为玻璃样膜。此膜极薄，平时和晶状体囊不能分开，在白内障囊内摘除术后才能看到。晶状体后间隙呈漏斗状，并非完全透明，强光下观察，其中有纤细的网状结构。后界是皱襞膜，呈有皱褶的透明膜状结构，也就是玻璃体主体（次级玻璃体）的开始。在皱襞膜后的玻璃体主体，似为一透明的光学空间，但在裂隙灯强光照射下，可以看到其中有由疏松的支架组织所构成的复杂而变化多端的假纤维及假膜，形态多样，像悬挂的薄纱幕，纱幕的褶皱随眼球运动而飘动。在玻璃体的深部由于照明亮度逐渐减弱，构造也就显得更不规则。裂隙灯下玻璃体的病理变化，主要是在假纤维和假膜间出现棕黄色或灰白色的细小如尘埃状、丝状或片状浑浊物，有时也可见到闪闪发光的结晶体。其次是假纤维的吸收、粘连、膜样形成或呈致密的波浪状带束。由于玻璃体结构有随眼球移动而运动的特点，故可以借此诊断玻璃体是否液化。在正常情况下裂隙灯观察可见假纤维在半固体的凝胶中向前后波动，然后返回原来位置，如为明显液化，则不能返回原来位置。在葡萄膜炎时，玻璃体内可见灰白色渗出质及色素团块。玻璃体出血时，则光线被遮蔽不能照人，但可借血液红色反光而得出明确诊断。

（侯勇生）

第五节　眼压检查

眼压是眼内容物对眼球壁及内容物之间相互作用所产生的压力。

正常人的眼压是 10～21 mmHg（1 mmHg = 133.3 Pa）。眼压是青光眼诊断和治疗中必需的临床资料。眼压测量的方法有指测法和眼压计测量法。

一、指测法

检查方法及步骤如下。

（1）测量时让被检者两眼尽量向下注视。

（2）检查者将两手中指、小指置于被检者前额作支撑，示指指尖放在上睑板上缘的皮肤面。

（3）检查者两示指向眼球中心方向交替轻压眼球，当一指压迫眼球时，另一指即可感触波动感。

（4）根据指尖感觉到的眼球波动感，来估计眼压的高低。

（5）眼压正常记录为 Tn；眼压轻度、中度和高度减低分别记录为 T-1、T-2 和 T-3；眼压轻度、中度和高度增高分别记录为 T+1、T+2 和 T+3。

临床上多用于不能用眼压计测量眼压的情况，如角膜白斑、角膜葡萄肿、圆锥角膜和扁平角膜等引起角膜曲度明显改变者。此方法只能粗略地了解眼压，注意不可过度用力压迫眼球。

二、眼压计测量法

应用眼压计来测量眼压，分为压陷式眼压计、压平式眼压计和非接触式眼压计。

（一）Schiotz 眼压计测量法

Schiotz 眼压计属压陷式眼压计，放在角膜上的底板中轴以一定重量的砝码压迫角膜中央，根据角膜被压陷的深度间接反映眼内压。

1. 准备眼压计

（1）在眼压计的试板上测试眼压计的指针是否指向零位，并检查指针是否灵活。

（2）眼压计的足板部分先用 75% 乙醇棉球擦拭，再以消毒干棉球擦干。

2. 麻醉

被检眼滴入表面麻醉药，如用 0.5% 丁卡因滴眼液滴眼 2 次。

3. 体位

嘱被检者仰卧直视上方，并举起左手伸出示指作为注视点，通过此注视点双眼直视上方，角膜切面保持水平位。一般先测右眼，后测左眼。

4. 测量

（1）检查者右手持眼压计持柄，左手指轻轻分开被检者上、下眼睑，分别固定于上、下眶缘。

（2）缓慢地将眼压计足板放置于角膜中央，保持垂直。

（3）可见眼压计指针随着眼球搏动在刻度尺前微微摆动。

（4）先用 5.5 g 砝码读指针指示的刻度，如读数小于 3，则需换 7.5 g 的砝码，再行检测；依此类推，用 10 g 的砝码测量，再以 15 g 的砝码测量。

（5）每眼同一砝码连续测量 2 次，其读数差值应不超过 0.5 格刻度数。

5. 换算记录眼压值

（1）根据测量眼压时所用的砝码重量，从眼压计所附的换算表中查出对应的眼压值。

（2）记录值为砝码重量/指针偏转刻度数 = 换算后眼压值，单位为 mmHg。

6. 测量结束

测完眼压，用抗菌药物眼药水滴被检眼。用乙醇棉球立即将眼压计足板清洁干净，放回眼压计盒内。

7. 检查注意事项

（1）检查者不要人为地向被检眼加压。

（2）测量眼压时，眼压计足板压陷角膜的时间不宜过长，否则会引起眼压下降或角膜上皮损伤。

（3）如发现角膜擦伤，应滴用抗菌药物眼膏后遮盖，一天后复查是否痊愈。

（4）考虑异常巩膜硬度的影响，必要时测校正眼压。用两个不同重量的砝码测量同一眼所得的指针偏转刻度值，对照专用"校正眼压与眼壁硬度负荷读数"表查找，得出眼球壁硬度和校正眼压值。

（二）Goldmann 眼压计测量法

Goldmann 眼压计属于压平式眼压计，其原理为用可变的重量将一定面积的角膜压平，根据所需的重量与被检测角膜面积改变之间的关系判定眼压，受眼球壁硬度和角膜弯曲度的影响甚小，是目前准确性较可靠的眼压测量方法。

Goldmann 眼压计有裂隙灯上装附式的压平眼压计以及手持式压平眼压计。手持式压平眼压计的优点是不需裂隙灯显微镜，被检者坐卧位均可测量。以前者常用。

检查方法及步骤如下。

（1）对测压头进行清洗和消毒，先用手指蘸少许软肥皂溶液擦洗测压头，然后以自来水流水冲洗干净，最后以 75% 乙醇棉球或 3% 过氧化氢棉球擦拭。

（2）将消毒后的测压头放置于眼压计测压杠杆末端的金属环内。

（3）将测压头侧面轴向刻度 0°或 180°置于水平方位，即对准金属环的白线。如果被测眼有 3D 或以上的散光时，则需将散光的弱主径线刻度置于 43°轴向方位，与金属环的红线对准。

（4）将裂隙灯显微镜的钴蓝滤光片置于裂隙灯光前方，并将控制灯光的裂隙充分开大，使蓝光照射在测压头部。裂隙灯置于显微镜一侧，呈 35°~60°角。

（5）被检眼滴表面麻醉药，如用 0.5% 丁卡因滴眼液滴眼 2 次。

（6）被检眼结膜囊内滴 0.25%~0.50% 荧光素钠溶液或以消毒荧光素纸条放置于被检眼下穹隆结膜囊内，使角膜表面泪液染成黄绿色。

（7）测量。

1）嘱被检者坐在裂隙灯显微镜前并调好位置。

2）一般先测右眼，后测左眼。

3）将测压头置于显微镜前方。

4）嘱被检者放松，向前注视，尽量睁大睑裂。必要时检查者用手指轻轻牵拉上睑，帮助被检者开大睑裂。

5）将眼压计的测压旋钮转至0°刻度位置。

6）调节裂隙灯显微镜操纵杆，缓慢地将裂隙灯显微镜向前移动，使测压头刚刚接触被检眼的角膜。

7）此时在钴蓝光照射方向的对侧角膜缘会出现蓝光，停止向前推进裂隙灯显微镜。

8）用裂隙灯显微镜低倍目镜观察，可见两个黄绿色半圆环。左右、上下调节裂隙灯显微镜操纵杆，使两个半圆环位于视野中央，并使其左右、上下对称，宽窄均匀。缓慢转动测压旋钮，直到两个半圆环的内界刚好相切，此时为测压终点。

9）从测压螺旋上读出至测压终点时所用压力的刻度数，乘以10，即得眼压值，单位为毫米汞柱（mmHg），1 mmHg＝133.3 Pa。如以眼压值再乘以0.133，则单位为千帕（kPa）。

10）重复测量2~3次，所得结果相差值不超过0.5 mmHg，可取平均值。

（8）测量完毕后清洁测压头，用抗菌药物眼药水滴被检眼。

（9）检查注意事项。

1）测压头与角膜接触时间不宜过长，否则可引起眼压下降，或引起角膜上皮损伤。

2）滴用荧光素不宜过多过浓，否则荧光素半环太宽，测出的眼压可能比实际偏高，此时应吸除过多泪液后再测量。

3）异常角膜厚度和曲度会影响测量结果。

（三）非接触式眼压计测量法

非接触式眼压计测量法的原理是利用一种可控的空气脉冲，气流压力具有线性增加的特性，将角膜中央部恒定面积（3.6 mm）压平，借助微电脑感受角膜表面反射的光线和压平此面积所需的时间测出眼压计数值。

其优点是避免了通过眼压计与受检者角膜直接接触引起的交叉感染，无须表面麻醉。

检查方法及步骤如下。

（1）被检者坐于非接触式眼压计之前，嘱其将头部固定于眼压计头架上，向前注视，尽量睁开睑裂。

（2）调节调焦手柄，将眼压计测压头对准待测眼角膜，此时眼压计监视屏上自动显示待测眼眼别。

（3）测量。

1）在眼压计控制板上选择"auto"系统进行启动测压。

2）嘱被检眼注视测压头内的绿色注视灯，调节焦点至适当时，监视屏上两个方框重叠，系统自动发出一阵气体压平角膜，监视屏上自动显示出眼压值和几次测量的平均值。

3）如果被检者欠合作，或测量方法有误，所显示的数值自动标上"＊"号或不显示数值。

（4）测量完成后在控制板上按"print"，可将测量结果打印出来。

（5）检查注意事项。

1）非接触式眼压计与Goldmann压平眼压计相比，在正常眼压范围内的测量值是可靠的，但在高眼压时其测量值可能出现偏差，角膜异常或注视困难的被检者可能出现较大误差。

2）由于测压时非接触式眼压计不直接接触眼球，因而减少了应用其他眼压计测压可能引起的并发症，如角膜擦伤、对表面麻醉药过敏和感染播散。

3）对角膜异常者应慎用，因为不但测量值可能不准确，而且可能引起角膜上皮下气泡。

（王　朝）

第六节　屈光检查

屈光检查是使用不同的方法检测眼屈光不正的性质及程度，以了解眼屈光状态的方法。主要包括主觉检查法与他觉检查法。随着医学验光这个概念的提出，电脑验光仪逐步在临床使用。

一、主觉检查法

指被检者在自然调节状态下，依其诉说视力情况来选择最适宜的镜片，根据所用矫正透镜的性质与屈光度值（D）来检测被检眼之屈光异常状态及其矫正视力的方法。

这种方法完全是以被检查者主观的知觉能力、判断能力为依据，因此在使用上有一定的局限性。

1. 插片法

（1）根据被检者的裸眼视力，以试镜求得最佳视力。

（2）检测裸眼视力。

（3）如远视力不能达到 1.0，而能看清近视力表的 1.0，则可能为近视眼。检查眼底结合病史选用镜片度数，镜片度数从 −0.25D 开始递增，直至被检者能清楚看到 1.0。

（4）如远、近视力都不好，或者近视力 <0.9，远视力正常，则可能为远视眼，可试"＋"球镜片。如果为近视眼加"＋"球镜片视力肯定下降，如果是远视眼则视力提高或不变，逐渐增加"＋"镜片至视力增加到最好。

（5）如只用球镜片不能满意地矫正视力，再加用凹凸柱镜片，并转动柱镜的轴位，直至达到最佳视力。

（6）如果所选择的球镜片和柱镜片已将视力矫正到 1.0 或 1.2，仍需用下述六步法加以证实：① ＋0.25D 球；② −0.25D 球；③ ＋0.25D 柱轴相同；④ ＋0.25D 柱轴垂直；⑤ −0.25D 柱轴相同；⑥ −0.25D 柱轴垂直。

逐渐将以上六步法循序加于镜片的前面来增加其屈光度，直至患者不再接受任何镜片为止。

（7）老视眼的矫正法，在近距离用主观验光法获得近用度数，再按近距离视觉需求及年龄情况来计算，开出眼镜处方。

2. 雾视法

将一大于 2.0 的高度凸球镜片置于受检眼前，形成人为近视，而视力明显下降、视物模糊不清，有如处于云雾之中，又称云雾法。

检查方法及步骤如下。

（1）先给被检者戴高度凸球镜（＋2.00 ~ ＋3.00D）造成近视状态。

（2）嘱被检者看远视力表，开始感觉很模糊，过数分钟后即觉较清晰，说明睫状肌的调节逐渐松弛。

（3）此时可加凹球镜片，以 -0.25D 递增，必要时加凹柱镜片，直到获得最佳调节视力。

（4）从原加凸镜片度数中减去所加凹镜片度数，即为患者屈光不正度数。

临床上适用于远视或远视散光患者，也可用于假性近视的诊断，对因各种原因不能使用睫状肌麻痹剂或对麻痹剂过敏者尤其适宜。但不适用于估计有近视或近视散光的患者。

3. 针孔检查法

在被检眼前放置针孔片，可阻止周围光线干扰，将瞳孔人为缩小，消除眼屈光系统中周边部分的光学作用，克服部分散光，并可增加所观察外界物体的景深。

如果为屈光不正，其中心视力会有所提高。如果为屈光间质病变、眼底病变等，则视力不能提高。

检查方法及步骤如下。

（1）被检者与视力表相距为 5 m。

（2）选用镜片箱内的针孔片，为孔径 1 mm 的圆孔黑片。

（3）在被检眼前加一针孔片进行视力检查。

临床上可对屈光异常和屈光介质病变、眼底病变进行定性鉴别，但仅依此点不能确定屈光异常的性质及度数。

4. 散光的主观测定法

检查方法及步骤如下。

（1）选用交叉柱镜进行测定，鉴别有无散光，调整散光度数和轴位。

（2）检查者旋转交叉柱镜把柄，改变散光轴方向，也可以翻转正面、负面。镜柄放在 45°位置，"＋"轴在垂直位称第 1 位，在水平位为第 2 位。

（3）测定有无散光：①在已矫正的球镜前放置交叉柱镜，如果第 1 位、第 2 位的视力相同，比不加镜片模糊，表明原矫正镜片已准确；②如果放置交叉柱镜某方向清楚，其反转后模糊，说明有散光存在；③如果"＋"轴在 90°位置清楚，就在 90°位加"＋"柱镜，或在 180°位加"－"柱镜。

（4）矫正散光轴位法：①将交叉柱镜放置于已矫正镜片前，使其"＋"与"－"轴分居在原散光轴的左右各 45°位置；②迅速翻转交叉柱镜，以决定在哪个位置上可增加视力；③将试用柱镜片的轴向所用交叉柱镜上同符号之轴的方向转动；④根据第 1 位及第 2 位视力好坏来移动矫正镜片的轴向，直至视力不因交叉柱镜的反转而改变为止。

（5）矫正原用散光度的准确性：①将交叉柱镜轴位加放在已矫正镜片原来的轴位上，使"＋""－"号轴交替重叠于原柱镜轴向；②嘱被检者注视散光表或视力表；③分别根据放置第 1 位好还是第 2 位好，增加或减少原有的柱镜屈光度，使视力达到最好的水平为止。

（6）检查注意事项：①矫正中要增加某一方向柱镜度时，应同时增加与其符号相反的半量球镜度数；②先告知被检者，应用交叉柱镜试验不一定能增进视力，不一定能多读视力表上一行字，而只需感觉比较模糊或比较清楚即可；③交叉柱镜加于被检眼前，每一位置只可保持数秒钟；④交叉柱镜试验时，镜柄的转动当力求迅速，被检眼才能比出哪一位置清楚，哪一位置模糊；⑤选用多大的交叉柱镜，应根据被检者的视力而定，视力好者，用低度交叉柱镜；视力差者，用较高度交叉柱镜。

临床上在进行以上主观屈光检查时应注意，其为高度个性化的检查，要结合多方面因素给予最合适的矫正度数。易受调节作用的影响，不够准确，但40岁以上者调节力已减退，可用插片法。进行主观屈光检查之前，一般先进行眼底常规检查。雾视法的主要目的是减少调节的影响，主要用于远视、远视散光或混合散光的患者。应用雾视法采用递减镜片测量远视性屈光不正时，注意在未换低一级"＋"球镜片以前，不要撤掉原先加载眼前的较高度数的"＋"球镜片。小孔检查是一种粗试检查，主要用以鉴别视力低下的原因。

二、他觉检查法

不需患者诉说，只由检查者根据检查的状况来测知屈光状态。还可用于主觉检查法不可能或不可信赖时，如儿童、聋哑、精神迟钝的成人等。

（一）电脑自动验光

为目前最常用的方法，操作简单、快捷，可测定屈光状态、屈光不正的性质和程度。检查方法及步骤如下。

（1）首先开启电源，预热仪器。

（2）嘱被检查者就座，调整适宜高度，固定头位。

（3）被检查者睁开双眼，注视仪器前孔中的视标。

（4）调节仪器高度及左右方位，使被检眼位于视屏环形光标区。

（5）调节仪器焦距使视屏上的角膜影像清晰。

（6）进一步细调移动环形光标至瞳孔中央。

（7）按动记录键，打印结果。

（8）验光时每眼连续测3次。

（9）检查注意事项。

1）检查者要熟练掌握操作技术，尽量缩短测试时间。

2）被检者保持头、眼位的相对不动，尽量处于松弛状态，配合检查。

3）注意仪器的保养和定期测试。

（二）视网膜检影法

视网膜检影法为最常用的一种较准确的他觉屈光检查法，此法是用检影镜观察眼底反光的顺动和逆动，客观测量眼屈光状态的一种方法。

本检查方法的原理是根据透镜的共轭焦点理论来确定被检眼的远点位置。对正视眼而言，5 m以外发出的平行光线，经过处于调节静止状态的眼屈光系统后，在视网膜上形成清晰的影像，此时无限远处的发光点与视网膜是互为共轭焦点的，即将视网膜成像的位置作为一个发光点，它向外发射的光线是由屈光指数较高的屈光介质（眼内）向屈光指数较低的介质（空气）中进行，因此，光线射出眼外也成平行光线。同理，近视眼视网膜上一发光点向外发射光线为向远点聚合的光线，而远视眼视网膜上发光点向外发射的光线是为散开光线，即视网膜与其远点互为共轭焦点。

最常用的检影法为静态检影法。使被检眼的调节作用处于完全松弛状态下的屈光检查法。有点状光检影和带状光检影两种方法。下面以点状光检影法为例来说明。

检查方法及步骤如下。

（1）青少年用睫状肌麻痹剂（如阿托品、后马托品、复方托吡酰胺等）散瞳，成人可用小瞳孔检影。

（2）在暗室内进行，检查者与受检者相距 1 m 对面而坐。

（3）检查者手持检影镜（直接或间接检影镜），将光线投射到被检者的瞳孔区内，轻轻转动镜面，观察由视网膜反射到瞳孔区的光影运动情况是顺动还是逆动，以及光影移动的速度。

（4）判断光影移动情况。

1）如果光影为顺动，指瞳孔区光影运动的方向与检影镜运动的方向相一致，表明被检眼的远点位于检查者眼的后方，该眼的屈光状态可能是正视眼、−1.00D 以内的近视或远视眼，可在眼镜架上放正球镜片，逐渐增加度数至瞳孔区的光影不动，即达到中和点，由此可得出该眼的远点。

2）如光影为逆动，指瞳孔区光影运动的方向与检影镜运动的方向相反，表明被检眼的远点位于 1 m 以内，即表示该眼为 −1.00D 以上的近视，可将负球镜片放在试镜架上，逐渐增加度数，直至光影不动，达到中和点。

（5）屈光度数的确定。

1）在出现反转点时的镜片度数上再加上检查距离造成的 −1.00D"人为近视"，即为被检眼的实际屈光不正度数。

2）如在检影中两主径线上的中和点不同，表明有散光，两条主径线是互相垂直的，则可分别找出两个主径线上的中和点，其屈光度数之差即为散光的度数，用相应的柱镜片，将轴位置于低屈光度的径线上即可矫正散光。或者根据影动中出现的散光带的方向确定散光轴位。在平行于轴的方向上放置不同的柱镜片，如果是顺动散光带放"＋"圆柱镜片；如果是逆动散光带放"－"柱镜片。

3）根据散光带影动的速度及宽窄不断改变圆柱镜的度数，直到散光带消失，则此时的圆柱镜为散光的度数。

（6）试镜。

1）根据检影结果进行试镜，将镜片放在试镜架上，纠正检影 1 m 距离的误差。

2）可小量增减屈光度结合交叉柱镜校正散光轴位获取最佳矫正视力。

3）小瞳孔检影者要试戴眼镜 10～30 分钟，感觉舒适方可开具处方。

4）散瞳检影者需当睫状肌麻痹剂的药效完全消失后瞳孔已完全恢复时，做第 2 次复验后再开具眼镜处方。

三、综合验光仪检查法

综合验光仪首先是用来检查眼外肌功能的仪器，从 20 世纪 70 年代开始大量用于屈光不正的检查。随着医学验光这个概念的提出，综合验光仪的使用越来越普遍了。

（一）综合验光仪的结构

由 4 个控制部分组成。

（1）镜片控制部分。

1）球镜控制。

2）柱镜控制。

（2）各种辅助镜片控制部分。

（3）外置补充系统控制部分。

1）交叉圆柱系统（JCCs）。

2）旋转棱镜系统。

（4）调整控制部分。

1）瞳距旋钮。

2）水平旋钮和平衡指示。

3）后顶点距调整旋钮。

4）视轴倾斜调整。

（二）检查方法及步骤

以用综合验光仪进行远距离主观验光为例。

1. 验光使用的仪器

（1）投影视力表。

（2）投影屏。

（3）标准综合验光仪。

2. 综合验光仪功能转盘符号

（1）O：Open，无任何镜片。

（2）OC：遮盖片。

（3）±0.50D：交叉圆柱镜，用于检测调节幅度。

（4）6△U：底朝上的6度棱镜测双眼平衡。

（5）PH：针孔镜，检查屈光不正。

（6）+0.12D：用于检测红绿表。

（7）RL/GL：红/绿色滤色片，检测双眼视功能及融合力。

（8）R/WMH：红色水平马氏杆镜，用于检测隐斜视。

（9）R/WMV：红色垂直马氏杆镜，用于检测隐斜视。

（10）P135°：偏光片，用于检测立体视觉或进行双眼平衡测试。

（11）P45°：偏光片，用于检测立体视觉或进行双眼平衡测试。

（12）R±1.50：用以抵消检影工作67 cm距离所产生的屈光度。

3. 镜片度数范围

（1）负镜片范围：−0.25 ~ −19.00。

（2）正镜片范围：+0.25 ~ +16.75。

（3）负柱镜片范围：−0.25 ~ −6.00。

（4）三棱镜范围：1△ ~ 20△。

4. 检查前的准备工作

（1）被检者舒适地坐在椅子上。

（2）调整综合验光仪上瞳距旋钮使窥孔与受检者的远距离瞳距相匹配。

（3）将综合验光仪置于受检者眼前，保持综合验光仪的水平状态。

（4）调整投影视力表，投射出带有"1.2"等细小视标的整行视标。

（5）可将静态视网膜检影的结果置入综合验光仪上，作为主观验光的起始度数。

5. 检查具体步骤

（1）初步球镜确认阶段。

1）雾视：①雾视右眼的视力达到0.3～0.5；②根据屈光性质，视力<0.3者加度数，视力>0.5者减度数；③球镜片调整幅度在0～1.50D，以"减负加正"为原则。

2）右眼球镜矫正。

3）红绿视标：①绿色字清晰，近视过矫；远视欠矫；②红色字清晰，近视欠矫；远视过矫；③加减±0.25D或以上至红绿一致。

4）MPMVA：即最好视力的最高正镜最低负镜，若视力达到1.0或以上，可进行下一步：红绿表测试、双眼平衡等；如视力不达1.0，可能存在散光，需再作散光检查。

（2）散光矫正精确阶段。

1）雾视。

2）散光线图：①判断线图清晰度；②线图上是否有一条线特清晰，若有则表明有散光，无则没散光；③若90°线清晰则表示散光轴在180°，若180°线清晰则表示散光轴在90°。

3）回复球镜度。

4）交叉圆柱镜精确柱镜轴位和度数：①把±0.25交叉圆柱镜"柄轴重叠"摆好，翻转并询问"1"还是"2"好？②在水平轴看红点上下，在垂直轴看红点左右；③根据此调整轴向"进10°退5°"至"1""2"一样清，来精确柱镜的轴位；④把±0.25交叉柱镜"轴轴重叠"摆好，翻转并询问"1"还是"2"好？⑤观察与轴向重叠的是红点"1"还是黑点"1"清，注意"红加黑减"；⑥据此调整柱镜度至"1"和"2"一样清，来精确柱镜的度数。

（3）球镜的最终确定阶段。

1）红绿视标。

2）加减球镜度。

左眼重复上述步骤。

（4）双眼平衡和双眼镜度数的最后确认阶段。

1）双眼平衡：①嘱被检者闭上眼睛，在被检者右眼前加3△或4△底向上的三棱镜，左眼前加3△或4△底向下的三棱镜，是否看到两行模糊的视标，调整球镜度数，直到两行视标一样模糊；②在被检者双眼前插偏振光片，双眼同时看视标，看二幅图，交替遮盖，了解是否一样清，哪幅图清即表示哪眼清，将清眼镜片减度数至双眼调节平衡。

2）红绿视标。

3）双眼同时加减球镜度。

4）开具配镜处方。

（王　朝）

第二章

弱视

第一节　概述

一、弱视的定义及其标准

近年来随着弱视防治的研究——实验性弱视动物模型、电生理学、心理学及神经生化学等各方面的高速发展，人们对弱视有了更深入的了解。

定义：视觉发育期由于单眼斜视、未矫正的屈光参差、高度屈光不正及形觉剥夺引起的单眼或双眼最佳矫正视力低于相应年龄的视力为弱视；或双眼视力相差2行及以上，视力较低眼为弱视。

临床工作中应避免两种错误倾向：①诊断儿童弱视时，一定要首先进行系统检查，排除眼部器质性改变；同时，应发现导致弱视的相关因素，不能仅凭视力一个指标即诊断弱视；②根据儿童视力发育规律，对于3~7岁儿童，诊断弱视时不宜用视力低于0.9作为依据，而应参考相应年龄的正常视力值下限。

不同年龄儿童视力的正常值下限：年龄在3~5岁儿童视力的正常值下限为0.5，6岁及以上儿童视力的正常值下限为0.7。

二、弱视的分类

旧的分类法将弱视分为器质性和功能性两大类。功能性弱视这一名词不太合适，应该更换，因为：①在精神病学和神经科，功能性意味着癔病性，弱视不是癔病；②有大量事实证明所谓的功能性弱视有着神经生理、组织病理、电生理、心理、生化和物理特征。这些组成联合起来反驳了功能性这种说法。

von Noorden 将弱视分为斜视性、屈光参差性、屈光不正性、形觉剥夺性及先天性五大类。Frances 加上第6类遮盖性弱视（von Noorden 将遮盖性弱视包括在形觉剥夺性弱视之中）。

Dale 建议将由出生到6岁这个视觉发育敏感期产生的视觉发育障碍所引起的弱视统称为发育性弱视，以便与中毒性、营养性、癔症性及其他类型弱视相鉴别。发育性弱视这一名词简明扼要，切合临床及科研实际需要。

发育性弱视包括斜视性、屈光参差性、形觉剥夺性弱视及屈光不正性，不包括先天性弱视。

（一）斜视性弱视

斜视性弱视为单眼性斜视形成的弱视。双眼视轴平行，维持双眼黄斑中心注视，这样才能产生双眼单视功能。一眼视轴偏斜则影响黄斑中心注视。多用单侧眼注视的患儿（单侧性斜视）比交替使用双眼者容易发生弱视。Flynn 检查了 439 例斜视性弱视，发现内斜的弱视发生率约为外斜者的 4 倍。斜视发生后两眼视轴不平行，同一物体的物像不能同时落在两眼视网膜对应点上。落在一眼黄斑部及另一眼黄斑部以外，视网膜上的两个物像将引起复视。另有一物体的物像与落在注视眼黄斑上的物像完全不同，将落在斜视眼的黄斑上，这就引起视觉混淆。复视引起的不舒适比较小，因为斜视眼所形成的物像（虚像）比较模糊，混淆是由于两个完全不同的清晰物像不能重合，将引起极大紊乱。斜视引起的复视和视觉混淆，尤其是后者，使患者感到极度不适，脑皮层主动抑制由斜视眼黄斑输入的视觉冲动，该眼黄斑部功能长期被抑制就形成了弱视（图 2-1）。

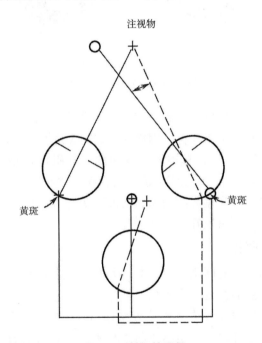

图 2-1　斜视性弱视

左眼（注视眼）看到的物体在右眼（内斜眼）黄斑鼻侧成像，
引起复视；位于左眼注视物鼻侧的另一物体却在右眼黄斑成像而
引起视觉混淆。

（二）屈光参差性弱视

屈光参差（两眼屈光不正不等）为儿童视觉剥夺的常见原因。屈光参差性弱视为双眼远视性球镜屈光度数相差 1.50DS，或柱镜屈光度数相差 1.00DC，屈光度数较高眼形成的弱视。由于屈光参差太大，同一物体在两眼网膜形成的物像清晰度不等，屈光不正即便获得矫正，屈光参差所造成的物像的大小仍然不等，致使双眼物像不易或不能融合，视皮层中枢只能抑制来自屈光不正较大眼球的物像，日久便发生弱视（图 2-2）。单侧高度远视儿童较单侧高度近视者更为多见。

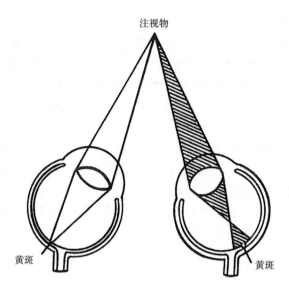

图 2-2　屈光参差性弱视

左眼看到的物体在右眼近视眼黄斑区形成模糊物像。

在屈光参差病例，远视较浅的一只眼能获得清晰物像，但同样的刺激不能使远视度更深的一只眼进一步调节以便获得清晰物像，因而产生的物像是模糊的，遂形成弱视。

在近视性屈光参差病例，患者常用近视较深的一只眼作近距离工作（极高度近视除外），用近视较浅的一只眼作远距离工作，这样两只眼都能获得清晰物像，不产生弱视。单侧散光也能引起弱视。随着散光差异的增加，弱视程度也相应加深。屈光参差性弱视多为中心凹注视或旁中心凹注视，预后较好。

（三）形觉剥夺性弱视

形觉剥夺性弱视是由于屈光间质浑浊、上睑下垂等形觉剥夺性因素造成的弱视。可为单眼或双眼，单眼形觉剥夺性弱视较双眼弱视后果更为严重。

在婴幼儿期由于眼间质浑浊（先天性或外伤性白内障、角膜浑浊）、完全性眼睑下垂、医源性眼睑缝合以及为治疗外眼病长期不加选择地遮盖患眼或因治疗弱视遮盖主眼均可引起弱视。这种因为进入眼球的光刺激不够充分，剥夺了黄斑接受正常光刺激的机会，产生视觉障碍而形成的弱视，称为剥夺性弱视，又称为形觉剥夺性弱视。这一型弱视较临床其他类型更为严重。

近年来，学者们利用实验性动物模型研究弱视的发病机制，发现在动物的视觉发育过程中，有一个对外界刺激特别敏感的阶段，称敏感期。在敏感期的早期阶段尤为敏感，称关键期，最容易发生剥夺性弱视。

人类的视觉系统在出生后才逐渐发育成熟。在视功能尚未发展到完善阶段时，如果黄斑部接受不到充分的光刺激，不能形成清晰的物像，就可能对视觉系统的神经细胞和突轴连接产生有害的影响，形成剥夺性弱视。视觉剥夺只有发生在敏感期内，才有可能产生剥夺性弱视。

von Noorden 根据 11 例剥夺性弱视的临床分析，认为有 3 个因素可以影响剥夺性弱视的程度，即发病年龄、视觉剥夺持续的时间和剥夺的方式——是完全遮盖还是有部分弥散光线通过白内障或睑缘缝合的裂隙进入眼球。

人类对视觉剥夺的敏感性不一致，例如在治疗斜视性弱视，有的病例遮盖主眼，短期内就发生遮盖性弱视而有些患者经过长期遮盖也不发生弱视。

以往认为这一型弱视预后很差，这个观点已被否定。在积极的治疗下（遮盖主眼），尤其是发生得较晚的弱视，视力可以提高，甚至达到 6/6，但 2.5 岁以前发生的弱视则预后较差。

剥夺性弱视可以是单侧性或双侧性，单侧者更加严重，常伴有继发性（知觉性）内斜或外斜。在单侧性形觉剥夺性弱视，视觉剥夺及异常双眼相互作用二者都是产生弱视的主要因素。此外，剥夺眼的模糊物像与主眼的清晰物像之间还产生了竞争。相反，如果双眼物像的清晰度同样降低，竞争情况就不存在，那么只有视觉剥夺这一个产生弱视的因素。这种情况发生在双侧性白内障以及未被矫正的高度远视或散光。

由于眼病而遮盖婴幼儿的眼睛时，应特别慎重，以免形成遮盖性弱视，尤其是 6 个月以内的婴儿，必要时可交替遮盖双眼，2～3 岁后由于遮盖而引起弱视的可能性较小，即便发生治疗也比较容易成功。

（四）屈光不正性弱视

屈光不正性弱视为多发生于未配戴屈光不正矫正眼镜的高度屈光不正患者。屈光不正主要为双眼高度远视或散光，且双眼最佳矫正视力相等或接近，远视性屈光度数≥5.00DC、散光度数≥2.00DC，可增加产生弱视的危险性，一般在配戴屈光不正矫正眼镜 3～6 个月后确诊。

屈光不正性弱视有单侧性和双侧性，发生在没有戴过矫正眼镜的高度屈光不正患者，尤其多见于高度远视性屈光不正。双眼视力相等或相近。由于调节所限，患者看近、看远都不能获得清晰物像而形成弱视。高度近视患者看远不清，但能看清近处物体，获得清晰物像，故多不产生弱视。这种弱视因双眼视力相差不多，没有双眼物像融合障碍，故多不引起脑中枢功能抑制，所以在配戴合适眼镜后，视力自能逐渐提高，无须特殊治疗，但为时较久。如有条件进行视刺激疗法（CAM 疗法）则疗程可以大为缩短。

以上 4 种弱视在发病过程方面有些区别。斜视性、屈光参差性及屈光不正性弱视的双眼黄斑在一定程度上都参与了视觉发育过程，进入双眼的光线是等同的，在黄斑及视网膜周边部形成物像。在幼年时进行适当治疗，这 3 种弱视都是可逆的。相反地，在形觉剥夺性弱视，单眼或双眼在视觉发育未成熟期，都没有接受足够的光刺激，治疗预后不佳。上述情况不发生在成年人，仅发生在视觉系统可塑期的年龄，一般为由出生到 4.5～5 岁。

由表面看虽然各种弱视的临床病因不尽相同，但发育性弱视有一个本质相同的发病机制，那就是由于视觉剥夺（光线不充分，使黄斑成像模糊）和异常双眼相互作用（双眼接受的视觉输入不协调或不和谐）或二者兼而有之。这些情况能在实验性猴的视皮层产生神经生理性异常和在外侧膝状体产生形态学改变。同样的改变可能发生在人类。

子午线性弱视为屈光不正性弱视的特殊情况。幼年时高度散光没有获得矫正可引起子午线性弱视。喂养在仅有一个方向性线条环境中成长的或是人为地造成散光的动物可发生子午线性弱视。它们对于这习惯性条纹 90°相交子午线的条栅没有反应。人类也有子午线性弱视，可用空间频率条栅或 Bagolini 镜片检查证实。子午线性弱视是指在眼球的某条子午线上有选择性地发生弱视。

（聂胜利）

第二节　临床体征

一、光觉

绝大多数患者通过黑暗玻璃片看视力表，视力都会减退几行，但有些弱视眼则不然，在弱视眼前放不放黑暗玻璃片都能看清同一行视力表，有时视力甚至可以略有提高。在暗淡和微弱的光线下，弱视眼的视力改变不大。

von Noorden 和 Burian 发现将中性密度滤过片放在正常眼前可使视力减低 3～4 行，但在斜视性弱视眼前（遮盖主眼）放同样密度的滤过片，视力不受影响或仅轻微影响。在器质性弱视（中心性视网膜疾患及青光眼等）眼前放同样密度的滤过片，则视力高度减退。因此他们认为用中性密度滤过片检查可以鉴别可逆性弱视与器质性病变所致的视力减退。后来学者们又发现有些没有器质性病变的可逆性弱视，像器质性弱视一样，在中性密度滤过片检查下，视力也高度减退。这个原因一直不清楚，直到 Hess 在低亮度照明下，检查斜视性与屈光参差性弱视的对比敏感度（CSF）时，才发现这两组病例的反应不同。斜视性弱视的 CSF 在低度照明下升高到与正常眼相同，但屈光参差性弱视在低度照明下的 CSF 比正常眼低下，与器质性病变相同。这些结果提示：中性密度滤过片检查仅能鉴别斜视性与器质性弱视而不能鉴别屈光参差性与器质性弱视。

二、对比敏感度

对比敏感度（CSF）检查是形觉功能检查的方法之一。通过测定视器辨认不同空间频率的正弦条栅所需要的黑白反差来评定视功能的好坏。它不仅反映视器对细小目标的分辨能力，也反映对粗大目标的分辨能力，故能更全面地反映视功能，远较视力表检查敏感。Rogers 检查了弱视患儿的 CSF，发现弱视的视力与 CSF 之间有直线性关系。当视力降低时，CSF 也低下，曲线的高峰值向左移（向低空间频率端）。经遮盖疗法弱视眼视力已达 20/20 时，主眼与弱视眼的 CSF 仍有显著性差异，原弱视眼的 CSF 比主眼仍然低下。斜视性和屈光参差性弱视同样有这种现象。Hess 发现形觉剥夺性弱视的 CSF 与斜视性及屈光参差性弱视有显著差异，前者对固定的和移动的视标的敏感度极度低下，有些病例仅见检查视野中有物体移动，但不能分辨具体的条栅。

斜视性弱视患者的 CSF 测定有两种表现：第一组仅对高空间频率低下，第二组则对高、低空间频率都降低，后者的弱视程度比前者为重而且弱视发病年龄也较早。因此 Hess 建议将斜视性弱视进一步分为高空间频率异常型及全空间频率异常型，这两型在斜视类型、治疗反应及弱视复发各方面都没有区别。

汪芳润对正常人及弱视患者进行了 CSF 测定，发现弱视眼的 CSF 曲线保持山形，但较正常眼为低，峰值左移，曲线由中空间频率区开始下降，至高空间频率区下降迅速。

杨少梅等检查了 21 例单侧弱视的 CSF，用自身主眼与弱视眼比较，发现：①弱视眼的

CSF 曲线全频段或在高、中频段明显降低；②曲线高频端的截止频率向左移；③曲线高峰频率向左移 1~2 个检查频率。

三、拥挤现象

弱视眼的体征之一是对单个字体的识别能力比对同样大小但排列成行的字体的识别能力要高得多，这个现象叫拥挤现象。Hilton 发现弱视患儿对单个字的视力可能正常或接近正常，只有用排列成行的字体检查，才能发现弱视。因此用单个字体的检查结果不能反映弱视的真实情况。

约有 1/3 的发育性弱视在初起时没有拥挤现象，但在治疗期间忽然出现。各弱视眼对行列字体与单个字体识别力的差异很大。行列字体视力越低下则二者之间的差别也越大，有的很惊人。例如有些病例的行列字体只能识别 6/30 而单个字体的识别力则为 6/6，单个 E 字视力表为 0.6 者，行列 E 字视力表为 0.25 左右。这是因为邻近视标之间的轮廓相互影响关系。学者们最初认为拥挤现象仅见于弱视，是弱视患者所具有的特征。Tommila 持不同意见。她认为拥挤现象与视力水平有关，视力越差，拥挤现象越严重。因为由于其他眼病引起的视力高度减退也可有此现象。同时在人为的（用镜片使视力模糊）病例也可引起本现象。

用 Snellen 视力表作为检查弱视的程度和治疗效果的依据是不完全恰当的，尤其是深度弱视，因为 Snellen 视力表在 0.1~0.3 行处只有 1~3 个字，由于字数少，容易记忆，也不易引起拥挤现象。为了克服这些不足，Tommila 设计了一种新型视力表，每一行的字数相等。她用 Snellen 视力表与新型表对 84 例弱视患儿进行测验和对比，发现仅在视力为 0.05~0.1 的患儿中，这两种不同的 E 字表的检查结果有明显差异，最大的差别为 5.8 倍，单个 E 字表为 0.6 者，行列 E 字视力表为 0.25 左右。

发育性弱视患者应有单个字体和行列字体两种视力表检查。弱视治疗的目的是要使行列字体视力变为正常。行列字体视力不正常者不能算作弱视治愈。治疗一个时期后，如果单个字体的识别力变为正常而行列字体视力仍不正常则预后不佳，获得的视力多不能维持。二者之间的差别越大，预后越差，二者的差别逐渐缩小，则预后良好。

治疗结束时，患者有无拥挤现象对于判断预后有相当价值。检查拥挤现象有临床意义，应当常规执行。

四、注视性质

弱视患者有两种不同的注视性质，即中心注视及旁中心注视，可用投射镜检查。遮盖健眼，令患者用弱视眼直接注视投射镜中的黑星，检查者观看投射镜中的黑星是否正好位于患眼的黄斑中心凹上。用黄斑中心凹注视者称中心注视，用中心凹周边处视网膜注视则称旁中心注视。

关于旁中心注视的分类法，各家主张不一。Malik 用投射镜将各家的分类法综合成为一个极为详细和全面的分类法。但这个分类法太烦琐复杂，不切合临床应用。笔者同意用投射镜将注视性质分为 4 型：①中心注视——黄斑中心凹恰好在黑星中央，如果中心凹在黑星上轻微移动但不出黑星范围，则为不稳定中心注视；②旁中心凹注视——中心凹在黑星外但在 3°环内；③黄斑注视——中心凹在 3°环与 5°环之间；④周边注视——中心凹在黄斑边缘部与视神经盘之间，偶有在视神经盘鼻侧者。这个分类法简明易记，也符合临床及科研应用。

旁中心注视可以是水平位也可以是垂直位，可以是稳定的也可以是游走性的，离黄斑中心凹越远，游走性越大。游走性旁中心注视的预后比稳定性旁中心注视者优越。一般趋势是注视点离中心凹越远，该弱视眼的视力越差。

没有投射镜可用手电筒比较两眼的 Kappa 角，估计弱视眼为中心注视抑或旁中心注视。如为中心注视，则角膜光反射必位于两眼的相同位置，说明两眼 Kappa 角的大小和"正""负"完全相同。如为旁中心注视，则两眼的 Kappa 角有显著差异。用手电筒估计注视性质，方法简便易行，不用特殊器械，但结果并非绝对准确，极轻度的旁中心注视不易察觉。

检查注视性质对估计预后及指导治疗有重要临床意义。如果患眼不能转变为中心注视则视力进步的可能性很小。这并不意味着注视点转为中心后视力就可以恢复正常和持久，但也不能否认中心注视是获得标准视力的基础。

五、电生理研究

（一）视网膜反应

有研究视图用单纯光刺激研究弱视，发现正常眼与弱视眼的电反应没有明显区别。由于视网膜电图（ERG）是视网膜对散漫光线的综合电反应，它不可能显示出视网膜具体区域的电反应。Sokol 报道用图形刺激则弱视眼的 ERG 的 b 波振幅及后电位的振幅均降低。

（二）脑中枢反应

Wanger 用反转棋盘黑白方格检查正常儿童和弱视儿童的视觉诱发电位（VEP），正常儿童双眼 VEP 的潜伏期和振幅相似，呈对称性。弱视组 87% 显示异常 VEP，弱视眼 VEP 的波形振幅小于主眼，刺激双眼时振幅也不明显增高。Wanger 先求出判断 VEP 正常的 3 条标准：①两眼 VEP 振幅之差小于 30%；②刺激双眼的 VEP 振幅比刺激单眼者增高 25% 以上；③两眼潜伏期之差小于 5 毫秒。检查结果发现弱视眼视力≥0.3 者仅在刺激双眼时，VEP 振幅增高小于 25% 而视力在≤0.2 者的 VEP 3 条标准均不正常。

Sokol 的研究指出弱视眼的 VEP 振幅比主眼者降低，潜伏期则延长。好几个学者报道用图形刺激、刺激野≥120 时，获得同样结果。振幅降低并不经常与弱视深度相关。在治疗弱视期间，弱视眼 VEP 的改善比视力的提高先出现。

我国阴正勤采用图形视网膜电图（P-ERG）和图形视觉诱发电位同步记录（这比单纯的视觉诱发电位测验提供更全面的信息），观察了单眼弱视儿童 24 例，发现弱视眼图形视网膜电图 P_{50} 波和图形视觉诱发电位 P_{100} 波振幅以及振幅/潜伏期值较非弱视眼降低。图形视觉诱发电位 P_{100} 波潜伏期延长，图形视网膜电图 P_{50} 波在高空间频率刺激时潜伏期也延长。因此弱视眼的病理改变不仅在视中枢，视网膜神经节细胞也受影响，尤以分辨精细图形结构的 X 型细胞受损明显。

（三）遮盖疗法对 VEP 的影响

研究弱视发病机制时，遮盖一眼可使动物模型产生弱视。治疗弱视时，长期遮盖主眼也可引起遮盖性弱视，使主眼视力下降，因此人们对应用遮盖疗法产生疑虑，开始用 VEP 研究遮盖疗法对健眼及弱视眼的影响。

Barnard 等研究了 4～11 岁正常儿童及弱视儿童的 VEP，结论如下。①弱视眼的 VEP 改变在 20% 对比度和小方格下最容易出现。②未经治疗的主眼 VEP 潜伏期正常，弱视眼的潜伏期延长，刺激双眼时的改变更明显。③遮盖疗法使弱视眼 VEP 的潜伏期改善趋向正常，但使被遮盖的主眼，即便视力不变，潜伏期也极度延长。④终止治疗时，主眼的改变一般都是可逆的，但遮盖期过长者则未能恢复正常。⑤研究说明 4～11 岁儿童的视觉系统仍维持着高度的可塑性。

Arden 等发现遮盖疗法可使健眼 VEP 的潜伏期延长。终止遮盖后，主眼的 VEP 改变一般都恢复正常，但有少数病例，由于遮盖期太长，在停止遮盖 1 年后，VEP 仍未完全恢复。研究结果进一步证实在 5～11 岁时，视觉系统仍处于可塑阶段。

国内牛兰俊等探讨了如何评价临床上广泛应用遮盖疗法以及它对主眼视力、VEP 和立体视发育的影响。70 例治愈者的主眼经遮盖疗法后视力无下降，VEP 也未发现异常。这组病例的遮盖期平均为 16 个月，随访时间平均为 6 年 9 个月。遮盖引起的 VEP 变化在去除遮盖后有逐渐恢复的趋势，可能在停止遮盖后，在正常视觉刺激的长期作用下，遮盖引起的 VEP 改变又得到完全恢复。70 例弱视眼经遮盖治疗，视力全部达到正常；30 例（43%）VEP 获得正常，其余 40 例虽然视力达到正常，但 VEP 仍属异常。70 例治愈者中有 54 例（77%）获得立体视，32 例立体视达到 40″。该研究说明遮盖疗法能使弱视眼视力恢复正常，使部分患者获得正常立体视锐，全部主眼的视力及 VEP 均未发生异常，因此遮盖疗法仍为治疗弱视的首选方法。

（四）多导 VEP 地形图研究

多导 VEP 地形图又称拓扑图，是脑电信息二次处理技术，是最近 10 年内迅速发展起来的，是研究 VEP 起源的方法之一，也是对从视网膜到视皮层整个视路疾病的客观诊断方法之一。国内赵堪兴利用多导 VEP 地形图对正常儿童和弱视儿童进行了全视野刺激和半视野刺激的研究。他发现正常儿童双眼或单眼全视野刺激多导 VEP 呈水平对称分布。内斜视弱视组全视野刺激患眼时，得到的多导 VEP 和地形图有半视野刺激的效应，分布呈非对称性。半视野刺激患眼时，刺激颞侧视网膜的反应大于刺激鼻侧视网膜的反应。这两项结果相互支持，说明内斜视弱视眼鼻侧视网膜存在一定程度、一定范围的抑制。全视野刺激内斜视弱视患者的非弱视眼时，也显示半视野刺激的效应，但程度较轻。屈光参差性弱视组全视野刺激时，没有半视野刺激效应，弱视眼及对侧眼的平均结果均呈对称性分布。提示：①内斜视弱视与屈光参差性弱视的发病机制可能不同；②内斜视弱视的对侧眼并非正常眼。

（聂胜利）

第三节　临床估计及诊断

一、临床评估视力法

根据患儿的年龄采用不同的临床估计法衡量视力。

年龄小于 3 岁的儿童，可用选择观看法、眼球震颤法、视觉诱发电位法或使用儿童视力表检查视力；年龄在 3 岁以上的儿童，可使用目前我国通用的国际标准视力表检查视力。临床应重视儿童双眼视力差别的定性检查，注视功能较差、视力较低眼，在排除期质性病变后，可以诊断为弱视。

婴幼儿视力检查是一项十分重要而又困难的工作，临床实际操作中上常使用视力检查估计法，很显然 Snellen 视力表不适用于婴儿，但婴儿期是诊断发育性弱视最重要的年龄，因为这是视觉成熟的关键期，也是产生发育性弱视最敏感的时期。目前国内尚未广泛建立检查婴儿视力的装置，可用临床估计法衡量婴儿的视力。

可先后交替遮盖患儿的一只眼，观察和比较他的反应。如果在遮盖某一只眼时，患儿极力反抗，则被打开的一只眼视力可能低下。如果遮盖任何一只眼时，他都反抗，则本检查不说明问题。还可遮盖患儿的一只眼，将各种不同大小、颜色鲜艳的玩具放在另一眼前，根据他的单眼注视及追随运动来估计他的视力。

再检查双眼注视形式。检查者将手放在患儿的前额，将拇指向下伸开，利用拇指作挡眼板，交替地遮挡一只眼，同时观察另一眼是否移动。如果患儿有偏向用一眼注视或根本为单眼注视者，则应高度怀疑患儿有弱视并应采取相应措施。

2~4 岁患儿在家长或保育员的教导训练下，一般都能识别 E 字视力表。检查时应先进行培训，争取患者合作，应反复多检查几次，而不能根据一次结果定论。

为了防止拥挤现象，单个字和行列字都应检查。不识 E 字表者可用图画视力表检查。用图画视力表的缺点是患儿有时不认识该图画而不是视力低下。令患儿注视并追随手电筒，观察他的注视运动。同时观察和比较双眼的 Kappa 角以便了解双眼的注视性质。

5 岁或更大的患儿可用 Snellen 视力表查视力，用投射镜检查注视性质。使用儿童熟悉和喜欢的各种图形，按视角大小设计成儿童形象视力表，以引起儿童兴趣，也易于表达。

电生理检查法：儿童视功能检查和成人一样，分为心理物理学检查和电生理检查，或二者的结合。由于小儿的特殊生理特点，更为费时费力，所采用的检查方法更为多样化。即使如此，所检查出的视功能，往往是大体的估计，尤其是在婴幼儿。眼受到光线或者图形刺激以后，在视皮质可以产生脑电变化，把这种变化经过处理描记下来，则为视觉诱发电位。VEP 代表从视网膜第三神经元，即节细胞以上视神经传递情况。不同大小的视标诱发不同的电位反应，随着方格的缩小和条栅的变窄产生的 VEP 也逐渐改变，连续地逐渐降低视标大小，直到 VEP 不再发生为止。根据这个能够引起改变的方格或条栅的宽度可计算出受检者的最高视力。VEP 的检查较其他方法对不会讲话的幼儿更为优越。在刺激条件稳定的情况下，是一种比较客观的准确的检查方法。用 VEP 测定婴儿视力，发现在生后头 8 周进步很快，6~12 个月已达成人视力 20/20。

二、诊断

弱视检查包括很多种眼科检查手段，同时需特别注意弱视的危险因素，包括斜视、屈光参差、斜视或弱视的家庭史、间质浑浊或结构缺陷。

1. 病史

（1）统计学资料，包括性别、出生日期、父母/监护人信息。

（2）主诉。

（3）眼目前存在的问题。

（4）眼病史，包括以前发生的眼科问题、疾病、诊断和治疗。

（5）全身病史、出生体重、妊龄、可能相关的产前和围产期史（如妊娠期使用酒精史、吸烟史和用药史）、住院史、手术史。尤其注意是否存在发育迟缓或脑性麻痹。

（6）当前的用药情况和过敏情况。

（7）眼科或相关系统疾病的家族史。

（8）系统回顾。

2. 检查

眼检查由眼的生理功能和解剖状态评估以及视觉系统评估组成。儿童对检查配合情况的水平的记录有助于对结果进行分析，并与之后的检查进行对比。通常情况下，检查包括以下9项。

（1）双侧视网膜红反射检查。

（2）双目视觉/立体视力检查。

（3）注视模式评估和视力检查。

（4）双眼校准和眼能动性。

（5）瞳孔检查。

（6）外眼检查。

（7）眼前段检查。

（8）有指征时，进行视网膜检影法/屈光检查。

（9）眼底镜检查。

3. 诊断标准

弱视的诊断需要检测出视力低下和鉴别出可能的病因。没有同时存在斜视、屈光不正、介质浑浊或结构异常的弱视是罕见的。如果没有发现弱视的明显病因，应该仔细检查是否存在其他相关的视力丧失。

中华医学会眼科分会斜视与小儿眼科学组达成共识：最佳矫正视力低于相应年龄的视力为弱视；或双眼视力相差2行及以上，视力较低眼为弱视。

（刘　丽）

第四节　中心注视性弱视治疗

一、光学矫正

对于任何弱视伴有屈光不正首先应散瞳验光，准确矫正屈光不正。绝大多数弱视眼均合并屈光不正，因此，恰当矫正屈光不正是弱视治疗的关键性步骤。

3~7岁屈光参差性弱视未经治疗的儿童单独接受为期18周的屈光不正治疗，至少2/3的儿童视力可以改善2行甚至以上。一项针对7~17岁弱视儿童的研究发现，单独光学矫正治疗可使1/4儿童视力改善2行甚至以上。在一项研究中，通过屈光矫正治疗，双侧屈光性弱视儿童的视力得到显著改善。即使是斜视儿童，单独接受光学矫正治疗其弱视眼视力也得到显著改善。

一般来说，儿童对眼镜耐受良好，尤其是视觉功能得到改善时。配置合适的眼镜，并定期进行适当调节有助于提高儿童的接受程度。婴儿可以佩戴头绳型或易弯曲的单一镜框。聚碳酸酯镜片安全性较高，是儿童（尤其是弱视儿童）的首选。

屈光参差性和斜视性弱视未经治疗的儿童单独接受屈光不正治疗可以改善视力。双侧屈光不正性弱视儿童单独接受屈光矫正治疗可以显著改善视力。

二、遮盖法

遮盖法有很悠久的历史。随着对致病的病理生理学认识的提高，疾病的处理也相应改善。早在 1743 年 de Buffon 认为弱视眼的视力下降是产生斜视的原因，因而建议遮盖注视眼。以后很多年人们认为弱视是一种先天遗传性异常，因而放弃甚至反对遮盖法。后来学者们认识到弱视是一种功能性异常，是对斜视的知觉性适应，所以又恢复了遮盖法，直到目前它还是治疗弱视的主要和最有效的方法。

1. 遮盖法的分类

由于遮盖特点不同，目前的应用常规上仍按照不同需要有多种方法设计。

（1）按遮盖目的分类如下。

1）治疗性遮盖法：包括传统的常规遮盖法，遮盖优势眼，强迫弱视眼注视。

2）预防性遮盖法：包括逐渐遮盖法、交替遮盖法和阿托品法。

3）预备性遮盖法：在接受正式遮盖之前，先用预备性遮盖。

4）反转遮盖法：旁中心注视弱视，先试遮盖弱视眼，使之转变为中心注视，再改用传统遮盖法。

（2）按遮盖方式分类如下。

1）单眼遮盖法：常用传统方法，适用于屈光参差性弱视和斜视性弱视患者。这类患者往往一眼视力较好，而另一眼因抑制较深，视力较差。

2）交替遮盖法：适用于屈光不正性弱视和单眼斜视性弱视，也适用双眼弱视视力不等的情况。

3）间歇遮盖法：中心注视者，为适应不同需要，遮盖可间歇施行。

4）平衡遮盖法：用于双眼视力相差甚大者。健眼不必完全遮盖，仅使视力降低至与弱视眼的视力大致平衡。

5）部分遮盖法：仅遮盖部分象限。

（3）按遮盖程度分类如下。

1）完全遮盖法：即全日遮盖。睡眠时可去除，但在起床后立即盖上。适用范围小于不完全遮盖法。全日遮盖为全天使用密封眼罩遮盖优势眼，为不影响外观也可佩戴遮盖用的角膜接触镜。1 岁儿童可采用 3：1 规律，即遮盖优势眼 3 天，遮盖弱视眼 1 天，促使优势眼注视，以免发生遮盖性弱视，每周复诊；2 岁儿童可采用 4：1 或 5：2 规律，每两周复诊；3~4 岁儿童遮盖优势眼时间可适当延长，可每月复诊；4~6 岁儿童遮盖优势眼 6 天，遮盖或不遮盖弱视眼 1 天，每 6 周复诊，6 岁以上儿童遮盖和复诊时间可适当放宽。

2）不完全遮盖法：部分遮盖法包括时间上的部分遮盖（1 天中遮盖优势眼数小时）；用不同透明度的遮盖物（如半透明薄膜、眼镜片等）遮盖优势眼，使优势眼视力低于弱视眼。国外有学者提出微量遮盖法，即每天遮盖优势眼仅数小时，其间强迫弱视眼作各种不同的有趣精细的视力作业。半遮盖法适用于弱视眼视力上升到 0.7 以上的患者。使用半透明的塑料薄膜遮盖优势眼，人为地造成优势眼视力低于弱视眼，使弱视眼有更多的机会看东西，有利于双眼视功能的建立与完善。

3）逐渐遮盖法：逐渐遮盖法是于眼镜内面贴上不同透明程度的纸片，以便使健眼视力分阶段逐渐降低，以提高弱视眼的视力，并为恢复和建立双眼单视功能创造条件。也可用于旁中心注视，且视力在 0.6 以下。相反，逐渐遮盖法也可以逐渐提高镜片的透明度，以减弱其对健眼的遮盖程度。

4）微量遮盖法：也称短小遮盖法，适用于弱视眼视力已恢复正常但仍低于优势眼者，为巩固疗效，可在视近时遮盖优势眼，平时不遮盖。

遮盖法有传统遮盖法（盖主眼，强迫弱视眼注视）及倒转遮盖法（盖旁中心注视弱视眼，使之转变为中心注视）。遮盖法也可以是完全性或部分性，前者是指全日遮盖（睡眠时可以去除，但在起床后立即盖上），后者是指每日遮盖数小时。Dale 认为治疗发育性弱视，初起时必须全日遮盖，以后为维持巩固所获得的视力，可以施行部分遮盖法。目前学者们都主张遮盖主眼，强迫弱视眼注视。遮盖法可以清除由于刺激注视眼而造成的对弱视眼的抑制作用。

2. 遮盖法的时间选择

遮盖法的时间效应关系虽非十分明确，但若行完全遮盖多倾向于首选全日遮盖，以求弱视眼尽快达到较好的视力。根据视力提高的程度及双眼单视情况，再决定继续选用何种遮盖方式。

美国儿童眼病研究组对 419 名的大样本多中心随机对照研究结果显示，长时遮盖（≥10 小时）比短时遮盖（6~8 小时）视力提高要快。但 6 个月后视力的改善程度没有差别，两组的疗效不受年龄、弱视类别及弱视眼初始视力的影响，依从性是重要的影响因素。另外，对中度弱视患者 189 名（3~7 岁，平均 52 岁）的研究结果提示延长遮盖眼时间，视力提高的速度和程度无明显差异。健眼遮盖后引发的视力下降，6 小时遮盖组并不多于 2 小时遮盖组。若患者年龄较小，则应注意健眼视力下降。遮盖 4 个月后弱视眼视力的提高程度，并不表示遮盖所能达到的最好视力，也非就此结束遮盖。较短时间的遮盖，有助于提高患者治疗的依从性，患者也易于接受，从而有助于取得较好疗效。

Dale 建议对于 0~1 岁婴儿，遮盖健眼 3 天，遮盖弱视眼 1 天，每 10 天复诊一次；对于 1~3 岁儿童，遮盖主眼 4 天，遮盖弱视眼 1 天，每 3~4 周复诊一次；对于 4~6 岁儿童遮盖主眼 6 天，遮盖弱视眼 1 天，每 6 周复诊一次；对于 6 岁以上儿童全日遮盖，无须遮盖弱视眼，每 3~4 个月复查一次。对治疗弱视有经验的医生可以酌情修改此计划。本计划的优点是除了防止发生遮盖性弱视之外，还可以适当延长复诊间隔时间。

Scott 报道斜视性及屈光参差性弱视经全日传统遮盖法后可获得极为满意的结果。遮盖法对大年龄组（7~9 岁）儿童也有效，但疗程较小年龄组长。50%~66% 的患儿在治疗停止后能维持所获得的视力。

von Noorden 主张 1 岁儿童采取 3∶1 规律，即遮盖主眼 3 天，遮盖弱视眼 1 天，促使主眼注视，以免发生遮盖性弱视。两岁儿童可采用 4∶1 规律，3~4 岁儿童盖主眼时间可适当延长。采用 3∶1 或 4∶1 遮盖法而弱视眼无改善时也可适当延长遮盖时间，但同时需加强复诊，每次间隔不得超过 3 周。复诊时必须检查双眼视力。

3. 遮盖法的效果

美国儿童眼病研究协作组近 5 年的多中心随机抽样，集中对弱视遮盖法进行了专题系列研究，为弱视的遮盖治疗提供了更科学和全面的资料。即年龄较大的儿童和青少年使用遮盖治疗是有效的，尤其是之前未接受过治疗。大多数中度弱视的儿童都对每天至少 2 小时的遮盖治疗或周末使用阿托品的初始治疗有反应。

（1）弱视程度与遮盖。

1）重度弱视与遮盖：Holmes 等在 175 名 7 岁以下视力在 0.05 ~ 0.2 的重度弱视患者中比较了 6 小时遮盖和全日遮盖的治疗效果，结果发现对于 3 ~ 7 岁重度弱视的儿童，采用 6 小时遮盖和采用全日遮盖在治疗 4 个月时得到的效果是相近的，6 小时组的视力比基础视力提高了 4.8 行，全遮盖组则提高了 4.7 行。

2）中度弱视与遮盖：PEDIG 通过对 209 名视力在 0.2 ~ 0.5 的 3 ~ 7 岁中度弱视患者的研究发现，对于基础视力在 0.2 ~ 0.25 的患者，在治疗刚开始的 5 周内遮盖时间越长，则视力提高越快，而基础视力在 0.3 ~ 0.5 的患者就没有这种效果。但是，在 6 个月时，初始 6 小时遮盖与更长遮盖时间相比的视力提高程度是相似的。同时，Repka 等通过对相同年龄段的弱视儿童的研究也发现，配合 1 小时精细作业训练的 2 小时遮盖和 6 小时遮盖治疗的效果在 4 个月时是相同的，都平均提高了 2.4 行。

（2）弱视治疗年龄与遮盖。通常认为开始治疗时患者的年龄越小，对治疗的反应速度越快，预后也越好。为了评估 7 ~ 17 岁患者弱视治疗的有效性，Scheiman 等研究了 49 个中心的 507 名患者发现：对于 7 ~ 12 岁的儿童，即使弱视眼曾经接受过治疗，2 ~ 6 h/d 的遮盖治疗配合精细作业训练和阿托品治疗仍能提高视力；而 13 ~ 17 岁的患者，如果先前未接受过治疗，那么 2 ~ 6 h/d 的遮盖治疗配合精细作业治疗还可以提高视力，但是，如果以前接受过遮盖治疗，那么效果就微乎其微了。Mohan 等通过调查发现全遮盖能有效治疗 11 ~ 15 岁的弱视，并且大多数患者在有或没有维持治疗情况下的视力提高都能够保持。同样，Park 等也报道了 16 例 9 岁后开始遮盖治疗的成功病例。

同时，PEDIG 对 66 名 10 ~ 18 岁视力在 0.125 ~ 0.5 的患者进行遮盖治疗，每天遮盖不小于 2 小时，并且配合 1 小时精细作业治疗。2 个月后发现，66 名患者中有 18 位（27%）患者的视力有 2 行以上提高，并且 10 ~ 14 岁和 14 ~ 18 岁患者的疗效相近，表明治疗年龄与遮盖治疗效果之间没有直接联系。

（3）弱视类型与遮盖。遮盖治疗适用于屈光参差性、斜视性及斜视—屈光参差复合性弱视。大多数（尽管不是全部）研究在将弱视类型从最好→最坏排序时，都是依据初次就诊的视力和治疗后的结果，从屈光参差性弱视、斜视—屈光参差复合型弱视到斜视性弱视依次排序；治疗后长期随访的退步按最小→最大排序也是相同的。事实上，斜视性和复合型弱视比屈光参差性弱视能在更小的年龄被发现，因此，也就能更早得到治疗，但是，治疗结果仍然很差，这就更支持它们比单纯屈光参差性弱视情况更糟的观点。

（4）遮盖治疗与阿托品压抑治疗的比较。阿托品通过较为持久的散瞳作用使优势眼变得模糊，从而抑制了优势眼，于是弱视眼的功能得到了锻炼和加强。在历史上，阿托品压抑疗法大多被认为是当遮盖法不能耐受时退一步的替代或者是作为遮盖法的维持和巩固疗法。然而最近，考虑到其比遮盖法更高的依从性和更强的接受性，将其作为一种主要的治疗方法引起人们的注意。为此 PEDIG 对 419 名弱视眼视力在 0.2 ~ 0.5 的患者进行多中心临床研究，患者被随机施以遮盖或者阿托品压抑治疗，最初的遮盖时间以患者平时的锻炼为依据，最少为 6 小时。经过 5 周的治疗后，每天遮盖时间增加到 10 小时或更多。遮盖治疗组患者的视力比阿托品压抑疗法组有大幅提高。6 个月时，阿托品和遮盖治疗组的视力都比治疗开始时提高了大约 3 行。遮盖组早期的视力提高更快，但是，6 个月后，两组间视力的差异已经很小，这种微小的差异没有临床意义。两组之间的相关效果也不随年龄、弱视病因以及基础视力的变化而变化。Holmes 等问卷调查了这 419 名患者及其家庭的心理状况发现，尽管患者和家庭对遮盖治疗和阿托品治疗都能很好地耐受，但总体来说阿托品的接受程度更高一些。Repka 对本研究的 419 名患者随访 2 年，发现遮盖治疗和阿托品治疗对 3～7 岁的中度弱视患者的疗效几乎是相同的。结果表明，阿托品治疗和遮盖治疗都是对 3～7 岁弱视儿童的有效治疗手段。遮盖法有着快速提高视力的潜在优势，并且可能在治疗结果上也有微弱的优势，而阿托品治疗则在易于管理和容易接受等方面有潜在优势。

（5）遮盖治疗与精细行为训练。国内外学者普遍认为配合精细行为训练的遮盖治疗，其治疗反应更加迅速，且治疗效果更好，但还没有随机对照和后续的长期随访来证实这一观点。Holmes 等进行了试验性研究以观察弱视儿童是否会执行规定的精细行为训练，并且对精细行为训练的效果做进一步评价。64 名 3～7 岁的弱视患者被随机施以配合精细行为训练的 2 小时遮盖治疗和单纯的 2 小时遮盖治疗，结果发现被布置了精细行为训练的儿童进行了更多的精细行为训练，并且在 4 周的治疗后发现配合精细行为训练组的视力提高程度比单纯遮盖组的提高程度要大（前者 2.6 行，后者 1.6 行），但是，这一视力提高程度的差异仅见于重度弱视，而在中度患者中则没有发现。这一结果提示在遮盖时合并精细行为训练对于弱视治疗是有好处的，而其具体的作用则还需要正规随机的伴和不伴精细行为训练的遮盖治疗试验来加以证实。

Callahan 及 von Noorden 报道除了常规遮盖治疗之外，可根据年龄及弱视眼视力，令患者用弱视眼做些用精细目力的工作，如描画、穿珠子、穿针及刺绣等以刺激视觉，促进视力的提高。在他用不同方法治疗的 3 组中，以常规遮盖治疗加精细作业组的效果最好，视力进步得最多也最快。

4. 遮盖法的复查和终止时间

在复查主眼时应先摘除眼罩 5 分钟使主眼适应室内光线及周围环境。如果发现主眼视力下降，可先在该眼远视镜片前加负球镜片后再查视力，因为被遮盖的主眼可能一时不能适应充分矫正的远视镜片，致使视力减退，引起误诊。如果主眼视力确实下降，则遮盖弱视眼肯定比打开双眼更优越。遮盖弱视眼可主动促进主眼的功能，还能阻止由于打开双眼所致的竞争性作用。

Scott 建议复诊时在查双眼视力前，先打开被遮盖眼 45 分钟，让患者充分使用主眼。如果弱视眼未曾完全恢复，则非弱视眼仍为主眼，应继续遮盖主眼。弱视眼已获得最好视力后，则将全日遮盖改为部分遮盖。关于用遮盖法治疗弱视眼的期限问题，他认为一般在患儿 9 岁时可停止遮盖。但在刘家琦等报道用遮盖法的 274 例中，9～13 岁组中最后获得 ≥1.0 视力者占 42.22%，0.6～0.9 者占 37.78%。她们认为应当治疗每一个可以救治的弱视眼。

采用遮盖法时，应当坚持到双眼视力相等为止，初诊时视力极低者例外。持续遮盖 3 个月而弱视眼视力不再继续提高时，可以终止遮盖。弱视治疗所需时间因人而异，年龄越小，所需时间越短。如果治疗有效则初起时（前 3 个月）弱视眼视力的提高相当迅速，到达一定水平后速度减慢。

上述安排适用于各种因素引起的发育性弱视。伴有斜视者手术前应先用遮盖法提高弱视眼的视力；如为屈光参差性弱视，可矫正屈光不正，同时遮盖屈光不正较低的那只眼；如为形觉剥夺性弱视，患者若有白内障，则应尽早摘出，术后配戴接触镜使视网膜产生清晰物像。如为单侧白内障，除尽早摘出白内障、配戴接触镜之外，还应同时遮盖主眼治疗剥夺性弱视。

用传统遮盖法治疗潜伏性眼球震颤和弱视也有效。潜伏性眼球震颤的特征是当一眼注视时即发生眼球震颤，双眼注视时震颤消失。所有病例几乎都伴有斜眼和斜视性弱视。这种病例不易处理。一般认为传统遮盖法无效，甚至是禁忌的。von Noorden 等报道的 12 例眼球震颤和斜视性弱视病例中，11 例经传统遮盖法治疗后，视力明显进步。他们认为传统遮盖法比某些学者建议的压抑疗法更为简单和有效。

5. 遮盖法的优缺点

（1）优点：简单方便，可在家中治疗，花费少。

（2）缺点：影响外观，留用视力较差的弱视眼注视，影响患者的学习和生活，不易坚持治疗。但是，遮盖治疗的依从性问题对治疗结果有直接的影响作用，尤其对年长儿童，遮盖治疗的依从性差，而且遮盖治疗不适用于双眼视力相近的屈光不正性弱视，长期单眼遮盖对建立双眼视功能不利。

三、压抑疗法

压抑疗法是最早出现在欧洲的一种治疗弱视的方法，又称光学药物疗法。其原理是利用过矫或欠矫镜片以及每圈点滴阿托品以压抑主眼功能，弱视眼则戴正常矫正镜片看远或戴过矫镜片以利看近。在压抑疗法的历史上，它大多被认为是当遮盖法不能维持时的一种替代疗法，或者是作为遮盖法的维持和巩固。然而最近，考虑到压抑疗法比遮盖法更高的依从性和更好的接受性，使其作为一种主要的治疗方法引起人们的注意。

压抑疗法的分类有 2 种不同的方法：按照压抑的作用分为近距离压抑、远距离压抑、选择性压抑、交替性压抑、微量压抑和完全压抑；按照压抑采用药物或材料的方法不同分为药物压抑、光学压抑、光学药物压抑和半透明塑料膜压抑 4 种疗法。

具体方法如下。

（一）压抑健眼看近

健眼每日滴 1% 阿托品溶液，戴矫正眼镜，在弱视眼矫正镜片上再加 +2.00 或 +3.00 球镜，这就强迫患者用健眼看远用弱视眼看近（图 2-3）。

（二）压抑主眼看远

主眼滴阿托品并在矫正镜片上过矫 +3.00 球镜使之看远不清，但能看近；弱视眼戴全部矫正镜片以便看远（图 2-4）。

（三）完全压抑

主眼滴阿托品戴欠矫镜片，一般减去 5.00 球镜（可用负镜片或减少正镜片）；弱视眼戴矫正镜片。这使主眼既不能看近也不能看远。

（四）选择性压抑

（1）对调节性集合过强者，主眼滴阿托品，戴矫正镜片，弱视眼戴双光镜片促进看近并减轻或消除看近时的内斜。

（2）为维持巩固疗效，交替压抑双眼。主眼停阿托品，配两副眼镜，一副右眼过矫 +3.00 球镜，一副左眼过矫 +3.00，隔日交替戴这两副眼镜。患儿一天用右眼看远，隔一天用左眼看远，以防止弱视复发。

压抑看近

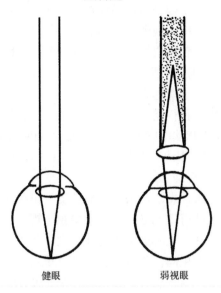

健眼   弱视眼

图 2-3 健眼滴阿托品并全部矫正

弱视眼过矫以利看近

压抑看远

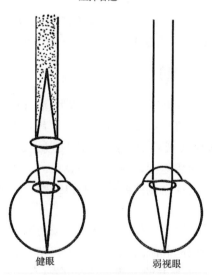

健眼   弱视眼

图 2-4 健眼滴阿托品并过矫以便看近

弱视眼戴矫正镜片以便看远

压抑看近是最常用的办法，压抑看远和完全压抑有时不能保证起作用，因为患儿只需摘除眼镜就可以用主眼看远。完全压抑对高度远视有效，摘除眼镜对患者不利，因为主眼上阿托品看近不清，又欠矫了 5.00 屈光度，看远也模糊。

压抑疗法的最大缺点是它只适用于中度弱视，视力低于 20/60 时，患儿可能仍愿意用滴用阿托品的主眼看近，因为后者的视力仍然比弱视眼好。压抑疗法在欧洲较为盛行，对于它的确切疗效，有人持观望态度：①因为阿托品使物像模糊，并没有消除由于刺激主眼引起的对弱视眼的抑制作用；②除了轻度弱视阿托品不能充分降低主眼视力致使患者仍不愿用弱视眼注视；③为了用主眼注视以便获得更好视力，患儿经常摘除眼镜，但压抑看近和完全压抑（为高度远视）仍为学者们所乐用。

长期在健眼使用阿托品也可能引起遮盖性弱视。von Noorden 曾报道由于健眼长期使用阿托品而引起遮盖性弱视。因此在视觉尚未成熟的婴幼儿，长期单侧使用阿托品也应慎重。

Frank 等报道用屈光性压抑疗法治疗弱视，即主眼不滴阿托品，仅在原有矫正镜片上加 +3.00 球镜，也取得较好结果。本法对学龄弱视儿童（可用主眼完成学校作业）及为巩固维持疗效，防止复发者尤为适宜。

压抑疗法的优点是无需盖眼，患儿及家长容易接受，可防止遮盖性弱视。药物压抑不像眼镜可随意摘掉或偷看，患者执行情况好。戴镜后弱视眼视力能有所提高，周边视野保留双眼视觉，斜视度可以减少或消失，尤其适用于合并隐性眼球震颤的患者或无法坚持遮盖治疗的患者。不足之处是疗程长，费用高。可能发生药物过敏或阿托品中毒，只适用于轻度、中度单眼弱视患者。对于单眼重度弱视患者，因为压抑后的优势眼视力仍比弱视眼好，所以，患者愿意用优势眼视物而达不到压抑治疗的目的。长期在优势眼使用阿托品也可能引起遮盖性弱视，因此，在视觉尚未成熟的幼儿，长期单侧使用阿托品也应慎重。当使用阿托品和其他睫状肌麻痹剂时，按压泪囊 20~30 秒有助于减少药物的全身吸收和毒性反应。由于存在严重的潜在全身不良反应，对于 1 岁以内儿童使用 1% 阿托品应该倍加小心。对延误了治疗时机的学龄儿童，弱视眼原始视力大于 0.1 以及不能坚持遮盖或应用遮盖法失败者可以试用。Stark 总结了大量临床资料，认为压抑疗法确实不如传统遮盖法有效。

四、视刺激疗法（CAM）

Blakernore 和 Campbell 发现动物和人的脑皮层视细胞对不同的空间频率有很好的反应，神经元对空间频率能作灵敏的调整。英国剑桥大学的学者们根据这个机制设计了一种新的弱视治疗仪，命名为 CAM 刺激仪（视刺激仪），利用反差强、空间频率不同的条栅作为刺激源来刺激弱视眼以提高视力。条栅越细，空间频率越高。为了让大多数视细胞都得到训练，这个刺激仪的条栅可以转动，这样就能使弱视眼的视细胞在各个方位上都能接受不同空间频率条栅的刺激。

治疗仪中央有一个能旋转的轴心。把一个对比度强的黑白条栅圆盘放在轴心上。该盘旋转时则在各条子午线上都可以引起刺激反应。在条栅转盘上面再放一个画有图案的透明塑料圆盘。用患儿能识别的最高空间频率的条栅作为他的阈值。平日无需盖眼，治疗时遮盖主眼。接通电源使条栅盘旋转，令患儿用弱视眼在有图案的塑料圆盘上描画，每次 7 分钟，每天 1 次或每周 2~3 次。开始时治疗可以频繁些，随着视力的提高逐渐延长治疗间隔时间直至每周 1 次。在间隔期间也无需盖眼。一般做过 2~3 次后，视力都能有所提高。本疗法简便，疗程短，又因平日无需盖眼，患儿及家长均能积极配合，治疗时的描画尤为儿童所喜欢，故多能完成弱视疗程。

Campbell 首先作关于用 CAM 刺激仪治疗弱视的报道，经过 3 次，每次 7 分钟治疗后，73% 获得 6/12，而其中 75% 曾接受过传统或微小遮盖法治疗。他认为这个方法是治疗斜视性和屈光参差性弱视的一个突破性进展，视力可以提高得更迅速、更完善。Watson 也报道用 CAM 治疗仪取得令人鼓舞的疗效。但以后的学者们都未能证实他们的结果。国内郭静秋等报道的治愈率为 28.79%，有效率仅为 50.26%。

本疗法的最好适应证为中心注视性弱视及屈光不正性弱视，疗程可以大为缩短。中心注视性弱视患者的原始视力在 0.1 ~ 0.2 一般经过 10 ~ 15 次治疗，视力可以进步到 1.0（以往则需遮盖 3 ~ 6 个月）。

在治疗屈光不正性弱视时，虽然两眼原始视力相等，但主眼总是很快升高到 1.0 而居劣势的一只眼则需继续治疗数周，有时因劣势眼进步太慢或停滞不前而酌情改用压抑疗法或交替遮盖法。但当主眼已治愈，视力尚未巩固，任何长期遮盖主眼的办法（传统遮盖或红色滤光片疗法），都有可能引起主眼视力下降，应当予以警惕。

本疗法不能治疗各种类型的弱视，总的疗效也远不及传统遮盖法或综合疗法。旁中心注视者效果差。在治疗过程中有可能引起难于克服的复视。在发现复视可疑时，立即停止治疗。本疗法的作用机制目前尚属推论，还有待进一步研究。

（刘　丽）

第五节　旁中心注视性弱视治疗

一、后像疗法

由最初开始，弱视的治疗仅限于遮盖健眼和利用多种办法刺激弱视眼，使该眼视力提高。直到 20 世纪 40 年代 Bangertet 系统地研究主动提高旁中心注视性弱视的疗法。他设计了一种用强光炫耀旁中心弱视眼的周边部视网膜，包括旁中心注视区，使之产生抑制；同时用黑色圆盘遮挡保护黄斑，使它不受到强光的炫耀，然后在室内闪烁灯下训练提高弱视眼黄斑功能。这种疗法称为增视疗法。

其后 Cupper 又加以改进。他用一个能发射强光的改良检眼镜——后像镜操作，治疗前先作散瞳检影验光，矫正屈光不正，遮盖弱视眼，目的是使弱视眼的旁中心注视减弱或消退以利治疗。

在治疗期间平日也遮盖弱视眼，防止旁中心注视巩固。治疗时遮盖主眼。每次治疗完毕仍遮盖旁中心注视眼，弱视眼转变为中心注视后，改用传统遮盖法继续治疗。

治疗开始时，医生用后像镜观察弱视眼的眼底，把保护黄斑的小黑圆盘正好盖在黄斑中心凹上，但注意避免把旁中心注视点一起盖起来。位置摆好后，加大后像镜的亮度，炫耀包括旁中心注视点在内的视网膜，一般炫耀 20 ~ 30 秒后关闭电源。令患者注视墙上白屏上的后像。起初为正后像（中心有黑圆盘的亮圈），以后转变为负后像（中心为白色周边为暗黑色圈），为了加强后像，室内有自动控制的交替点灭灯照明。在负后像出现后，令患者以负后像中心光亮区对准重叠屏上的视标并令其用小棍去指点，通过手、眼合作来加强正常定位功能。视标可以为十字或 Snellen E 字（图 2-5）。

弱视眼必然用其黄斑（未炫耀区）注视，因为炫耀过的旁中心注视点的负后像是个黑暗区，而被保护的黄斑是个能看得见的白色光亮区。后像消失后可如法再炫耀 1 ~ 2 次，最好每天治疗 2 ~ 3 次，每次炫耀 2 ~ 3 遍，治疗 15 ~ 20 分钟。

视力进步后将保护黄斑的小黑盘由5°改为3°，使弱视眼的注视点逐渐向黄斑中心凹移位。继续治疗直到旁中心注视变为中心注视，然后继续用传统遮盖法。

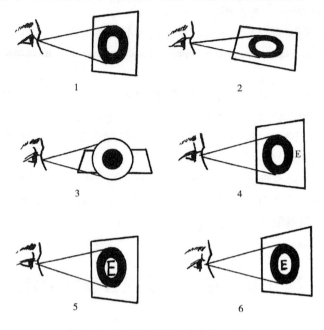

图2-5 用后像镜法治疗旁中心注视

1、2. 负后像；3. 正后像；4. 右眼鼻侧旁中心注视；5. 中心注视；

6. 中心注视（视标改小）

二、红色滤光片法

Brinker首先报道用红色滤光片法治疗旁中心注视性弱视。本疗法是根据视网膜的解剖生理设计的。黄斑中心凹仅含视锥细胞，由中心凹向周边移行，视锥细胞急骤减少，视杆细胞逐渐增多。视杆细胞对光谱的红色末端不敏感，在红光下看不清，而视锥细胞则敏感，在红光下能看清（图2-6）。

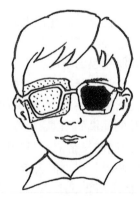

图2-6 利用红色滤光胶片和遮盖法治疗左眼弱视

平日遮盖健眼，在弱视眼矫正镜片上加一块有一定规格的红胶片（波长短于640.0 nm

的红光不能滤过）。可将红胶片按镜框的大小和形状剪下，用胶布条将它粘在镜框上。红胶片可能促使旁中心注视眼自发地转变为中心注视，因为如果还用对红光不敏感的视杆细胞多的区域看，物像就不清楚了。

在 Brinker 报道的 8 例中，5 例成功。Brinker 有意识地在视镜上安装一块合乎规格的红玻璃检查患者。他发现用红玻璃检查时，患者用黄斑注视视镜里的黑星，用白光检查时，患者则改用旁中心注视。

笔者曾见一例旁中心注视弱视患者用红色滤光片法后，当弱视眼视力由 0.1 增进到 0.5 时，患者反映取消红色胶片眼镜时（健眼仍被遮盖），弱视眼发生单眼复视，戴上红色胶片眼镜时，复视消失，只看一个。经解释和鼓励后，患者坚持戴红胶片眼镜并做家庭作业（剪纸及钩细玻璃丝网袋），黄斑功能逐渐巩固，单眼复视自发消失，旁中心注视变为中心注视，视力提高到 1.0，双眼正位，有良好双眼单视功能。

游走性和离黄斑中心凹较远的旁中心注视眼采用红色滤光片法尤为适宜。深度弱视患者不适于用此疗法，因为加用红色胶片后，可见光线减少，视力进一步下降 2～3 行，造成行动困难，容易发生事故。此外戴红色胶片镜框醒目，极不美观，患者除非高度合作，一般不易接受。

三、海丁格光刷疗法

光刷治疗仪是一种新设计的眼科光学仪器，适用于治疗旁中心注视性弱视及异常视网膜对应患者。其基本原理是根据瞬时海丁格式刷效应，当受检者通过一块旋转的蓝色偏光玻璃板注视强光时，就可持续看到这种刷状效应。这种光刷效应只出现在视网膜黄斑中心凹上，中心凹是视觉最敏感部位。当人们通过仪器能观察到这个"光刷"，即"光刷"投影在黄斑中心凹处，并利用这点来注视。治疗时首先教会患者观看到"光刷"现象。"光刷"的颜色比周围背景略深，呈紫蓝色，且在慢慢地旋转。由于整个视场是蓝色背景，所以，不集中注意力就不易看到"光刷"。治疗时正是利用旋转的"光刷"来刺激黄斑抑制，以达到治疗弱视及纠正偏心固视的目的。患者会看"光刷"后，可插进同心圆画片，逐渐缩小可变光栏直径，强迫患者从旁中心注视逐步转到中心注视。当患者能在同心圆画片中 3°圆圈范围内看到"光刷"现象时，可改用飞机画片，令患者将"光刷"看成飞机的螺旋桨以提高其兴趣，进行巩固治疗。每次单眼固视 10～15 分钟，每周 2～3 次，10 次为 1 疗程。一般训练 3 个月，大部分能达到较满意的效果。

四、综合疗法

由于各种治疗方法机制不尽相同，所以，综合疗法比单一疗法优越。单眼弱视患者，首先常规遮盖优势眼或者采用压抑疗法，给弱视眼更多的注视锻炼，配合精细视近训练等。有偏心注视的弱视可选择传统遮盖法、倒转遮盖法、红色滤光胶片法和后像镜法等，经数月治疗后如果弱视眼视力提高，可去医院做进一步治疗，例如视力上升至 0.6 时可用同视机进行融合训练。在看待弱视辅助性治疗的功效时，要注意以下问题：患者父母或监护人往往有需求，主要是由于目前治疗弱视的方法和手段少，同时在认识上和临床实际操作中存在误区，对于那些由于是旁中心注视的需要纠偏的方法，如后像联合反转和后像联合精细训练等，不能看作是所有弱视治疗的辅助方法，中心注视者使用了这些仪器治疗，实际上就是过度治疗。

　　视近训练也称为精细目力训练，是对于弱视眼的一种特别应用锻炼，有利于视觉发育和提高视力。精细目力训练方法很多，应根据弱视患者的年龄、智力和视力等情况选用，也可经常变更训练方法。例如用红丝线穿缝针，缝针大小可根据视力情况决定，也可练习刺绣、描图、绘画、书法等。精细目力训练必须使用弱视眼，每日 1 次，每次 10 ~ 15 分钟。精细目力训练是儿童弱视治疗成功的重要环节，家长要重视这种简便易行的训练，常抓不懈。

　　国内外各种弱视治疗仪辅助训练较多，如光刷、红闪、后像等，是利用色光唤醒视锥细胞或视中枢细胞而间接增视。精细视力训练、对比敏感度增视仪、CAM 仪，手—脑—眼协调或描图增视仪（包括串珠、穿针、插孔等）、电脑软件中的视力训练等，是利用辨认各种图标来锻炼视力，以达到直接增视的目的。

　　药物治疗弱视的方法，人们已努力尝试了从氧气到士的宁的许多种物质，包括乙醇、马钱子碱和其他血管扩张剂等，但是，从临床适用性和有效性的角度来讲没有一个是成功的。自 20 世纪 90 年代开始，研究者的尝试是建立在儿茶酚胺的基础上，因为这种物质似乎能延长或者重新激活视觉系统神经塑造的"敏感时期"。能有效刺激多种神经传递因子和信号的多巴胺前体——左旋多巴和胞磷胆碱。这些药物最重要的反应部位被认为是在大脑皮层，尽管还有一些迹象表明效果是在视网膜。两种药物对于成人和儿童都能提高弱视眼的视力，至少是暂时提高，并且发现左旋多巴能减少弱视者的"拥挤"现象和减小两眼间抑制暗点的大小，但这种作用是暂时的。

　　眼保健操、针灸等其他形式的视力治疗可作为遮盖治疗的辅助手段，但是目前还没有充分的队列研究和随机对照试验来证实这些方法的效果。

（付瑞昕）

第六节　影响弱视疗效的因素及预后

　　弱视的疗效除了与弱视的程度、类型和注视性质等因素相关外，还与其发病年龄、治疗开始的时间、治疗史、治疗过程中的依从性、终止治疗的方法、是否联合精细目力训练等其他联合治疗方法、是否长期随访以及检查视力的方法等密切相关。

一、影响弱视疗效的因素

　　文献记载可能影响弱视预后的因素有：家族史［弱视及（或）斜视］、婴幼儿期疾患、弱视的类型、原始视力、屈光情况、斜视类型及程度、初诊年龄以及注视性质等。

　　评估疗效时应考虑视力提高及建立立体视两方面。

（一）视力提高方面

　　1. 弱视程度与疗效

　　弱视的程度与疗效有极明显关系，轻度弱视的疗效最好，中度者次之，重度者最差。

　　2. 注视性质与疗效

　　二者之间也有密切关系，中心注视者疗效最好，88.87% 获得治愈，离中心凹越远治愈率越低而无效率则升高。在非中心注视性的弱视眼中，93.05% 转变为中心凹注视。这说明绝大多数非中心凹注视眼经治疗后都能转变为中心凹注视。

3. 弱视类型与疗效

各家一致认为屈光不正性弱视预后最好，因双眼视力相近或相等，并无双眼物像融合障碍，故不引起黄斑抑制。这一型采用传统遮盖法或 CAM 疗法，治愈率高达 90.16%。

4. 治疗年龄与疗效

治疗预后与初诊年龄有关。各家报道都一致指出年龄越小、预后越好。

综上所述认为弱视眼的原始视力、注视性质、弱视类型及治疗年龄对疗效有显著性影响而家族史和有无斜视与疗效关系不大。

（二）建立立体视方面

对建立立体视问题，各家说法不一。Blake 等的实验小猫，每次只让它用一只眼注视。这些猫在成年后双眼视力均为正常，但立体视丧失。脑皮层视中枢的双眼视细胞比正常猫明显减少，显然后者的存在对立体视起决定性作用。Banks 等将出生 4～6 周小猫的一只眼造成斜视，这样就剥夺了该眼输入的视觉信息，结果脑皮层双眼视细胞停止发育，数量明显减少；并认为哺乳类的视觉在某一发育阶段受到外界不良影响，能引起严重组织结构异常（双眼视细胞减少）和功能失调（立体视丧失）。

人类视觉的发育也不例外。Banks 等根据研究结果估计立体视的发育由出生后数月开始，1～3 岁时达到高峰。Peeherean 等发现儿童的立体视与年龄有直接关系，5 岁以内的儿童不可能有精确的立体视。Piro 等的研究指出立体视在 9 岁时才发育成熟。Simons 证实 5 岁后立体视阈值才逐渐改善。刘家琦等的统计指出 7 岁以上儿童 90% 左右都有立体视。

立体视为双眼视功能的最高级形式。建立立体视是治疗弱视的理想目标。重度弱视预后最差，不仅在视力提高方面，而且在建立立体视方面也不例外，明显低于轻度和中度弱视。中度与轻度两组之间无显著性差异。

关于弱视类型与立体视，斜视性弱视获得立体视的可能性最低。因双眼视轴不平行，患者平日仅用一眼注视，双眼视细胞不可能正常发育，注视眼对斜视眼又起竞争性抑制作用，当然不能建立立体视。斜视发生较晚或早年获得治愈者仍有可能建立立体视。

二、弱视的预后

先天性白内障所致的形觉剥夺性弱视预后最差。屈光不正性及斜视性弱视预后很好，对治疗有良好反应。旁中心注视确实影响预后，对治疗不利。屈光参差性弱视的预后介于斜视性及形觉剥夺性弱视之间。此外，伴有单侧高度远视的弱视较伴有单侧高度近视者更为不利。

（付瑞昕）

第七节　弱视治疗的注意事项

一、盖眼问题

这是个很具体和很实际的问题，也是传统遮盖法成败的关键所在。遮盖主眼必须严格和彻底。常见患儿家长为了方便和省事起见，用一块黑镜片或用一张纸贴在主眼镜片上。患儿会从镜框上边或从镜框与皮肤之间的空隙中，尤其是鼻侧，偷看；有些孩子在无人时去除眼镜。Aoki 强调用绷带包扎更为有效。他的理由是强光刺激主眼可能对弱视眼视力的提高是个障碍。有些患者为美容起见不愿戴眼罩。Ferreri 建议用特制的软接触镜。在接触镜中央有一 4~6 mm 的黑点，可以遮挡主眼相应的瞳孔区，以免光线进入该眼。更有效的办法是用无刺激性粘膏布将眼罩贴在眼周围的皮肤上或将眼罩直接盖在眼睛上，使患儿无法偷看。

二、警惕发生遮盖性弱视

在遮盖期间应加强复诊。复诊时每次必须检查健眼视力及注视性质，要警惕发生遮盖性弱视。被遮盖眼（主眼）视力下降，注视点由中心凹转变为旁中心注视。这可以发生在短期遮盖后（4~6 周），多发生在婴幼儿，弱视眼视力极度低下（≤0.1），经遮盖法后迅速提高者。这种遮盖性弱视经双眼交替遮盖后，双眼视力可以提高和维持在较为满意的水平。Burian 曾报道一例 3 岁男孩，遮盖两个月后，健眼发生遮盖性弱视，经交替遮盖两个月后，双眼视力提高到 0.7，中心注视。甘晓玲也报道过一例 5 岁男孩，右眼视力为 1.0 中心凹注视，左眼 0.1 旁中心注视。遮盖 3 个月后，弱视眼视力进步到 0.5，主眼视力下降至 0.9，且为不稳定中心注视。其后患儿未按时复诊，又自行遮盖了 3 个月，复诊时弱视眼视力上升到 0.7 而被遮盖主眼则减退到 0.8，旁中心凹注视。经交替遮盖 4 周后，右眼恢复到 1.2 中心注视，弱视眼仍为 0.7 中心注视。以后患儿未再复诊。

Miyake 报道 19 例单侧弱视眼均有过遮盖单侧弱视眼历史。其中 16 例在出生后 1 年内遮盖，3 例在 3 岁以前遮盖，15 例仅遮盖过 1 周。他认为在婴幼儿期即或短暂地遮盖单侧眼就有可能引起类似形觉剥夺性弱视。因其他眼病必须遮盖患眼时，则每周打开患眼两天，促使该眼注视，以免发生遮盖性弱视。

遮盖性弱视一般是可逆的，但文献报道在婴幼儿期无限制地遮盖一眼也可能引起不可逆的遮盖性弱视。

人类视觉系统对单侧视觉剥夺的敏感期的确切年龄究竟是几岁，目前尚不清楚。发生遮盖性弱视的可能性也因人而异。事先应将此并发症告知家属，在换眼罩打开双眼时，如果发现原来的斜视眼继续维持注视，说明斜视眼的视力已超过主眼，应立即复诊。

很快就发生遮盖性弱视也可能是个好的预兆，说明弱视眼还在高度可塑阶段，因而视力是可恢复的。在这样的病例采用交替遮盖法一般能使每一只眼获得正常视力和中心注视。

三、斜视

治疗前没有斜视或仅有间歇性斜视者经遮盖治疗后，可能发生恒定性斜视（急性斜视）。有学者曾遇见一例 5 岁男孩，双眼远视，在遮盖期间发生内斜。打开双眼一个时期后，内斜自行消失。经短暂性遮盖主眼后，双眼维持正位，弱视眼的视力由 0.1 提高到 0.6。

四、弱视复发

弱视治疗的最大问题是如何巩固疗效和防止复发。在视觉没有成熟之前，每个治愈的弱视患者都有可能复发。所有治愈者都应有随访观察一直到视觉成熟期。Malik 报道在随访 1 年以上用后像疗法治疗的患者中，30% 的视力已减退到治疗前水平。

有人认为弱视的复发率高，远期效果差，因此提出至少应有两年的随访。Flynn 主张弱视患者也应像肿瘤一样有5年治愈率的观察。刘家琦报道追踪在3年以上的治愈患者中没有复发的，因此提出弱视治愈的随访观察应以3年为宜。

引起复发的主要原因是患者未遵守医嘱按时复诊；所获得的正常视力尚未巩固即自行打开主眼；或因医生急于求成，提前打开主眼；也有因急于施行斜视矫正术，术后遮盖手术眼（弱视眼）而引起复发。

为了维持疗效，可以在弱视治愈后逐渐打开主眼，每天两小时，1个月后如果疗效巩固则延长打开时间到每天4小时，以后到6小时、8小时，直到全日打开。也可用半透明纸或塑料薄膜遮挡主眼镜片或用指甲油涂抹镜片，使主眼视力比弱视眼低两行，以维持弱视眼所获得的视力。过矫或欠矫镜片或利用交替压抑法都能起到维持和巩固弱视眼视力的作用。

如果弱视眼视力确实下降，可再遮盖主眼，弱视眼的视力自能提高到原有最高水平，而且提高的速度比复发前更快。同时加强双眼单视功能训练以巩固疗效。随访期间头6个月每月复诊1次，以后每半年1次直到3年为止。

五、患儿家长的合作问题

家长的关心和积极配合关系到弱视治疗的成败。初诊时应将弱视的危害性、可逆性、治疗方法及可能发生的情况告知家长，取得他们的信任和密切合作则能事半功倍。遵守医嘱，按时就诊，督促患儿很好地完成家庭作业以及发现问题及时反映等都是促进治疗成功的有利和必要措施。

六、随访评估

随访评估的目的是监测对治疗的反应，如有必要，调整治疗方案。随访评估的主要目标是测定弱视眼的视力，此外，间隔史，尤其是对治疗方案的依从情况、治疗的不良反应以及对侧眼的视力也非常重要。对儿童进行视力检查通常比较困难，因此在随访期间使用相似的视力检查表，在舒服的环境下进行检查可以获得比较可靠的检查结果。

一般情况下，应该在开始治疗2~3月后开始进行随访评估，具体时间可随治疗强度和儿童年龄不同而有所不同。根据随访期的评估结果和对治疗方案的依从情况，治疗方案可以进行以下调整。

（1）如果两眼的视力都没有发生变化，如有必要可以考虑增加治疗强度或改变治疗方案。举例来说，如果当前的治疗方案为对侧眼每天遮盖治疗2小时，可以考虑增加到6小时，或改为药物压抑疗法。

（2）如果弱视眼视力下降，而对侧眼保持稳定，应重新检查屈光状态，重测视力，重新进行瞳孔检查。有些儿童虽然对治疗依从性良好但视力仍未改善，在这种情况下，应该考虑是否存在视神经发育不全或其他视通路异常。

（3）如果对侧眼的视力下降，应考虑是否发生反转型弱视，并重新检查双眼的屈光状态，重测视力，并考虑其他诊断。如果确实发生了反转型弱视，应中断治疗，并且在1周内进行随访。重测视力以确定视力是否恢复到弱视治疗之前的水平。

（黄艳君）

第三章

斜视

第一节　内斜视

关于共同性内斜视的发病原因，至今还不完全清楚，所知道的只是一些引起双眼视觉障碍的因素。一般均认为共同性内斜视与机械性因素或神经支配因素或两种因素的合并有关。机械因素，即解剖因素，是与眼眶的方向、大小、形状，眼球的大小、形状，球后组织的体积及形状，眼外肌的止端、长度、弹性、结构，眼球筋膜及韧带的解剖排列和状态有无异常有关。近年来发现的眼外肌滑车在眼眶中的位置也与机械因素有关。神经支配因素，即抵达眼球的神经冲动因素，与眼外肌眼内肌的共同运动，精神视觉（注视反射、融合冲动），一些内淋巴、前庭系统及来自颈肌的冲动对眼外肌的影响，以及一些核上性病变、大脑皮层及皮层下中枢的障碍对眼球运动的影响有关。此外屈光和调节因素在内斜视中也起一定作用。

英国正位视学会将内斜视分为内隐斜和内斜视两种。美国 Burian 等将内斜视分为共同性内斜视、非共同性内斜视及继发性内斜视 3 种。日本中川将内斜视分为先天性内斜视、后天性内斜视、继发性内斜视及特殊型内斜视 4 种。我国将内斜视分为先天性内斜视、后天性内斜视、继发性内斜视及其他 4 种。

一、内隐斜

（一）病因

人类绝大部分的绝对休息眼位是处于外斜位状态，在清醒时如将所有影响眼位的神经冲动除去，则双眼将要变成外斜状态。如将融合反射除去，则双眼要呈外斜趋势，即出现外隐斜。事实与此相反，根据 Scobee 用 Maddox 杆做检查，看远处的隐斜度为 $+1.4^{\triangle}$ 内隐斜。

唯一能解释出现内隐斜的原因是集合神经冲动过强，任何人为了维持双眼视线相对平行，保持双眼单视，必须有适量的集合神经冲动，不然眼位将变成外斜，出现交叉性复视。事实上维持双眼单视所用的集合兴奋并不恰如其量，而往往超过实际的需要，处于过强状态，故形成了内隐斜。

根据以上情况，形成内隐斜的原因，主要为神经支配因素，但其他如解剖因素及调节因素也起一定的作用。

1. 解剖因素

包括各种眼外肌的异常，如节制韧带、肌间膜或肌腱止端的异常，这些异常，可以限制一眼内直肌或双眼内直肌企图松弛集合时做适当的松弛。加上在正常清醒时刻，集合兴奋有过强的趋势，足以在某些患者产生内隐斜。但其绝对眼位仍为外斜位。

2. 调节因素

未经矫正的远视眼和已经矫正的近视眼，均因过度使用调节而诱发过强集合，造成内隐斜或内斜视。戴矫正眼镜减少调节力量后，如内隐斜完全消失，称为完全调节性；如只是使隐斜度减少，但未完全消失，称为部分调节性。这取决于神经支配因素的多少。

3. 神经支配因素

双眼必须依靠集合兴奋来维持双眼视线的平行，以取得双眼单视，而且集合兴奋总是处于过强状态，融合功能起着抑制集合兴奋过强的作用。看远处有少量内隐斜是正常的，如超过正常范围还是属于神经支配因素所致，一般认为是由于集合中枢的过度兴奋所致。那么有哪些因素可造成或加剧集合中枢的过强兴奋状态呢？

Peter认为患者多具有高度神经质及神经系统的不稳定，遗传的应激性，加上茶、咖啡及吸烟的刺激或伴有内分泌功能失调，均可能是引起内隐斜的条件。同时也与职业因素有关，过分紧张的工作可造成神经系统不平衡，这些情况与高血压的病因很相似。

（二）临床特征

症状的出现往往延缓，不像外隐斜在阅读半小时或一小时左右即感眶内及眶周疼痛，而是在维持双眼视线平行，看远的情况下出现，如看电影、看球赛等，感到全身疲乏，次日即感头痛，并觉不适，比外隐斜更使患者难受。

有学者发现内隐斜可引起一些思想上的紊乱，导致精神错乱、癔症、神经衰弱、视力疲劳、睑缘炎、结膜炎、畏光及头痛等。

内隐斜引起的头痛可以出现在头部任何部位（额部、颞部、顶部及枕部），与工作无关，通常为整个头痛，常在观看快速移动的景物时出现。休息或睡眠使症状减轻，有时次日尚可复发。

内隐斜另一个比较突出的症状是定位及深径觉较差，如驾驶汽车，在较窄的空地停靠十分困难，判断车速不准，因此超越同行的汽车有困难，安全性较差，其他如打网球、羽毛球、篮球的准确性也差。

内隐斜患者开始阅读时比较舒适，读后常有眼球被牵拉的感觉，似乎双眼仍想要阅读或停留在阅读的眼位，呈向内斜的不适感。这是一种集合的表现。患者虽无远视，但喜欢将书本拿得离眼很近。有许多患者愿俯卧床上看书，两肘支在床上，双手托住下颏，双眼离读物很近，如令患者坐直身子阅读，则很容易入睡。

少数患者内隐斜度数大而融合力好，但症状严重，因此在看正前方物体时，往往采取向前探头的姿势，使双眼上转，这样可以利用向上看时眼位呈分开的趋势来克服内隐斜带来的一系列症状。

在用交替遮盖法检查内隐斜时，遮盖片应在每只眼前停留较长时间，可以诱发出较大的斜视度。用内视像检查法（海丁格刷和后像）可证明内隐斜和间歇性内斜视，在双眼视觉状态下有中心凹抑制，以及异常视网膜对应。这是一种对隐斜的知觉性适应：当隐斜在某种情况下变为间歇性斜视时，需要知觉性适应来克服复视。这种患者可能是在间歇性斜视发生的边缘，用抑制来避免中心凹复视，并用周边视网膜刺激维持融合。因而在双眼视觉状态下将引起立体视锐的下降。

（三）治疗

首先应作屈光状态的检查，对 40 岁以下的患者，应做散瞳检影，如确定为远视，度数明显，应作充分矫正；有屈光参差或散光时，应充分矫正使获得清晰而舒适的远视力；如为近视，应给予最低度数的镜片而又能获得清晰的远视力。戴镜后 1 个月，在矫正镜片下，重作隐斜检查，其残余的内隐斜可能纯属神经支配性质的，即集合中枢过度紧张所致。

对患有神经衰弱、工作紧张、下班后对工作仍放心不下，忧心忡忡者，改变工作和变换环境，对视力疲劳症状会有好处。

内隐斜与心理紧张和工作性质很有关系，因此要让患者合理安排生活和工作，掌握劳逸结合，很有必要。并向患者解释内隐斜的原因，使患者能主动缓解神经紧张，对某些人有一定效果。

采用正位视训练使患者在使用调节时主动松弛其集合，或通过增加其融合分开力来克服内隐斜。一般除因屈光不正带来的调节成分得到矫正外，其残余的神经支配性内隐斜很难用训练方式来矫正，但有些患者的主观症状可有明显改善。

用底向外的三棱镜，对非调节性内隐斜，在缓解症状上有帮助，但不能消除眼外肌不平衡，使用时只矫正内隐斜的 1/3 至 1/2，但有人认为对内隐斜帮助不大。

如经上述保守治疗无效，内隐斜度数足够大，度数稳定，有肌性视力疲劳，术后不怕过矫者，可采取手术矫正。

一般大度数的内隐斜维持时间不会太久，可因某种外在因素的影响，使融合功能受到破坏，可突然转变成内斜视，主观有同侧性复视，在一定距离，各注视方向的复像距离相等，而双眼眼球运动无任何限制，此时容易误诊为麻痹性内斜视，而作不必要的各种检查和治疗。少数内隐斜度数大的患者，往往合并很明显的神经官能症成分，手术后需要几个月的时间症状逐渐消失，最终取得舒适的双眼视觉。

为了避免术后的过矫，在内隐斜和间歇性内斜视中斜视度达到 12$^{\triangle}$才可进行手术。手术量应取决于斜视量而不是斜视的隐性或显性。对 50 岁以上的患者可以采用较为保守的方案，因其对过矫所造成的不适常难以克服。

手术的原则是看远内隐斜大于看近的内隐斜时，作外直肌缩短。看近内隐斜大于看远内隐斜时，作内直肌后退。最好先做一眼后，术后根据残余隐斜度并结合患者主观症状，在适当时做另一眼手术。有相当多的患者，一眼手术后就可解决问题。也可在手术过程中用手持隐斜计测量隐斜度，以便在手术台上调整手术量。

二、先天性内斜视

先天性内斜视是指生后 6 个月以内发生的内斜视，因为很少能证明确系生后即发生内斜，而往往在生后 6 个月内才被发现，故有人称此种内斜视为婴儿型内斜视，也有人称先天性婴儿型内斜视或婴儿型内斜视综合征。经观察新生儿在生后数周内眼位常不稳定，很少呈正位，眼位在内斜位与外斜位之间变动，故在采取病史或做检查时应特别注意。当婴儿逐渐长大，双眼眼球运动逐渐变得协调，至生后 3 个月时，才能建立起正常的眼球运动。

（一）病因

先天性内斜视的病因一直是斜视学界争论的问题。Worth 等认为是由于先天性的融合缺陷及原发性双眼视觉发育不全，并假设双眼视觉缺陷位于视皮质的终端。Chavasse 等认为斜视儿童刚出生时具有正常双眼融合的神经成分，但在生后发育过程中被知觉输入（如单眼白内障、远视）或运动输出（肌肉麻痹）的障碍阻断了，在此反射基础上引起的内斜视并继发融合能力丧失。如果这种障碍得到早期治疗而去除，有可能发育正常的双眼视觉。因而 Costenbader 和 Parks 主张早期手术治疗。Helveston 提出"感觉运动弧"的假设：出生早期发生的原发性中枢性运动融合缺陷，使视觉信号输入在发育不完善的视觉皮质的运动中枢产生有缺陷的信号，从脑干通过脑神经传达到眼外肌，引起内斜视。von Noorden 等认为本病的基础是出生早期视觉系统发育尚未成熟，易于受损，眼球运动不稳定，此时如遇各种引起斜视的因素如集合张力过强、高 AC/A 比率、远视未矫正及不明因素等，如果运动融合机制发育正常，就能克服而不发生斜视，如运动融合功能发育迟缓或有缺陷，则不能克服因而发生内斜视。动物实验模型显示大脑皮质的纹状区有与立体视觉相关的双眼驱动细胞，人为造成斜视后，双眼驱动细胞功能丧失并有数量减少。对正常新生儿和内斜视婴儿的眼运动和知觉的实验室研究，以及对早期发生的内斜视的治疗经验，使得对病因学的研究更加深入。

（二）临床特征

1. 发病年龄

在生后 6 个月以内发生的恒定性内斜视属先天性内斜视。据 Costenbader 的统计，由儿科医生或双亲介绍来的 753 例内斜视中，352 例（47%）属假性内斜视。年龄在 0 ~ 11 个月间者占 37%，11 个月以后者占 50%。假性内斜视在以后也可发生真性内斜视，因此仅靠病史来诊断此病并不可靠，必要时可参看照片及先天性内斜视的一些特征作为依据。

2. 斜视度

先天性内斜视的斜视度常比后天性内斜视者大，多数大于 $40^\triangle$，小于 $20^\triangle$ 者很少。本病 AC/A 比率基本上属正常，看远和看近的斜视度相同，属非调节性内斜视。如检查有 2.00D 以上的远视时，应考虑是否有调节性因素在内。出生 6 个月后来诊的内斜视中，往往有后天性内斜视。为了作鉴别，必须戴矫正眼镜，检查看远和看近的斜视度。手术量以看远时的斜视度为准，看近时的斜视度仅作参考。检查婴幼儿的斜视度比较困难，尤其检查看远的斜视度，不应拘泥于 5 m 距离。测定方法以角膜映光法比较适宜，也有人在 1 m 距离作照相，参考照片上的角膜映光点来测定斜视度。

3. 屈光不正

一般呈轻度远视，Costenbader 报道的 500 例婴儿型内斜视中，近视占 5.6%，轻度远视占 46.4%（0 ~ +2.00D），中度远视占 41.8%（+2.25D ~ +5.00D），高度远视占 6.4%（> +5.00D）。Foster 等报道的 34 例，屈光度在 - 2.50D ~ +3.00D，平均为 +0.92D，屈光参差在 0.75D 以下。Hilwa 报道的 54 例中，3 例近视，8 例高度远视（> +3.00D）；43 例（80%）低度远视（0 ~ +3.00D）。斜视度的大小与屈光不正的类型和程度无关。一般认为 1 ~ 2 岁婴儿有（0 ~ +3.00D）的屈光不正是属于正常生理性的，随着年龄的增长，远视度逐渐减少。但也有学者发现，5 ~ 7 岁以前，轻度远视反而有所增加。Burian 强调，有高度远视（≥ +4.00D）的患儿，随时间的推移，其内斜视程度有减少趋势，有 10% ~ 20% 的患儿最后发展成外斜视。

4. 视力改变

先天性内斜视常发生交叉注视，因此发生弱视的机会较少，如为单眼注视，可伴发弱视。Costenbader 报道的 500 例先天性内斜视中，弱视有 205 例。弱视的发生率比较高，应该早期进行治疗，希望能取得交替注视，无论用遮盖法还是其他方法，均应定期观察患儿的注视状态，避免发生遮盖性弱视。

5. 单眼运动和双眼同向运动

多数先天性内斜视婴儿，作眼球运动检查，一般表现为外转力弱，内转力强，如伴有弱视，则弱视眼的外转运动表现不足更为明显，致使检查者常不能肯定，患儿是不愿意或不能外转，还是外直肌麻痹。让婴儿作向内及向外注视运动并不容易，即使大一些的儿童，甚至成人，作向内及向外极度转动，有时也很困难。von Noorden 认为婴儿发生真正外直肌麻痹者非常罕见，多数为外直肌假性麻痹，因此强调作娃娃头手法或遮盖注视眼数日，以鉴别真性外直肌麻痹还是假性外直肌麻痹。如为假性外直肌麻痹，可将内直肌后徙，术后外直肌转动即变为正常。

6. 非对称性视动性眼球震颤（OKN）

用带有条栅的视鼓转动诱发的眼球震颤为 OKN，在正常人诱发的视动反应为：先是向条栅转动方向的平滑追踪运动，跟随着向相反方向的扫视运动。无论从鼻侧向颞侧转动还是相反方向转动，眼的追踪运动是相等的。在视觉未成熟婴儿和无斜视的有双眼输入缺陷患者（如屈光参差），以及在先天性内斜视中 OKN 是双侧不对称的。通常是视鼓从鼻侧转向颞侧时的眼球震颤小，不规律或难以诱发，反之则大。非对称性的 OKN 表示：在出生 3～4 个月龄以前的视觉未成熟期有由于任何原因的双眼视觉破坏。

7. 伴发疾病

（1）分离性垂直偏斜（DVD）：分离性垂直偏斜是指双眼交替遮盖时，遮盖眼常呈上斜状态，故又名交替性上隐斜、双上隐斜或双上斜视。先天性内斜视患者 DVD 的发病率为 51%～90%。Hiles 等发现 76% 的先天性内斜视患者出现 DVD，2 岁时最多，3 岁后平均每年发病率为 10%。Ing 报道先天性内斜视手术后 DVD 发病率为 63%，早期水平位眼位呈正位并不能降低其发病率。

（2）下斜肌功能过强：先天性内斜视一侧或两侧下斜肌功能过强的发病率高达 68%，表现为内转时该眼过度上转。Hiles 等发现常在 2 岁发病，3～7 岁最多，每年平均发病率为 33%，可并发 V 征。斜肌功能过强可能与眼外肌移位或旋转斜视有关，在下斜肌过强的病例中可发现外旋斜视。

下斜肌功能过强和 DVD 都表现为一眼或双眼内转时眼球过度上转，二者应加以鉴别。DVD 的垂直偏斜在外转、内转和原在位时均相等。下斜肌功能过强者，在内转眼作注视时，对侧外转眼呈下斜视，DVD 则不发生对侧眼的下斜视。

（3）眼球震颤：Hiles 等发现 30% 的先天性内斜视患者有旋转性眼球震颤。Lang 观察有 52% 的患者发生隐性或显性—隐性眼球震颤。隐性眼球震颤在一眼被遮盖时出现，非注视眼向鼻侧漂移，跟随着快速的向颞侧矫正扫视运动。改变注视眼时另一眼的眼球震颤方向随着反转。显性—隐性眼球震颤在双眼打开时有很小幅度的眼球震颤，遮盖一眼时眼球震颤如上。部分患者在内转位时有眼球震颤幅度减低而表现为头转向注视眼一侧。

（三）鉴别诊断

在 1 岁以内有许多内斜视类似先天性内斜视，造成诊断上的困难，由于这些内斜视与先天性内斜视在治疗上有不同，因此在临床上应予以鉴别。

刚出生的婴儿，眼正位者不多，在1个月时，可有间断性的变化，眼位可以在内斜—正位—外斜之间变化。由于眼球运动的不稳定，对生后1～3个月的婴儿眼位，不作任何评价。

1. 假性内斜视

婴幼儿因疑有内斜视而就诊者，最常见的是假性内斜视。Costenbader 发现在703例怀疑有内斜视的患儿中，47%为假性内斜视。引起假性内斜视的原因有鼻梁宽、内眦赘皮和瞳孔间距窄，应与真性内斜视相鉴别，尤其要注意有无小度数的内斜视。常用的方法有角膜映光法及遮盖—去遮盖法试验。要注意有内眦赘皮的假性内斜视可以合并小度数内斜视，或虽已确诊为假性内斜视，由于真性内斜视发生晚，以后还可能发生，故父母和小儿眼科医生仍应警惕，要定期复查。

2. Duane 眼球后退综合征

眼球后退综合征是一种先天性眼球运动障碍性疾病，其特征为眼球外转不能，内转正常或轻度受限，受累眼企图内转时眼球后退，并伴有睑裂变窄，多数为单侧性。眼位可呈正位、内斜位或外斜位，内斜通常不超过$30^\triangle$，多数患儿有代偿头位，面转向受累眼一侧，以维持双眼单视。

3. Mobius 综合征

Mobius 综合征又名先天性眼—面麻痹及先天性核发育不全等，包括第Ⅵ、第Ⅶ、第Ⅸ、第Ⅻ脑神经联合麻痹，常波及第Ⅲ脑神经，也可有先天畸形及智力低下。其特点为双侧完全性或不完全性面瘫，双眼外转受限，但垂直运动及 Bell 现象正常。眼位多数呈内斜位，易与先天性内斜视相混，尚可并发其他脑神经障碍、发育异常和智力低下。

4. 眼球震颤阻滞综合征

本综合征以婴儿早期发生眼球震颤伴有内斜视、代偿头位及假性展神经麻痹为特征。眼震一般表现为水平位冲动型眼震，也可伴有隐性眼震，当眼球在内转位时，眼震消失或不明显，随着眼球向外转动，眼震强度明显变大。内斜度数的大小与眼震的幅度成反比，即斜视度数小时出现眼震，斜视度数大时，眼震减轻或消失。

5. 先天性展神经麻痹

先天性展神经麻痹的眼位，在原在位往往呈内斜视，如为一侧受累，则有代偿头位，面转向麻痹眼，以保持双眼单视。与先天性内斜视的鉴别方法有两种：一种方法为遮盖试验，先天性内斜视有交叉注视者，往往外转力弱，类似展神经麻痹，如遮盖注视眼数小时或数日后，则未遮盖眼可外转而真性展神经麻痹的眼外转不能；另一种方法为迅速转头试验，即娃娃头手法，检查者将患儿的头突然转向右侧或左侧，如内、外直肌正常，眼球可以转动自如，当头向右转动时，双眼应向左转动，当头向左转动时，双眼应向右转动，如为展神经麻痹，则外转受到限制。

6. 婴幼儿调节性内斜视

婴幼儿调节性内斜视通常发生在6个月到7岁，平均年龄为2岁半。屈光性调节性内斜视平均远视为 +4.75D，非屈光性调节性内斜视为 +2.25D。起初斜视为间歇性，频率和持续时间不等，戴镜后好转。屈光性调节性内斜视的斜视角为$25^\triangle$～$30^\triangle$。调节性内斜视偶尔可以发生在1岁以内。

7. 知觉性内斜视

一眼视力下降，严重妨碍双眼单视，可以导致斜视。Sidadaro 和 von Noorden 证明，从新生儿到 5 岁发生视力损害，引起内斜视或外斜视的机会相等。Ellsworth 报道，视网膜母细胞瘤的婴幼儿约 11% 有内斜视，因此患有内斜视的儿童必须进行散瞳，做眼底检查。

8. 神经损伤性内斜视

许多学者观察到神经损伤的婴幼儿内斜视的发病率逐渐增加，与内斜视有关的神经损伤有脑麻痹、脑积水、脊髓脊膜突出、心室内出血和胎儿酒精综合征。

（四）治疗

治疗先天性内斜视首先应防止弱视的发生，其次是矫正眼位，使看远及看近的斜视度减少并接近正位，至少能取得知觉性融合。但无论在何种年龄进行手术矫正，先天性内斜视都不能取得很好的双眼单视，立体视达不到 40 弧秒。

1. 非手术治疗

（1）弱视：应早期防止弱视的发生，多主张完全遮盖主眼，在遮盖期间要监视注视性质，作视力的定量检查。常用选择观看法作视力测定，观察斜视眼的视力有无改善，防止主眼发生剥夺性弱视。如患儿拒绝遮盖，可用阿托品或其他睫状肌麻痹剂滴眼来抑制主眼视力。一旦出现交替性注视，可以认为双眼视力已趋接近，可停止遮盖，但仍需继续监视双眼视力。弱视治疗取得成功后，则需要手术矫正眼位。

（2）屈光不正：一般认为婴儿的生理性远视不超过 +2.00D ~ +3.00D。高度远视者少见，AC/A 比率通常在正常范围，看远和看近的斜视度相仿，经散瞳检影后，如远视超过 +2.00D 者，首先戴镜矫正，戴镜 2 个月内斜视依旧，应考虑手术。如婴儿不合作，拒绝戴镜，有人主张试用缩瞳剂。

Rethy 等对先天性内斜视属于非调节性内斜视的观点持反对意见，认为多数病例是属于调节性的；当远视完全矫正，并在 1 ~ 2 个月后重复作检影验光时，发现远视程度较初次检查结果更高，如将屈光度增加并过矫 +0.50 ~ +1.00D 时，内斜视程度便减少。为使远视过矫的儿童能接受戴镜，加用阿托品散瞳。利用本法反复进行数次，则隐性远视日益变为显性远视，然后再进行矫正或过矫，直至调节力减弱，调节性集合不再引起内斜视为止。如在儿童早期使用本法，90% 的内斜视可避免手术矫正。也有学者对婴儿型内斜视在术前试用三棱镜治疗。

2. 手术治疗

（1）手术时机：对先天性内斜视患儿什么年龄进行手术一直存在争执。Arruga 对手术时期的早晚作如下规定，可作参考，详见表 3-1。

表 3-1　手术时期的名称表

时期	年龄
很早	6 ~ 18 个月
早	18 个月 ~ "诊断年龄"
迅速	斜视发生后数天或数周之内
诊断年龄	3 ~ 4 岁 ⎫ 个人差异较大
正位视训练年龄	5 ~ 6 岁 ⎭
晚	7 岁后

根据各家从获得双眼单视功能的标准出发，关于手术时机有 3 种观点。第一种认为先天

性内斜视，双眼视功能存在先天性的缺陷，缺乏中心性融合功能，早期手术不能获得双眼单视，只能取得周边性融合。而且早期手术（4~18个月）的欠矫和过矫率高，从功能和美容角度衡量，并不比晚期手术好。况且婴儿检查不能配合，所得结果常不能肯定，资料有时不全，对一些A-V综合征、下斜肌过强和DVD等伴发病，易被忽略，给手术的设计增加了困难，再手术率高，因此主张在2岁左右或2岁以后手术。第二种认为在2岁以前甚至1岁前作手术者，早期手术获得功能性治愈的机会多，2岁以后手术，往往失去功能性治愈的机会。从精神心理因素方面考虑，早期矫正也有它的优点。如先天性内斜视长期不作矫正，可引起眼外肌、眼球筋膜及球结膜的继发性挛缩改变，造成以后手术上的困难，影响预后。第三种认为4~5岁以后手术，患儿能够配合检查，伴发病已充分表现，一次正位率增加，也可取得一定的双眼单视。

von Noorden不赞成晚期手术，认为当下列条件具备时，不管年龄大小，即可进行手术。

1）内斜视度数大，且较稳定。

2）无调节因素存在。

3）弱视治疗后已成交替性注视。

4）已确定垂直位偏斜的性质，如A-V综合征、DVD等。

综合各家的意见，多数赞成在2岁以前手术，2岁以后手术的效果较差。生后6个月左右和近2岁做手术，从功能性治愈方面评价，二者在统计学上并无差异。

目前一致认为早期手术使双眼正位或呈<10$^\triangle$的内斜视，能使先天性内斜视患儿在术后获得粗略的立体视或通过Worth四点试验。Ing总结了106例先天性内斜视患儿分别在出生后6个月、1年、2年时手术，术后眼位正位率分别为100%、100%和96%，并有双眼视反应，而2岁后手术眼位正位者仅44%有双眼视反应。Helveston报道11例先天性内斜视患儿的平均手术年龄为4.3个月，术后效果良好，大多数获得正位或小角度残余。在考虑手术效果时应强调的是双眼正位的年龄。一般认为在18个月时眼位正位即认为早期正位。

（2）手术方法：以往对先天性内斜视的手术常选择非主导眼的后退截除术，如合并下斜肌过强，可联合下斜肌断腱，然后以另眼的后退截除补充。手术量为常规量，达到正位的再手术率较高，平均每人2.1~2.6次。近年来的研究显示对先天性内斜视的手术应与常规的手术方法不同，由于内直肌附着点常较正常成人更靠近角膜缘，有些人选择内直肌超常量（5~8mm）后徙术，用于看近30$^\triangle$以上的内斜视，结果一次手术正位率达73%~84%，手术次数减少，内直肌功能无减弱。如有残余性内斜视，用双外直肌截除作为第二次手术。单侧手术仅用于弱视未治愈者。欧洲的医师更愿意用后固定缝线术，有75%的成功率，并可减少连续性外斜视的发生率。Kushner比较了两组先天性内斜视病例，1组为角膜缘组（将双侧内直肌后徙到角膜缘后10.5mm），1组为附着点组（双侧内直肌按级由附着点后徙），两组的成功率分别为84.6%和63.4%，差异有显著性意义。Scott对大角度先天性内斜视比较了两种手术方法："一致性手术"方法不管术前斜视度大小，均做双侧内直肌后徙或单眼后徙—截除术，最大量不超过角膜缘后11.5mm。"选择性手术"根据斜视度不同做3条或4条水平肌。结论是"选择性手术"的成功率高，再手术率低，更适合于大角度内斜视。

在设计双侧内直肌后徙量时应考虑患儿的年龄、屈光度、内直肌附着点位置和斜视度的大小。避免盲目的超常量后徙。测量时以角膜缘作标志，比附着点更加稳定。

（3）术后处理。

1）过矫和欠矫。

2）术后发生调节性内斜视：先天性内斜视术后可以产生调节性内斜视。Hiles 报道术后65％的患儿需用眼镜矫正远视，以控制内斜。Freely 观察 83 例，在 1.5 岁时手术矫正了眼位，有 28％后来又发生内斜，有 78％的内斜视仅用 +1.50D 球镜即可矫正眼位。因在术后头几年远视逐渐增加的缘故，故建议先用大于 +1.50D 的眼镜矫正远视，然后视其效果，考虑是否需再次手术。

3）术后发生分离性垂直偏斜：先天性内斜视合并分离性垂直偏斜的发生率很高，甚至经手术矫正内斜视后数年才发生。如 DVD 属隐性状态，仅用遮盖法才能查出者，则无须手术。如 DVD 为间歇性的，则要根据斜视度的大小及出现频率来决定是否行手术。对已过发生弱视年龄的儿童，一眼有 DVD，且双眼视力接近或相等者，可使用压抑疗法或主眼上散瞳剂，以改变注视眼，若能取得美容正位，则不必手术。

4）术后发生弱视：应防止术后发生弱视。Ing 报道 106 例患者，术后 41％发生弱视，故对每个患儿术后应作选择观看检查，以监视视力的变化，直至能测定视力时为止。一旦发现有弱视，应迅速采用遮盖法或其他方法治疗，直至视力正常为止。

（五）预后

von Noorden 根据先天性内斜视的手术效果将其分为 4 类。第一类为基本正常的双眼视，为术后最好的效果，看近和看远时眼正位或有隐斜但无症状，视网膜对应正常，双眼视力基本正常，双眼视觉基本正常，有周边融合和一定的融合范围，以及一定的立体视，在双眼注视状态下一眼的中心凹有抑制暗点。第二类为微型斜视，为理想的效果，术后尚留有 $10^{\triangle}$ 以内的内斜视，遮盖试验眼球无明显移位或轻微移位，轻度弱视，通常有异常视网膜对应，立体视减低或缺如。除弱视外无须治疗。第三类为小于 $20^{\triangle}$ 的小角度内斜或外斜，但可能不稳定。术后眼位明显改善使家长对结果满意，常有异常视网膜对应，有粗略的立体视或缺如，若无弱视不须治疗。第四类为不满意的效果，有大角度的残余内斜视或连续性外斜视，常有弱视，多有抑制，异常视网膜对应较少见，立体视缺如，需要再次手术。

Birch 报道两组患者，手术年龄在 5～12 个月的随机点立体视比手术年龄在 13～18 个月的更好。Ing 报道在 4 个月时手术的 16 例患者中有 1 例的 Titmus 立体视为 40 弧秒，随机点试验为 20 弧秒。Helveston 在 10 例 4 个月龄进行手术的患者中检查，1 例的 Titmus 立体视 140 弧秒，但其纵向研究显示手术后最初的正位，随后又有恶化。这些学者的资料支持在 2 岁前手术，然而 von Noorden 的资料显示，在 2 岁甚至 4 岁后手术也可获得相似结果。矢沃等报道 72 例先天性内斜视，出生后 1～5 岁行手术，经 5～15 年的长期观察，获得功能性治愈者有 17 例（24％）。森实等报道 340 例先天性内斜视，不到 3 岁时进行手术，经 5～10 年的长期观察，有 60 例（17％）获得二级以上双眼视。

国内沈洁报道采用双侧内直肌后徙术治疗 33 例先天性内斜视，平均手术年龄 4.6 岁，正位率达 66.7％，术前斜视度在 $30^{\triangle}$ ～$59^{\triangle}$ 组成功率最高。正位的 22 例中有 16 例同视机测得周边融合，13 例用 Titmus 立体视觉图检查有 ≤200 弧秒立体视锐。

上述结果显示，在手术治疗先天性内斜视时有可能获得较高的立体视锐度，但不常见。而与术后双眼视觉结果有关的关键因素不是手术正位的年龄，而与眼位偏斜的时间、合并的眼球运动的异常以及术后获得的微型斜视的类型有关。

三、后天性内斜视

后天性内斜视大部分发生在生后 6 个月以后，其中包括调节性内斜视和非调节性内斜视。调节性内斜视因调节性集合过强所引起，又可分为完全调节性和部分调节性两种类型。完全调节性内斜视属于后天性内斜视，而部分调节性及非调节性内斜视如发病时间不清，则与先天性内斜视的鉴别就比较困难。后天性内斜视由于尚有一定程度的双眼视功能，经过间歇性内斜视的阶段，逐渐成为恒定性内斜视，因此预后较先天性内斜视要好，容易获得双眼单视。

（一）调节性内斜视

一部分调节性内斜视与遗传有关，发病初期呈间歇性，以后逐渐变成恒定性，非调节性的成分增加，虽戴矫正眼镜，尚残留部分内斜视，成为部分调节性内斜视，因此对本病的治疗，应在斜视的间歇时期，尽早治疗。

调节性内斜视的病因主要为 AC/A 比率异常和高度远视，有 +1.00 ~ +2.00D 的远视，不会发生调节性内斜视，Parks 认为看近（33 cm）斜视度比看远（6 m）斜视度大 $10^{\triangle}$ 以上时，可定为高 AC/A 比率。据统计在 667 例调节性内斜视中 43.3% AC/A 比率属正常。

1. 屈光性调节性内斜视

（1）病因：因远视未经矫正，过度使用调节引起集合过强，加上融合性分开功能不足，引起内斜视。本型内斜视 AC/A 比率正常，当远视矫正后，眼位可呈正位或内隐斜。von Noorden 认为过度的调节引起过强的调节性集合，当患者的分开融合幅度能够代偿过强的集合张力时，并不一定导致内斜视；只有当融合性分开不足以克服集合张力时，才表现为显性内斜。也有患者放弃调节因而视力模糊，但眼位正位或小角度内隐斜，引起双眼屈光不正性弱视。颜建华研究了同样高度远视的内斜视和正位视者，认为除了远视引起的过度调节外，高 AC/A 比率和融合性分开不足也是决定是否发生调节性内斜视的重要因素。

（2）临床表现：初期表现为间歇性内斜视，如注意目标，使用过多调节时，则出现内斜视。在诊室中检查时，如用手电灯光作为注视目标，往往不出现内斜视，故容易漏诊。应该使用带有图形或文字的调节性视标作注视，加用遮盖法检查，则常可将内斜视诱发出来。

好发年龄在 2 ~ 5 岁，也可早期发生于 1 岁以内或延迟到青春期。近年来的研究表明 4 个月婴儿的调节能力已达成人水平，出生后 6 个月的内斜视中有部分患者具有调节性内斜视的全部特征。往往有中度远视，发热可诱发本病，当疲劳或身体不适时出现内斜，当远视矫正后，看远和看近多数有双眼单视。少数表现为微型内斜视，伴异常双眼视及屈光参差。除非因长期未戴矫正眼镜，内斜视过久，一般很少发生弱视。

如斜视不经矫正，可逐渐发展成恒定性内斜视。如将远视完全矫正，内斜视可以消失。开始时内斜视逐渐变小，经 1 ~ 2 个月后，眼位逐渐变为正位。经过长期观察，一部分调节性内斜视，眼位虽变为正位或轻度内隐斜后，往往变成部分调节性内斜视，即便戴镜矫正，内斜视也不能完全消失，因此调节性内斜视的斜视度不一定很稳定。据 Fletcher 统计，内斜视中部分调节性内斜视占多数，为调节性内斜视的 3 倍，非调节性内斜视的 2.4 倍。在 748 例内斜视中，完全调节性内斜视只占 13%。

（3）治疗。

1）矫正屈光不正：如在发生斜视前双眼视功能已发育完善，则预后良好，可以恢复双眼视。首先在睫状肌充分麻痹下，进行检影验光。可用 1% 阿托品液，每日滴眼 3 次共滴 3 天。为避免阿托品中毒反应，也可用 1% 阿托品眼膏涂双眼，每日 3 次共 1 星期，再检影验光。如有远视应充分矫正以减轻调节力和集合。远视处方一般将所验出之全部远视减去 + 0.50 ~ +1.00D 的生理调节力，其余屈光度给予全部矫正，其目的是避免患儿长期使用全矫正眼镜，日久将引起调节失用，继发集合不足，形成外斜视。如有散光或屈光参差者也应矫正以提高视力。如屈光不正为近视者应在低度矫正下求得较好的视力。因提高视力可促进双眼视功能及融合反射的恢复，对治疗内斜视有好处。如远视度数大，患儿开始戴镜时，因调节不能松弛，反而出现戴镜后的视力不如裸眼视力。另外戴镜后斜视的控制状态可有改变，出现的次数可能增加，这两点应向家长讲清，以免患儿不能坚持戴镜，失去治疗良机。对于因调节不能松弛不愿戴镜者，可涂 1% 阿托品眼膏数天，在调节松弛下即可戴镜。戴镜约 1 个月后，如斜视完全消失，就应根据双眼视功能进行其他治疗。如双眼视功能正常则定期来复查。一般每年重新作散瞳验光，如戴镜后眼位正位或有小度数内隐斜，则保持眼位在隐斜和无症状的前提下，适当减少远视度 1.00 ~ 1.50D，希望在生理远视逐年减少的基础上，最终摘去眼镜也不出现内斜视。如戴镜后看远时眼位正位，看近时仍有不同程度的内斜视，表示 AC/A 比率高，为非屈光性调节性内斜视或内斜含有非调节性集合过强成分。如戴镜后眼位在看远看近时仅部分减轻，则斜视是属于部分调节性内斜视。有人建议，如患儿极不合作，经常打破眼镜或将眼镜丢失，可使用缩瞳剂代替眼镜，但多数人不赞成长期使用。值得注意的一点是，在儿童配镜时必须注意两镜片的光学中心距离是否和两眼瞳孔距离相符，如果不符，可引起水平位三棱镜的作用，产生视力疲劳及视力减退。同时必须注意两镜片的垂直中心是否在同一水平线上，如不在同一水平线上，可引起垂直三棱镜的作用，同样产生视力疲劳，这两种情况均为促使患儿拒绝戴镜的重要原因。

2) 治疗弱视：调节性内斜视的发病较晚，且开始多为间歇性的，因此有严重弱视者不多。如有屈光参差，双眼视力可能不等，应做窥测镜检查，有无旁中心注视，如斜视眼视力不太低下，与健眼相比，只差 2 ~ 3 行，可在健眼眼镜上加贴透明玻璃纸，使其视力稍低于斜视眼即可，这样不致将双眼分离过分，以免使隐性内斜变为显性内斜，加剧内斜程度。如斜视眼视力明显低下，可使用完全遮盖法或其他弱视治疗。

3) 正位视训练：双眼视力已达正常，经戴镜后眼位变正位，有双眼单视者，定期作屈光状态的检查，并继续戴矫正眼镜。因参加体育运动或其他原因，欲摘掉矫正眼镜，可选择某些适当的患者试行视功能训练，以期获得双眼单视。远视度在 +4.00D 或以下，散光不超过 1.00D 能合作的患儿，最适宜作训练。但家长及患儿应明了，眼镜不能永远摘掉，至少在看近时仍需戴镜。

训练的目的：①克服抑制，当眼位偏斜时能引起复视；②不戴矫正眼镜时，能自动控制内斜视，并增强融合范围；③不戴矫正眼镜时，提高双眼视力至一定水平，在参加某些活动时，能摘去眼镜。

训练方法如下。①唤起复视，为了建立双眼视，第一步应脱去抑制，唤起复视，患者如能主觉复视，也就能主觉什么时候眼位呈内斜，因此就能学会如何控制眼位。诱导患者主觉复视的方法很多，常用者有红绿眼镜，以灯光作视标，使其分辨复视现象。或用 $10^{\triangle}$ 垂直位放置的三棱镜加在一眼前，使患者感觉复视，一旦出现复视，就减少三棱镜度数，直至出现内斜，用任何一眼时能自发主觉复视为止。②控制眼位，出现复视后，在不戴矫正眼镜下，训练能自发控制眼位。欲达到此目的，首先需训练松弛调节以减少集合，一旦放松调节，视力必感模糊，应教导患者在物像模糊的情况下把二像合成为一个，如能融合模糊的物像，说明调节已松弛，视线已趋平行。③训练负融合集合，即融合性分开力，增进双眼视觉。能作训练的器械很多，如同视机、各种类型的实体镜、障碍阅读等。

4）手术：Dyer 提倡手术代替戴镜，或至少减轻戴镜度数，即使以后发生连续性外斜，也值得一试。也有人提出长期戴镜影响眼的正视化。但多数学者认为除非内斜视有非调节性成分，或合并垂直斜视、斜肌功能异常等影响融合功能，否则以手术代替戴镜，术后在近距离工作时，调节需求过大，将会引起集合不足和难以克服的视力疲劳。再戴镜后则可出现外斜视和复视。

2. 非屈光性调节性内斜视（又称集合过强型调节性内斜视）

（1）病因：与屈光性调节性内斜视不同，本型内斜视与屈光因素无关，是调节与调节性集合间的一种异常联合运动，表现为因调节力引起的一种异常高调节性集合反应。如看近时融合性分开力佳，能克服集合过强，则形成内隐斜；如融合性分开力不足，则形成显性内斜视。

（2）临床表现：内斜视的程度看近大于看远，一般超过 $10^\triangle$ 以上，呈高 AC/A 比率型，超过 6：1，少数呈正常 AC/A 比率型，而近感集合反应高。

发病年龄在 8 个月至 7 岁，平均 2.5 岁，占调节性内斜视的 56.7%，可发生在正视眼、远视眼或近视眼，但多见于中度远视眼。

多数患者有双眼单视，罕见弱视，如有屈光参差，则可发生弱视。

（3）鉴别诊断：在诊断非屈光性调节性内斜视时，必需用调节视标作注视，戴矫正眼镜后检查是否在看近时有明显内斜视，因有些患儿可以在看近时少用或不使用调节，这样容易误诊。用梯度法比较隐斜法能准确测量 AC/A 比率，可以区别非屈光性调节性内斜视与非调节性集合过强。临床有下列 4 种类型内斜视，要加以鉴别。

1）调节低下型内斜视：屈光不正轻度，调节近点后退，看远时内斜度数小，看近时内斜度数大。调节近点与同年龄相比变远，这样在看近时，为了看清物体，需要使用过多的调节努力，因此就诱发过多地集合，其机制不同于非屈光性调节性内斜视，但仍属调节性质。

2）非调节性集合过强型内斜视：看远有双眼单视，看近出现内斜视，AC/A 比率正常，因此测定 AC/A 比率可资鉴别。

3）远视欠矫：在睫状肌充分麻痹下进行验光，将远视充分矫正后，可以避免因欠矫引起的看近内斜视大于看远内斜视。

4）V 型内斜视：V 型内斜视只有当测量斜视角发现，在向下注视时内斜度数增加，而非屈光性调节性内斜视则在原在位看近时内斜度数增加，与注视方向无关。

（4）治疗：选择治疗方法时，要考虑到以下因素。如患儿的年龄和合作程度；看近和看远时的斜视度，如看远有大度数内隐斜，则无疑需行手术；AC/A 比率的高低，如 AC/比率超过(8~10)：1，则选用缩瞳剂或正位视训练，虽暂时有效，但从长远看，效果不佳。保守治疗方面有双焦点眼镜、角膜接触镜、缩瞳剂和正位视训练。

1）矫正屈光不正：患者可以在原远视矫正眼镜以外另配一副度数更大的看近用眼镜，或对没有明显屈光不正的配一副正球镜片眼镜作为看近用。如患儿为近视，则以最低度数的近视矫正镜能达到最好的视力为准。也可配双焦点眼镜，以替代两副眼镜，这对于学龄儿童较为方便。

2）平衡双眼视力：如有弱视，治疗方法同完全调节性内斜视，为抗抑制治疗，可做部分遮盖或遮盖注视眼眼镜的下半部。如经矫正屈光不正，双眼视力已相等，对内斜视的处理，根据情况，可采取保守或手术治疗。

3）佩戴双焦点眼镜：目的是在看近时增加正镜片矫正度数后能取得舒适的双眼单视，希望最后能减轻正镜片的矫正度数仍能维持双眼单视。实际上很难达到此目的，因一旦减少正镜片度数，往往导致视力疲劳或又出现内斜视。另外患儿会形成依赖戴双焦点眼镜的习惯，故多数人喜欢做手术矫正。

戴镜的适应证有下列一些情况：如看远内隐斜小于 $10^\triangle$，手术有过矫的危险；父母不愿孩子做手术；采取其他方法积极治疗而集合过强依旧；患儿为近视，近视往往有变深的趋向，随着近视的加深，内斜视的度数及出现频率也往往加剧。近视眼未矫正前，其调节是处于低下的状态，一经矫正，则可以调动正常的调节神经支配，使在看近方目标时，视网膜上成像清晰，因此在近视眼还未稳定前，使用双焦点眼镜往往比用缩瞳剂或手术要好。

配镜方法为先确定看近时所需的最低矫正镜片，开始加 $+1.00D$，以后每次逐渐增加 $+0.50D$，直至 $+3.00D$ 为止，每次增加度数时，要测量看近的斜视角，一般可看到看近的斜视角逐渐变小，眼镜处方以最小度数的看近矫正镜片能使内斜视转变成内隐斜，并能取得双眼单视为准则。可用压贴镜片先试戴 1 个月，到能确定最后度数时再开镜方。双焦点镜片放置的位置，其上方的水平直线正好平分双眼向正前方注视时的瞳孔一半，以免患儿从上方镜片看近距离的目标，这样就失去配双焦点眼镜的意义。

4）佩戴角膜接触镜：Calcutt 曾用角膜接触镜代替普通眼镜，开始时接触镜的度数与普通眼镜的度数相同，如内斜视继续存在，则增加 $+1.00D$，大部分病例看近的眼位保持在隐斜的阶段，可减少 $15^\triangle$ 之多，并获得双眼视，但这方面的工作还需进一步探讨。

5）使用缩瞳剂：缩瞳剂对集合过强及某些完全调节型内斜视病例，在训练期间有明显帮助。对不能戴镜包括双焦点眼镜、不能训练的儿童及术后仍表现使用调节时出现集合过强的患者，尤为适宜。其他对鉴别内斜视的原因是调节性或非调节性，如发病年龄不详的内斜视伴有轻度远视，确定远视与内斜视是否有关，是否有调节因素在内，也有帮助。

常用的缩瞳剂有 0.06% 碘依可酯，1%、0.5% 溴化双斯的明，0.025%、0.012 5% 异氟磷（DFP），每日起床时滴 1 次。滴眼后，使睫状肌紧张、瞳孔缩小，前者减少中枢的调节作用而不引起相应的集合，后者利用小孔成像的原理，使物像清晰，增加调焦深度，便于少用调节。

药物浓度及滴眼次数以能维持双眼单视的最低浓度与最少次数为宜。上药过程中，应定期复查，注意局部和全身不良反应。在这上述 3 种缩瞳剂中，效果以 DFP 为最强，溴化双斯的明为最弱，而不良反应则相反，以溴化双斯的明为最小。在改善 AC/A 比率方面以碘依可酯为最佳。不良反应方面除局部可发生虹膜囊肿、白内障外，全身有血中胆碱酯酶的活性低下，可引起视神经、肝脏及自主神经的障碍，其他可引起出汗、腹痛、呕吐及腹泻。

6）正位视训练：方法与完全调节性内斜视相同，主要在看近时脱去抑制，唤起复视，松弛调节，控制眼位，增强融合性分开幅度，以取得看近时的双眼单视能力。

本法适宜于内斜视度数小，AC/A 比率略高于正常且合作的患儿。对斜视度看近保持恒定；看远斜视度有几个三棱镜度而看近斜视度超过 $25^\triangle \sim 30^\triangle$；AC/A 比率大于 $(8 \sim 10)$ ：1

者，训练的效果并不理想。

7）手术治疗：斜视度数大，AC/A 比率高，斜视的频率逐渐增加，对戴镜、滴缩瞳剂及训练保守治疗无效时，可进行手术治疗。传统的手术方法行一眼或双眼内直肌后退，目的是矫正看近时的斜视度，而不致影响看远时因斜视度小而导致外斜视。由于斜视度看近大于看远，手术设计较为困难，有人主张按看远斜视度矫正，而看近斜视度矫正不足部分用内直肌后固定缝线来解决。后固定缝线的优点为不影响看远时的斜视度，而只削弱内直肌的内转力。根据看远看近时内斜度的大小，可行双眼内直肌后固定缝线，或单眼或双眼内直肌后退加双眼内直肌后固定缝线。如术后仍有残留内斜视，则应作正位视训练或用缩瞳剂。术后一般不易过矫。Parks 推荐如果存在高 AC/A 比率，每条内直肌后退量增加 1 mm。Kushner 报道了高 AC/A 比率的内斜视患者，根据配戴全部矫正远视眼镜看近时的内斜角接受手术后 15 年的远期效果，22 例患者中有 19 例内斜度为 $0 \sim 10^{\triangle}$，14 例因维持满意的眼位或视力的需要配戴远视镜，1 例患者需要使用附加双焦点镜。所有患者显示有一定程度的感觉性融合，4 例获得 40 弧秒的立体视。

（二）部分调节性内斜视

在内斜视中，以部分调节性内斜视为多见，其次为非调节性内斜视与调节性内斜视。据统计调节性内斜视占 15%，部分调节性内斜视占 46%，非调节性内斜视占 39%（包括先天性内斜视）。

Fletcher 认为内斜视当戴镜或用缩瞳剂或戴镜加用缩瞳剂后，残余斜视角在 $10^{\triangle}$ 以内的内隐斜称调节性内斜视。如戴镜或用缩瞳剂后眼位改善 $10^{\triangle}$ 以上，但仍残余 $10^{\triangle}$ 以上的内隐斜或内斜视者称部分调节性内斜视。

von Noorden 认为部分调节性内斜视的病因有两种可能：一种是有先天性婴儿型内斜视，随年龄增长远视度增大，又加入了调节性因素；另一种是调节性内斜视在完全矫正了远视后又增加了非调节因素，如集合张力过强、机械因素（内直肌、球结膜、筋膜的挛缩）等。此外完全性调节性内斜视没有得到及时治疗，可以增加非调节因素而表现为部分调节性内斜视。

1. 临床表现

发病比调节性内斜视为早，多发于 1～3 岁，为中度远视，常伴有散光及屈光参差，当远视矫正后，看远时内斜度可减少，但仍残留有内斜视，仅少数有双眼视，常伴有垂直位斜视，如一侧或双侧下斜肌过强。内斜视常呈单侧性，如不经治疗，常导致弱视及异常视网膜对应。

2. 合并垂直位斜视

部分调节性内斜视及非调节性恒定性内斜视常合并垂直位斜视，计有下列 4 种表现。

（1）继发性下斜肌过强：常由于原发性同侧或双侧上斜肌力弱所致。继发于一眼或双眼对侧上直肌力弱者不太常见。

（2）原发性一眼或双眼下斜肌过强。

以上两种原发性和继发性下斜肌过强可以引起 V 型内斜视。

（3）分离性垂直偏斜：内斜视可以合并分离性垂直偏斜，其主要特点为遮盖一眼后，被遮盖眼呈上斜视且外旋斜视，常合并隐性眼球震颤或显性—隐性眼球震颤。

（4）一眼或双眼下斜肌功能不足，引起对抗肌上斜肌过强，常合并 A 型内斜视。

3. 治疗

（1）矫正屈光不正：远视应全部矫正，因斜视往往为单侧性，常伴有屈光参差，故发生弱视的机会较多，治疗仍以遮盖法为主，如合并屈光参差，则视力很难达到双眼相等。

（2）手术治疗：部分调节性内斜视，一般用双焦点眼镜或缩瞳剂不能完全矫正眼位。如患儿合作，术前可以作正位视训练，以消除抑制，唤起复视。手术以矫正非调节性部分为准，术后仍应戴矫正眼镜，此点应向家长说清。一般做斜视眼的内直肌后退及外直肌截除，如有弱视，手术以欠矫为宜，尤其有高度远视者，术后容易发生外斜视，引起复视的干扰。

合并一侧或双侧下斜肌过强，是否要做一眼或双眼下斜肌减弱术，要看下斜肌过强是否有碍双眼单视或影响美观而定。如双眼视力好，估计可获得功能性治愈，或下斜肌过强明显，有碍美观，则可行手术。下斜肌除有上转功能外，还有外转作用，下斜肌减弱术后，使外转作用减弱，也有人认为可增加内斜视的程度，主张先做下斜肌手术，术后根据水平斜视度改变再行内斜视矫正术。但目前多数人认为下斜肌减弱术对内斜视的影响甚小。内斜视与下斜肌减弱术同时手术的优点为只做一次手术，如有望获得功能性治愈，则水平位直肌联合垂直位肌肉手术，取得成功的机会最大。也有人认为如下斜肌过强为原发性，当内斜视先矫正后，该眼不再位于内转的位置，下斜肌过强可以自发得到改善。一眼下斜肌减弱后，常引起另一眼下斜肌过强，故单眼下斜肌过强的病例应估计到术后对侧眼出现下斜肌过强需要再次手术。术前检查为双眼下斜肌过强者，即使双侧下斜肌过强程度不同，也有人推荐同时行双眼下斜肌减弱术。

（三）非调节性内斜视

非调节性内斜视，发病在生后 6 个月以前者有先天性内斜视和眼球震颤阻滞综合征。在生后 6 个月以后发生的后天性非调节性内斜视开始呈间歇性，病程缓慢，发病前可能已有双眼视功能，如能及早治疗，预后比先天性内斜视要好。

1. 基本型内斜视

（1）临床表现：无明显屈光不正，与调节因素无关，看远和看近时的斜视度几乎相等。

Costenbader 称此型斜视为后天性紧张型内斜视，Hugonniers 称此型内斜视为特发性晚发内斜视。发病初期呈间歇性，有复视，斜视度较先天性内斜视要小，以后斜视度可逐渐增加到 $30^\triangle \sim 70^\triangle$。在全身麻醉下，内斜视可消失，甚至变成外斜视，牵拉试验阴性，故有人认为此型斜视的原因为神经支配异常而非机械因素。患儿父母常将此型斜视与外伤、疾病及心理性因素联系在一起，有人认为患者有集合张力的过强，开始时受融合分开力所控制，后因受外界因素的干扰和破坏而导致内斜视。

对后天性非调节性内斜视的儿童，一定要检查眼底，注意有无视神经乳头水肿，有无中枢神经系统的异常。因中枢神经系统的疾患或畸形引起的内斜视，发病可能不是急性的。尤其在看远斜视度大于看近斜视度时应除外分开麻痹，可见于胼胝体肿瘤和 Arnold-Chiari 畸形。必要时请神经内科会诊。

（2）治疗：主要针对弱视，对眼位偏斜应尽早进行手术矫正，术后眼位如立即变过矫呈外斜视或眼位开始时呈正位或欠矫，二者相比，以前者在获得融合功能方面的机会要多。

2. 非调节性集合过强型内斜视（近距离内斜视）

（1）临床表现：发病年龄在 2～3 岁，屈光状态可能为远视或正视，看远时眼正位或有小度数内斜视，可有双眼单视；看近表现为内斜视，不管使用调节与否，内斜度数较稳定，$20^\triangle \sim 40^\triangle$不等。AC/A 比率正常或低下。通常用的隐斜法测量 AC/A 比率，易将本病误诊为调节性集合过强。应用梯度法测量 AC/A 比率，加 $-3.00D$ 球镜检查，去除了调节因素后看近内斜度仍大，说明不是由于调节因素引起，而由于集合神经冲动过强引起过度的集合。戴双焦点眼镜或上缩瞳剂不能改变看近时的斜视度。它不同于调节低下型内斜视，检查调节近点还在正常范围之内，可以发生弱视。少数患者发病较早，在 1 岁以前，看远时出现显斜，双眼视功能非常差。偶有患者在注视眼前放置底向外三棱镜，内斜眼不做外转运动，仍在内斜眼位。

（2）治疗：有明显屈光不正者，应予矫正。如有斜视性弱视，表明看远有显斜，应做弱视治疗。对保守治疗，如用双焦点眼镜及上缩瞳剂均无效，故必须手术。手术方法同非屈光性调节性内斜视，常作双眼内直肌后退术，也可做双眼内直肌后固定缝线。von Noorden 认为用常规的内直肌后退 $4 \sim 5$ mm，很少取得有意义的效果，而大量后退内直肌 $5 \sim 8$ mm 可能有效。国内也有一些学者采用超常量后徙内直肌，其远期的眼位及运动的稳定尚需进一步观察。

3. 内斜视合并近视

在全部非调节性内斜视中，伴有近视者占 3% ~ 5%，临床表现大多数与伴有正视或远视者无任何差异。由于近视眼看不清远距离目标，而只能看清近距离目标，其远点在眼前有限距离，故视近距离目标必须加强两眼集合，日久形成内斜视，但看远距离目标并不松弛。有两种特殊类型的内斜视合并近视，需引起注意。

第一型称为 Bielschowsky 型急性内斜视，内斜视合并近视 ≤ $-5.00D$ 的成年人，主觉有复视，发展缓慢，先看远有同侧复视，后看近也有，外转可以稍受限制，无眼外肌麻痹，无内转过强现象。眼位可以呈内隐斜或内斜视，应与分开不足和展神经不全麻痹相鉴别。此型斜视与近视有关，由于近视眼未经矫正，看书时离书本近，引起内直肌的张力增加，而融合性分开幅度不能控制内直肌的张力，同时另一种代偿性的、平日用以克服内隐斜、使集合松弛的神经支配力量减少，故引起内斜视。

第二型内斜视合并高度近视的成年人，近视程度往往在 $-15.00 \sim -20.00D$，发病缓慢，病情呈进行性，双眼往往先后发病，程度不等，严重时双眼固定在极度内斜或内下斜位，仅露出部分角膜，类似固定性内斜视，眼球不能外转，牵拉试验向各方向均有阻力。Hugonier 认为其原因与眼外肌病有关，而 Knapp 则认为与内分泌性眼外肌病有关。孔令媛报道 31 例高度近视合并固定性内斜视患者眼外肌的病理检查，发现有眼外肌的萎缩、变性、坏死和纤维化等及小血管炎性改变，认为本病可能为眼外肌的炎性病变或缺血引起。

对第一型的治疗，如内斜视轻，可采用保守治疗，给予三棱镜，患者一般乐于接受。如内斜视度数大，可行手术矫正，做斜视眼内直肌后退及外直肌截除。

对第二型内斜视，由于内直肌、球筋膜及内侧球结膜已有挛缩，按常规手术往往失败，即使行内直肌断腱，鼻侧结膜后退，外直肌大量截除及作牵引缝线，术后可暂时好转，但几周后往往又恢复至原来的内斜状态。根据此型内斜视的特点，应行内直肌断腱，如合并下直肌挛缩时还要同时行下直肌断腱，并做牵引缝线将眼球固定在外侧眶缘骨膜上，对某些病例，眼位能得到明显的改善。少数病例，术后慢慢发生缝线脱落，内斜又可复发。

四、继发性内斜视

（一）知觉性内斜视

婴幼儿时期，因一眼失明或视力低下，如角膜薄翳、晶状体浑浊、眼外伤、视神经萎缩及黄斑部病变等引起知觉性融合的障碍而形成的斜视，统称为知觉性斜视。有时斜视可能是单眼视力障碍或失明的首发症状，有报道视网膜母细胞瘤的患儿常以内斜视为由初诊，因此对此类儿童尤其是婴幼儿一定要全面检查。以往认为知觉性融合障碍引起的内斜视或外斜视与视力低下的发病年龄有关。Chavasse 认为一眼先天性失明或生后很快失明，则该眼呈外斜视，而 Hamburger 认为多数单眼先天性失明眼或儿童早期视力严重低下者呈内斜视。对于青少年，当一眼视力严重低下后，究竟引起内斜视或外斜视，意见也有不同。von Noorden 曾分析了 121 例知觉性斜视，视力障碍发生在生后或生后至 5 岁以内，发现内斜视与外斜视的发病率几乎相等。外斜视主要发生在年龄大一些的儿童及成年人，眼位呈内斜或外斜，与视力低下的程度无关。本型斜视好伴发下斜肌或上斜肌过强，以下斜肌过强为多见。

到目前为止，对知觉性斜视原因还未能做出很好的解释，可能与在儿童早期使用紧张性集合，在成年期少用紧张性集合有关。本型内斜视一般呈共同性，眼球运动各方向不受限制，但长时间的内斜视可以出现外转障碍，内转过强，牵拉试验阳性，外转有阻力，这与内直肌、球结膜及眼球筋膜的挛缩有关。

治疗方面，对儿童单眼先天性白内障及生后患外伤性白内障者，应早期做白内障手术，戴角膜接触镜，并进行斜视矫正。特别在成年人患外伤性白内障，白内障术后应早期作斜视矫正，有望取得双眼单视。至于因角膜薄翳、视神经萎缩及黄斑部病变等所致的斜视，手术矫正只能取得美容的效果。

视力低下的眼随年龄的增长，将来可能变为正位甚至发生外斜视，因此对知觉性内斜视施行手术后易于发生过矫，因此有人主张欠矫 $10^{\triangle} \sim 15^{\triangle}$。

手术方法可做斜视眼的内直肌后退和外直肌截除，如有下斜肌过强，则行下斜肌减弱术。内直肌有挛缩者，球结膜及眼球筋膜应后退，暴露部分巩膜。以免影响矫正效果，因手术效果不可预测，故做预置调整缝线，术后对眼位的矫正可能有帮助。术后如取得正位，经过若干年，内斜视可以再发或变成外斜视，如影响外观，可再次手术。

（二）连续性内斜视

一般是指因外斜视手术过矫引起的内斜视，因原发性外斜视自发变成内斜视者，文献上曾有报道，但为数甚少。

外斜视术后过矫的发生率为 6% ~20%，术后第一天外斜过矫明显，且有运动障碍，应立即手术探查。一般为了防止再次外斜，对间歇性外斜，有人有意识地少量过矫，术后虽有复视，但过数日或数周后，多数症状可以消失。一般手术后观察 2 周，如 2 周后后退的外直肌发现外转功能不佳，则行手术探查，检查外直肌止端有无部分滑脱或完全滑脱，如有滑脱，要将外直肌找出，将止端重新缝回。可打开结膜切口，夹住滑脱肌肉附近的筋膜，令眼向肌肉运动方向转动，可见深部筋膜组织收缩，沿此筋膜向后探查，多能找到滑脱的肌肉。切忌过度扰动眶内组织。如滑脱的外直肌找不到，则按麻痹性内斜视处理，要作肌肉转位术。如眼球运动各方向均正常，为减轻复视的干扰，临时给予远视矫正镜，度数适当减低，或用缩瞳剂，或加压贴三棱镜，或作视功能训练。经 3~6 个月后，内斜视仍在 $10^\triangle$ 以上且有复视者，可以再次手术。

连续性内斜视在儿童容易发生弱视或丧失融合，在成人会引起复视。Pratt-Johnson 等认为，儿童患间歇性外斜视，在 4 岁以前手术，手术不要过矫，仅保持眼位正位已够，如在不同距离发生过矫超过 1 周，应立即作交替遮盖，1 周后再做眼位检查，如仍未消除过矫，则应戴底向外三棱镜以矫正内斜视。如患儿年龄稍大，过 4 岁以后行手术，因可检查视力和融合功能，不怕日后过矫而导致弱视及融合丧失。手术可有意识过矫 $10^\triangle$，至于成年人外斜视，仅为美观者，为了防止发生复视，不要过矫，故术前应向患者说明，术后有复视的可能，必要时需戴三棱镜，甚至要再次手术。

五、微小斜视

在日常眼科门诊工作中，因一眼弱视而来就诊者并不少见，经常规外眼、屈光间质、眼底及屈光状态检查后，可以分别归类为屈光不正性弱视、屈光参差性弱视、视觉剥夺性弱视及斜视性弱视。但有部分斜视，因度数小，当遮盖健眼，斜视眼并无注视运动或注视运动幅度很小，检查者不易察觉，称作微小斜视。文献上曾冠以不同的名称，如小角度斜视，注视差异，融合差异，单眼注视综合征，小度数斜视等。自从 Lang 提出微小斜视以来，已为世界上多数学者承认和采用，并作为一种独立的眼病对待。由于斜视度数太小，用一般方法不易查出，且通常伴有弱视，故临床上往往容易误诊为先天性弱视、屈光参差性弱视或球后视神经炎，给予不必要的检查和治疗，故认识本病，极为重要。

（一）微小斜视的类型

许多学者对本病的分类和概念并不统一，因而对本病的特点有不同的叙述。Parks 认为微小斜视分为原发性和继发性两类，前者的原因是缺乏黄斑融合能力，后者可继发于大角度斜视治疗后、屈光参差或单眼黄斑损害。Lang 将本病分为原发性恒定性、原发性失代偿性及继发性微型斜视 3 种。按眼位偏斜的方向有内斜视与外斜视两种，以内斜视为多。在神经支配及机械因素影响下，原发性微小斜视因失代偿可转变为大角度内斜视，相反大角度内斜视戴用眼镜或手术矫正后，可转变成微型斜视。根据注视性质可以将微小斜视分为 3 类：①中心注视，遮盖试验阳性；②旁中心注视，遮盖试验阳性，异常角不等于旁中心注视点与中心凹的距离；③旁中心注视，遮盖试验阴性，异常角等于旁中心注视点与中心凹的距离。

Palimeris 将本病分为 3 种类型。

Ⅰ型：遮盖试验阳性，有弱视及异常视网膜对应。

Ⅱ型：除有以上一些特征外，尚有隐斜。

Ⅲ型：遮盖试验阴性，$4^\triangle$-棱镜底向外试验阳性，屈光参差引起的弱视及旁中心注视伴有和谐性异常视网膜对应。

张方华总结 50 例微小斜视中，有内斜视 49 例，外斜视 1 例，无斜视手术、戴镜及正位视训练史，均属于原发性微小斜视，相当于 Palimeris 分类的Ⅲ型。

Helveston 和 von Noorden 提出微小斜视患者的知觉适应良好，有旁中心注视和周边融合，可能会存在隐斜，甚至是与微型斜视方向相反。

（二）临床表现

微小斜视的临床表现为斜视度数较小，一般小于 5°，常合并一眼弱视。双眼注视时，弱视眼有抑制性暗点（中心性及周边性），旁中心注视及和谐性异常视网膜对应，多数有屈光参差，有一定程度的双眼视功能。虽然以往文献上各家报道不同，但都有特殊的知觉和运动方面的特点。von Noorden 总结有以下共同的临床表现，并可合并其他的不同表现，具体如下。

1. 弱视

一眼弱视为本病的特征。渡边等报道 28 例，全部为弱视，弱视眼视力在 0.08 ~ 0.5，平均为 0.270。Helveston 报道 20 例，全部为弱视，弱视眼视力在 0.0 ~ 0.8。张方华报道的 50 例，全部为弱视，视力在 0.02 ~ 0.6。当弱视不伴有斜视或斜视病史，也无屈光不正或屈光参差时，应考虑微小斜视的可能。这种情况易误诊为神经系统疾患。如能做出正确的诊断，可避免一些不必要的检查。

2. 抑制性暗点

当儿童一眼发生眼位偏斜，在视觉上产生两种紊乱，即复视与混淆。为了消除这种主觉上的不适，就要产生抑制（中心性及周边性），进而引起弱视，这是一种适应性机制。可为中心凹相对暗点，或当旁中心凹注视时，为偏斜眼注视点的相对暗点。可用 $4^\triangle$ 三棱镜试验、Bagolini 线状镜或双眼视野仪等来检查。但仅有中心暗点，不能确定是功能性的或是由于黄斑部器质性病变引起的，应进一步检查视网膜对应情况。

3. 异常视网膜对应

异常视网膜对应也是本病的一个特征，一般为和谐性的，也可为不和谐性的。可用 Bagolini 线状镜试验或 Cuppers 中心凹—中心凹试验检查，或 Haidinger 刷视网膜对应检查，有小角度异常视网膜对应可证实有微小斜视。

4. 周边融合

患者有正常或接近正常的周边融合，并有一定的融合幅度。

5. 有粗略的立体视

渡边用 Titmus 立体试验检查 27 例，除 3 例无立体视外，余均有立体视，平均不到 80 弧秒。Helveston 等报道立体视平均为 67 弧秒。Hill 用随机点立体视试验检查了 40 例，其中 37 例为弱视，发现 33 例有立体视，看近为 60 弧秒，看远为 228 弧秒，7 例为立体视盲。

（三）$4^\triangle$ 三棱镜试验

$4^\triangle$ 三棱镜试验是检查微小斜视的一种简易而又快速的方法，因大多数微小斜视为内斜视，少数为外斜视，故首先作 $4^\triangle$ 三棱镜底向外试验，如检查阴性，再作 $4^\triangle$ 三棱镜底向内试验。

（四）鉴别诊断

微小斜视常伴有屈光参差，而屈光参差，如未得到及时矫正，也可形成弱视，称屈光参差性弱视，二者需加以鉴别。

屈光参差性弱视，具有以下 7 个特征：有屈光参差；无眼位偏斜；为中心凹注视；呈轻度或中等度弱视；具有周边性融合，不易查出中心凹融合；有一定程度的立体视；对弱视治疗的反应好。在以上 7 个特征中，如弱视眼查出有旁中心注视，同时又查出弱视眼中心凹有抑制性暗点及异常视网膜对应时，则可诊断为微小斜视。

（五）治疗

微小斜视在年长儿童或成人，由于在日常双眼注视环境下，度数不超过 $10^\triangle$，具有舒适而近乎正常的双眼视觉和良好的周边融合范围，外观又不显，无须进行手术。但对 5 岁以内的儿童，主要治疗知觉障碍，即克服弱视。

1. 矫正屈光不正

如屈光参差程度重，造成影像不等，不能以普通眼镜矫正者，则需配戴接触镜。

2. 治疗弱视

目前一般的倾向是在矫正屈光不正的基础上，遮盖注视眼。当弱视眼视力增进到一定程度后，应逐步取消遮盖，给健眼的镜片上贴以滤光片，使健眼的视力逐渐增进，直至最后完全取消遮盖为止，避免突然取消遮盖后视力又减退。遮盖效果与开始治疗的年龄有关，5 岁以内效果较好。有报道经遮盖治疗后，微小斜视消失，旁中心凹注视变成中心凹注视。不必要进行同视机训练，以免引起视力疲劳或复视。Houston 报道 30 例平均年龄在 5 岁的原发性微小斜视患者，治疗前视力在 6/12 到 6/9，不能达到正常立体视。在经过屈光矫正和遮盖后，有 43% 患者视力达到 6/5，87% 达到 6/9 以上。37% 患者获得 60 弧秒的立体视，55% 转变为中心凹注视。治疗效果与治疗前视力、治疗时的年龄或屈光参差量无关。因而认为对微小斜视有潜在的能力发育视力和立体视，应积极进行治疗。

六、急性共同性内斜视

后天性共同性内斜视往往发生在儿童时期，多数在 5 岁以内。眼位偏斜缓慢发生，因此很难确定发病日期，有时唯一的征象是闭住一只眼。但在临床上，偶见年长儿童、成人甚至老年人，突然出现复视，发生内斜，容易与麻痹性内斜视混淆，但无眼外肌麻痹症状，神经科检查无器质性病变，称急性共同性内斜视。

（一）临床特征

1. 发病突然

先感觉复视，后发生内斜或二者同时发生。

2. 复视

为同侧水平位，各方向距离相等。复像距离看远大、看近小，有的至眼前一定距离复像消失，复视在主观上能耐受。

3. 斜视

可表现为内隐斜、间歇性内斜或恒定性内斜。斜视度最小为 $10^\triangle$，最大为 $60^\triangle$。

4. 眼球运动

眼球运动各方向均完好，无眼外肌麻痹体征。

5. 视功能

具有一定的双眼视功能，大部分有同时视及一定范围的融合力，约一半患者尚有立体视，最好者达 30 弧秒。

（二）分类

急性共同性内斜视分为以下 3 种类型。

（1）急性共同性内斜视发生在融合遭到人为的破坏后，如在治疗屈光参差性弱视，遮盖一眼后；或一眼因患病或受伤后失去视力者。

（2）Burian-Franceschetti 型急性内斜视。此型没有人为破坏融合的因素，其特点为急性发病，有复视，斜视度较大，无眼外肌麻痹体征，早期复视及斜视可能为间歇性，以后变为经常性，远视轻，调节因素小。

（3）由颅内病变的病理性因素引起的内斜视。一些罕见但可致命的疾病如 Arnold-Chrari 畸形、脑积水、颅内星状细胞瘤或其他肿瘤等可以引起逐渐发作的内斜视，但任何一种均可急性发病。如斜视伴有眼球震颤或术后不能恢复正常双眼视觉的患者，应先进行神经科检查。

（三）发病机制

Burian 对融合遭到人为破坏引起的急性内斜视及 Burian-Franceschetti 型急性内斜视，用融合机制来解释其发病原因。这些患者原有正常的双眼视觉，可能伴有轻度屈光不正或一定程度的内隐斜，平时能够用运动性融合控制眼位。一旦融合被人为因素破坏后，内隐斜失去控制，表现为显斜。这类患者中部分通过矫正屈光不正可以恢复正位视，另一部分可自然痊愈，还有小部分需要手术治疗。在没有人为因素破坏融合机制的一类患者，可能原有的运动融合幅度较小，在神经或精神因素的影响下，不能控制原有的内隐斜而发病。

（四）鉴别诊断

急性共同性内斜视应与分开麻痹、双侧展神经麻痹及集合痉挛相鉴别。

1. 分开麻痹

本病的临床表现与急性共同性内斜视完全相同。某些学者认为分开麻痹为中枢神经系统疾病，如脑炎、梅毒、多发性硬化、头颅外伤、颅内肿物、颅内压增高及脑出血等引起，而急性共同性内斜视则无明显中枢神经系统疾患。Burian 虽然认为分开麻痹也可发生在无中枢神经或全身疾病的患者，但还是将急性共同性内斜视作为一种特殊类型斜视与分开麻痹分别加以描述。

2. 双侧展神经麻痹

在双侧展神经麻痹时，当向水平麻痹肌作用方向转动时，复像距离变大。

3. 集合痉挛

集合痉挛虽然看远也有同侧复视，但看近则呈交叉性复视，同时融合性分开力不受影响，远视力减退。

（五）治疗

急性共同性内斜视主要因复视及内斜视而就诊。尽管其诱发因素明显，也应首先进行神经科的检查以除外颅内疾患。如内斜轻、复视干扰不大，可以观察；或先采取保守治疗，矫正屈光不正。用最低度的三棱镜底向外分放于双眼前以中和复视；如内斜视度数大，症状稳定后，可以做手术矫正。因本病患者具有一定程度的双眼视功能，故手术预后一般较好。von Noorden 认为对于 5 岁以内的幼儿，手术矫正斜视不应超过发病后数月，以免发生抑制和弱视。对大龄儿童和成人，由于他们的视觉发育已经成熟，手术可以延迟更长的时间。

（赵海霞）

第二节　外斜视

在日常工作、学习和劳动中，双眼眼外肌是处于相对平衡的状态，即使遮盖其一只眼，使融合功能受到破坏，但双眼视轴仍保持平行而不分离者称正位眼。此种情况很少，多数人双眼的眼位有偏离平行位置的倾向，但可通过正常的融合功能而得到控制，仍能维持双眼视轴平行，不出现偏斜，此种潜在性偏斜称为隐斜；如融合功能失去控制，使双眼处于间歇性或经常性偏斜状态时，则称为显斜。事实上隐斜与显斜之间并无本质的区别，只是程度上的不同。

到目前为止，引起外隐斜或外斜视的病因机制还不完全清楚，多数学者综合 Duane 的神经支配理论和 Bielschowsky 的机械因素理论，来说明其发病机制和进行分类。

1. 神经支配因素

与产生内隐斜的中枢因素相同，认为内隐斜是集合中枢过度紧张、集合兴奋过强所致，外隐斜是集合中枢张力减弱、集合功能不足引起。Duane 认为外斜视的原因，主要由于集合和分开功能之间，受到两种神经支配的干扰而发生。根据这个理论，外斜视的斜视角看远大于看近的，为外展过强，看近大于看远的为集合不足，看远和看近相等者为外展过强合并集合不足。上面两种集合和分开功能，属于神经支配因素，即动力因素，二者之间如处于平衡状态，可保持双眼视轴平行，如失去平衡，则引起外斜视。虽然多数学者认同这一论点并沿用以此为依据的分类法，但迄今为止尚无实验和临床证据证实在外斜视中存在张力过强的分开神经支配。关于大脑是否存在两个异向运动中枢分开中枢和集合中枢的问题尚有争论，所谓位于中脑展神经核附近的分开中枢目前还未被证实，多数学者主张大脑仅有集合中枢。目前临床上比较多地用集合中枢来解释内、外隐斜的成因。

2. 解剖因素

Bielsehowsky 认为除有神经支配因素外，还有机械和解剖因素，即静力因素，如眶轴向外、休息眼位时呈外斜状态、瞳孔距离、眼球的大小等各种因素。眼外肌组织的解剖异常如眼外肌的长度、走行、止端等的异常，外直肌的遏制韧带异常，外直肌与下直肌间的肌间膜明显增厚，各种形式的足板等可阻止外直肌的充分松弛，使集合功能受到一定的障碍。

3. 调节因素

屈光不正与调节的因素可进一步改变神经支配功能，影响眼位的偏斜。如未经矫正的近视眼，在看近时，与正视眼相比，少用或不用调节，引起调节性集合的减弱，常引起外隐斜，日久可导致外斜视，但近视与外斜视不如远视与内斜视的关系密切。未经矫正的远视，除看远外，在任何距离，由于使用调节，产生相应的调节性集合，可以减轻或消除外隐斜，甚至转变成内隐斜。虽有人称随年龄的增加，老视眼的出现，外隐斜的程度有所增加，但 Scobee 认为并非都是如此。高度远视，未经矫正，即便使用调节也不能看清目标，故放弃调节，致使集合功能低下，也可发生外斜视。

一、外隐斜

外隐斜是两眼眼位有偏离平行向外偏斜的倾向，但可通过正常的融合功能控制而保持两眼视轴平行，取得双眼单视。由于向外偏斜，外界物体将落在注视眼的黄斑中心凹和外斜眼黄斑中心凹的颞侧视网膜上，引起交叉性复视，造成视觉紊乱。为了克服向外偏斜的倾向，使来自两眼的物像能很好地融合在一起，则需运用融合性集合来矫正眼位的向外偏斜，由于融合力有一定的限度，如外隐斜度数大，融合力不足，则产生一系列肌性视力疲劳的症状。

（一）临床特征

成人有少量外隐斜，年轻人即使外隐斜的度数相对大一些，也常无症状，症状的出现几乎全部是由于内直肌与其协同肌持久的神经紧张，通过融合性集合来控制双眼视线平行而引起。外隐斜的症状包括如下3点。

（1）阅读时间稍久，出现瞬息间的字迹模糊和复视感，有时必须紧闭双眼，稍事休息后才能继续阅读。症状的出现是由于在使用融合性集合克服外隐斜的过程中，使用了过多的集合力，超出了正常的允许范围，即超出了融合性集合的疲劳阈。当患者维持融合性集合有困难时，就使用调节性集合来补充融合性集合，去克服外隐斜。当使用调节性集合时就会有调节与之相伴而行，这种无目的地使用调节会带来字迹模糊。为了让字迹清晰，就要放松调节，相应的调节性集合也将减弱，外隐斜将变为显外斜，发生交叉性复视，为了克服复视，再次使用调节和调节性集合，以消除复视，而字迹模糊再次发生。

（2）近距离工作即有额部头痛或眼球后疼痛感，常有上睑沉重、疲劳或强直感，似有上睑粘着眼球的感觉。

（3）外隐斜可引起偏头痛，恶心和神经衰竭，严重者不能作近距离工作如阅读和书写，甚至不能上学，十分苦恼。

（二）治疗

外隐斜是否需要治疗，取决于是否引起症状，成年人有少量外隐斜或年轻人外隐斜即使大一些，常无症状，因此不必治疗。外隐斜引起的症状，是属于眼外肌不平衡引起的肌性视力疲劳，这些症状临床上无特异性，经验不足的医生往往按屈光不正、青光眼或神经衰弱进行一系列的检查，配戴矫正眼镜，但症状仍未解决。判断眼外肌是否平衡，除有无自觉症状外，主要靠隐斜和融合力（融合性集合和融合性分开）的检查。正常人看近或看远都有不同程度的隐斜，看近时外隐斜居多，看远时内隐斜居多。不应认为出现隐斜，即为不正常，还要动态分析融合力的大小及有无症状。如有人看近虽有 $10^\triangle$ 外隐斜，由于融合性集合好，可无症状，反之，有人看近外隐斜 $4^\triangle$，属正常范围，但融合性集合差，反而出现视力疲劳。国内外一些资料表明，隐斜及融合力的正常范围为：5 米距离内隐斜 $3^\triangle$ ~ 外隐斜 $5^\triangle$，融合性集合 $16^\triangle$ ~ $24^\triangle$，融合性分开 $4^\triangle$ ~ $8^\triangle$；33 cm 内隐斜 $3^\triangle$ ~ 外隐斜 $8^\triangle$，融合性集合 $24^\triangle$ ~ $30^\triangle$，融合性分开 $6^\triangle$ ~ $12^\triangle$。

外隐斜比内隐斜更适于保守疗法（非手术疗法），因为刺激和加强张力不足的集合中枢要比松弛过度紧张的集合中枢容易得多。

1. 矫正屈光不正

大约有一半的外隐斜患者与屈光不正，即与调节—集合之比有关。如患者为近视，应给予完全矫正，如为远视则尽量少矫正，如有散光，不管是近视散光、远视散光还是混合散光均应给予完全矫正，以加强调节，但切勿使调节过度紧张。

2. 集合训练

如戴矫正眼镜后，症状依旧，则应做集合训练，特别对集合不足的外隐斜，斜视度看近大于看远者，非常有效，而对外展过强，斜视度看远大于看近者，效果就差。常用的方法如下。

（1）普通方法训练：是增进集合近点的一种训练，先令患者看自己的鼻尖，使他体验到眼球向内牵引（集合）的感觉。继而令患者看一根铅笔或钢笔的笔尖，把它由一臂的距离处逐渐向鼻尖移近，双眼同时注视笔尖，直到出现复视为止，发现复视时，将注视物固定在该处，双眼用力集合，使复视消失。复视实在不能消失时，则将注视物稍向远移，直到能达到双眼单视，并坚持注视片刻，然后将注视物由远处慢慢移近，这样重复地操练，每日 2 ~ 3 次，每次 5 分钟。采用带有文字或图案的卡片作刺激视标更好，可以引起适当的调节，保持集合的持续。

（2）跳跃集合训练：当集合功能达到一定水平后，可更换训练方法，将注视目标逐渐由远移近法改为反复而迅速地由注视远处目标突然改为看近处目标。开始时由看远改为突然看 20 cm 处目标，逐渐缩短突然看近的距离，最后达到看离双眼 5 cm 处目标。也可用三棱镜或同视机进行这种训练。

（3）三棱镜训练：外隐斜度数如看远大于看近，则重点训练看远，外隐斜度数如看近大于看远，则重点训练看近。控制调节，只刺激融合性集合，而不诱发调节性集合，故选用清晰而带有文字或图案的视标。将三棱镜底向外置于一眼前，由低度开始，逐渐增加到最高度，以加强集合力。

3. 三棱镜矫正

老视兼有外隐斜者，因调节力弱，除消除视力疲劳外，还希望获得清晰的近距离视力，因此在给予双光镜片的基础上，再加底向内的三棱镜。对年轻人度数较高的外隐斜，用底向内三棱镜治疗，不能增加融合功能，只能促进集合中枢张力的不足，在戴用一段时间后，有要求再增加三棱镜度的可能，因此有的学者不主张应用，认为有损无益。Parks 认为底向内三棱镜镜片，适用于有外隐斜的老视或不到老视年龄的患者，同样适用于在看近时出现视力模糊和复视的年轻患者。如看远眼位正位或有少量外隐斜，而看近有 $12^\triangle$ ~ $18^\triangle$ 外斜视，调节幅度低于正常，融合范围明显低于正常或几乎无融合范围，对集合训练无效者，Parks 赞成在给予正球镜片（为老视患者）基础上加底向内三棱镜。三棱镜的处方以能消除症状之最小度数为限。Maddox 矫正外隐斜度数的 1/2，Sheavd 矫正外隐斜度数的 2/3，三棱镜可置于一只眼或分置于双眼前。

4. 促进身体健康

身体虚弱患者常有外隐斜，且症状较严重，当身体健康时，集合中枢的张力逐渐恢复，外隐斜的症状也会有所好转，甚至消失。

5. 手术治疗

手术前必须测定看远和看近的外隐斜度，除非看远和看近的外隐斜度数均大（超过 $12^\triangle$），且有症状，训练无效，适应做手术外，对看近外隐斜度数大，有症状，而看远近乎正位，或看远外隐斜度数大，看近近乎正位，则非理想的手术指征。看远有大度数外隐斜，看近近乎正位者，在看远时不会成为间歇性外斜视，对看远出现的症状，几乎不觉得有干扰，因此无须治疗，包括手术在内。对看近有大度数的外隐斜，看远近乎正位，有少量外隐斜者，手术必须慎重，术前必须向患者交待预后，术后可能出现以下两种情况。

（1）术后症状虽然缓解或消失，但症状和外隐斜度数可复发，恢复术前的状态。

（2）术后看近症状消失，阅读和近距离工作可坚持，但看远出现内斜视，引起同侧复视，干扰甚重，有些患者甚至难于走路骑车，要遮盖一眼，此时需用底向外三棱镜或再次手术，来消除复视。

二、先天性外斜视

先天性外斜视比较少见，一般发生在出生后或 1 岁以内。国外学者把出生后 1 岁以内发生的外斜视也称为早期发生的外斜视或婴儿性外斜视。

（一）临床特征

1. 发病年龄

先天性外斜视是指发生在出生后 1 岁以内的恒定性外斜视。如同先天性内斜视一样，新生儿时的眼位常不稳定，因此确定婴儿是否有外斜视应该在出生 3 个月以后。Nixon 曾检查了 1 219 例正常新生儿的眼位，其中 48.6% 为正位，32.7% 有外斜视，3.2% 有内斜视，另有 15.4% 不能确定。这与在 1 岁时检查的结果大相径庭。蔡京华认为在出生后 10 个月时有恒定性外斜视即可诊断。

2. 斜视度

先天性外斜视为恒定性外斜视，斜视度比较稳定，但比较大。随年龄增长，外斜视度可能增加。有些患者，受调节性集合的影响，看近时的外斜度有变化，并不稳定，因此要与生后有间歇性外斜视相鉴别，因二者在治疗方法和预后上有不同。但由于年龄的关系，有时甚难鉴别。

3. 眼球运动

双眼同向运动和单眼运动均正常，但可合并头位异常。一些患儿可合并分离性垂直偏斜（DVD）、A 型或 V 型外斜视，上斜肌或下斜肌功能异常。Hunter 报道在先天性外斜视中有 38% 病例合并 A-V 征，46% 有 DVD。蔡京华报道的 13 例中有 1 例伴有 V 征，7 例有垂直偏斜，4 例有 DVD，4 例有下斜肌功能过强，3 例有代偿头位。可伴有隐性眼球震颤。

4. 视力及屈光状态

多为轻度屈光不正，屈光参差少见。一般能够用中心固视，有交替注视能力者视力多正常。眼底正常。

5. 合并眼部和全身疾病

先天性外斜视中约有 67% 常有同时存在的眼部或全身疾病，较内斜视婴儿更为常见，而且合并的全身疾病较眼病更多见。合并的全身疾病常有：颅面异常，脑积水，脑瘫，癫痫，发育迟缓和精神发育迟缓等神经系统疾病。眼部的异常可有限制性综合征，显著的屈光参差或有视觉缺陷的眼病。在大多数病例中有弱视或引起弱视的危险因素。

6. 双眼视觉功能异常

由于出生后早期发生斜视，伴随的脑功能发育不良也影响双眼视觉功能的正常建立，患儿多无正常的双眼视。

（二）鉴别诊断

1. 假性外斜视

黄斑偏位可导致假性外斜视或内斜视。早产儿视网膜病变（ROP）的视网膜瘢痕可引起假性外斜视，检查时角膜映光点在瞳孔中心鼻侧，呈外斜视的外观。眼底检查显示视网膜和血管组织颞侧牵拉和黄斑异位。由于黄斑异位患者多不能用中心注视，单眼注视时角膜映光点仍不在中心，交替遮盖时没有由外至中的注视运动均可与外斜视鉴别。其他影响黄斑的眼底病也可有假性外斜视。

2. 先天性枕叶偏盲伴有异常视网膜对应和外斜视

Iwashige 报道 2 例枕叶偏盲伴有异常视网膜对应和外斜视，表现为显性外斜视、DVD 和上斜肌功能过强。视野检查示同侧偏盲伴有 5°~10°黄斑回避，病变所在的半视野刺激 VEP 振幅减小，眼动图检查示同侧的追踪缺陷，认为进行性的外斜视是为了代偿同侧偏盲，手术矫正外斜视可破坏已经建立的代偿机制，引起视觉紊乱。

(三) 治疗

需行手术治疗，除矫正外斜视外，对有 A-V 外斜视、斜肌功能过强者，另作相应之手术。Moore 报道的 10 例均做了手术，2 岁前做手术者共 7 例。对 7 例手术后追踪观察了 3~8 年，4 例仍有外斜视，3 例过矫，分离性垂直偏斜仍存在，无一例有融合功能。为了刺激融合，5 例加用三棱镜和（或）负镜片治疗，但治疗无效，除 1 例在 7 岁时，因调节/集合痉挛有症状外，余均无症状。Hunter 则认为手术的干预在多数患儿中获得正位，但未能获得双眼注视的能力。在有弱视的病例中，弱视治疗应该坚持进行。

三、间歇性外斜视

间歇性外斜视是介于外隐斜和共同性外斜视之间的一种过渡型斜视，随年龄的增长，融合性和调节性集合功能逐渐减弱，最后失去控制，丧失代偿能力，成为恒定性外斜视。隐斜与显斜的差别，仅是一个可以为融合功能所控制，一个不能用融合功能加以控制，二者在本质上是相同的，特别是介于二者之间的间歇性斜视，更难截然分开。可以认为从外隐斜至间歇性外斜视，最后发展成恒定性外斜视，是随年龄的增长，在外斜视发展过程中的不同表现。如果用遮盖法做检查，除去融合，当遮盖移去后，被遮盖眼还停留在偏斜位置，不能很快恢复双眼注视，出现显斜状态，必须两眼视线重新调整才能恢复双眼注视，这种情况实际上已超出隐斜范围，属于间歇性外斜视。

(一) 病因

间歇性外斜视在外斜视中比较常见，主要是外展和集合功能之间的平衡失调，集合功能不足和融合力低下。融合能力是生后逐渐发育起来的视功能。人的两眼眶轴约呈 45°分散位，而眼位经常处于平衡状态。这除受两眼球周围解剖因素影响外，主要由融合反射等视运动反射因素所控制。例如人的休息眼位为轻度外斜，但时刻受融合性和调节性集合所控制，而不出现外斜。如一旦失去此种控制，外展和集合出现不平衡时，将出现外隐斜，随年龄的增长，调节和融合功能减退，集合功能相应减弱，外隐斜可转为间歇性外斜视。

除上面这些神经支配因素和解剖因素外，屈光不正可进一步改变神经支配的方式，从而影响眼位。如未经矫正的近视，看近距离目标时，不使用调节，因而调节性集合减弱，容易引起外斜视。高度远视，未经矫正，即便使用调节，成像也不清晰，故常放弃调节，致使调节性集合功能低下，也可引起外斜视。但与外斜视关系密切者为近视性和散光性屈光参差，使双眼成像不清，大小不一，妨碍融合，促进抑制，最后引起外斜视。

（二）分类

间歇性外斜视依据运动和感觉两方面因素进行分类。

1. 运动因素

根据 Duane、Burian 等的主张，从外展和集合之间的不平衡，斜视度看远和看近之间的差别来进行分类，共有 4 型。

（1）外展过强型：看远的斜视角大于看近的，至少大 $15^\triangle$，AC/A 比率高。

（2）基本型：看近和看远的斜视角基本相似，差别不超过 $10^\triangle$，AC/A 比率正常。

（3）集合不足型：看近的斜视角大于看远的，至少大 $15^\triangle$，AC/A 比率低。

（4）类似外展过强型：初步检查时，这类患者看远时的斜视角比看近的大，经用特殊检查法（遮盖法和加 +3.00D 透镜法）可发现看近的斜视角和看远的一样，说明 AC/A 比率正常，也有时比看远的更大，说明 AC/A 比率高。这种表面上看好像是外展过强，事实不然，故称类似外展过强型，如看远斜视角依旧大于看近的，则为真正的外展过强。

鉴别真正的外展过强与类似外展过强型的方法有以下两种。

1）遮盖法：先用交替遮盖加三棱镜法初步查出看近和看远的斜视角，如果看远的大于看近的，则在初步检查完毕后，遮盖一只眼（Scobee 建议盖 24 小时，von Noorden 主张盖 1 小时，Burian 主张盖 30~45 分钟）用同样方法再测一次。因为儿童的集合冲动有可能掩盖部分外斜，致使看近斜视角减小而误诊为"外展过强"，盖一只眼的目的是短暂地消除患者的融合冲动，以便发现看近的真正外斜视度数。由于短暂的融合可以恢复这种代偿机制，所以在打开遮盖眼之前，要把检查的器械准备就绪，先遮盖注视眼，再打开遮盖眼，不让患者有融合的机会，立即先查看近的斜视角，然后查看远的，如遮盖后看远的斜视角与看近的相同，则为类似外展过强型。

2）加 +3.00D 球镜法：双眼加 +3.00D 球镜，测定看近时的斜视角，如比未加前的斜视角更大，则为类似外展过强型。加 +3.00D 球镜的目的是除去看近时调节因素引起的集合作用。

久保田认为无必要区别真正的外展过强型与类似外展过强型外斜视，AC/A 比率高者相当真正的外展过强型，因类似外展过强型常由基本型及集合不足型移行而来。

2. 感觉因素

Swan 从视网膜对应关系考虑，将间歇性外斜视分为正常对应间歇性外斜视与双重对应间歇性外斜视两类。

（1）正常对应间歇性外斜视：用同视机检查，在视远情况下，客观斜视角与主观斜视角一致者为正常对应。此型斜视，两眼在分散状态时，能保持融合及眼位正位，具有双眼视功能，但融合消除时，则成外斜状态。斜视角在 $-10°~-30°$ 范围，以 $-14°~-15°$ 为多，集合功能多不良。

（2）双重对应间歇性外斜视：是指同时存在正常视网膜对应与异常视网膜对应而言。用同视机检查，在外斜状态时主观斜视角与客观斜视角不一致，出现异常视网膜对应，而正位时为正常对应。其斜视角多比较大，在 $-20°~-30°$ 范围，以 $-25°$ 左右为多，集合功能一般较为良好。

以上两型与外展过强型、基本型和集合不足型的关系，认为正常对应者属于集合不足型与基本型，双重对应者属于外展过强型。

（三）发病率

外斜视比内斜视少见。Friedmann 在 38 000 个 1~2.5 岁儿童的眼科普查中，发现斜视儿童 498 个，其中 72.2% 是内斜视，23% 是外斜视，内外斜视的比例为 3：1，与斯堪的那维亚、英国、加拿大和美国等地区与国家的报道相似。在中东、赤道非洲和东方国家外斜视的发生比美国更多。在中欧外斜视的发病率最低。Jenkins 发现在离赤道越近的国家发病率越高。男、女的发病率比较，女性偏多，占 61%~70%。

（四）临床表现

（1）发病年龄和病程。Costenbader 报道在 472 例分开过强型间歇性外斜视中，出生时发病的有 204 例，生后 6 个月发病的有 16 例，生后 6~12 个月发病的有 72 例，仅有 24 例是在 5 岁后发病的。其他人报道在 2 岁前发病的占 34.5%~70%。最近的报道平均诊断年龄为 7.8 个月。从开始出现外隐斜到发展为稳定的外斜视，每个患者的发展过程不同。多数患者的外斜视逐渐进展，间歇期减少，最终发展为恒定性斜视。但也有人直至成年仍能自发控制眼位。影响病程进展的因素有：随着年龄的增长集合张力减低，抑制的发生，逐渐减少的调节力和随着年龄的增长眼眶的分开增加等。确定发病年龄对于评估患者的预后有很大意义。如发病时间较晚，经过较长的间歇期才发展为恒定性斜视，在手术矫正斜视后，恢复双眼单视的机会较发病时间早，较快发展为恒定性斜视的患者要好。Burian 观察发现，分开过强型斜视倾向于稳定，而类似分开过强型近斜视度趋于增加，集合不足型患者的双眼视觉功能迅速恶化并进展，基本型倾向于斜视度增加和继发集合不足。

（2）斜视角变异较大。斜视角随融合和调节性集合力强弱而变化，清晨双眼位置可能正常，傍晚劳累后则出现斜视，也有向远处或向上看时偏斜出现或加大，看近或向下看时减小或消失，思想集中时不斜，出神时则外斜。精神状态、健康状态和焦虑均可影响斜视度。有的患者由于精神紧张，在医院就医或临近手术时，外斜视可以消失。经过集合训练的患者也容易掩盖其真实的斜视度。在不同距离检查时斜视度可有变化，用 >6 m 距离测量可揭示更大的斜视度。一些患者在向侧方注视时斜视度比原在位时小，称为侧方注视的非共同性。

（3）不像外隐斜患者常主诉有视力疲劳，视力模糊，长时间阅读发生困难，头痛和复视感，间歇性外斜视的儿童很少出现症状，除非外斜视新近发生，因它具有完善的抑制功能来克服复视。少数人在出现外斜视时，会主觉复视，但绝大多数人，因单眼抑制，无复视感觉。成年人出现间歇性外斜视后，则易于发生视疲劳等症状。

（4）有些患者自知自己的眼位是处于外斜或正位状态，可以自我控制。当加强调节，利用调节性集合控制眼位时，因调节过度引起双眼看远视力下降（调节痉挛）和头痛，而检查单眼视力时，不需使用调节，视力较双眼检查时提高。为此绝大多数患者选择单眼抑制这种比较舒适的方式解决，令眼位外斜，此时视物变清晰。

（5）间歇性外斜视患者的一个特点，在户外强光下特别畏光，喜闭上一眼，这常是主诉之一，对这种现象，目前还无令人满意的解释。Manley 设想，孩子在户外，注视无限远时，近处无线索刺激集合，而闪烁的阳光炫耀视网膜，融合受到破坏，引起外斜视，这种解释意味着闭合一眼是为了避免复视。但在临床上询问在阳光下习惯闭合一眼的外斜视患者，并不觉得有复视。这种畏光现象在内斜视的患者中也有出现，其确切的原因还不清楚。

（6）另一个少见的症状为视物变小，这与间歇性外斜视中利用调节性集合控制眼位时集合和调节的变化有关。

（7）年龄小于 10 岁的儿童，可以发生知觉性适应，当外斜时常有异常视网膜对应和旁中心注视，当正位时则有正常视网膜对应和立体视。Jampolsky 发现间歇性外斜视抑制性暗点由中心凹扩展到颞侧视网膜。Campos 指出，这仅在使用深色、红色滤光片放在注视眼前检查时才发现，使用眼位分离较少的方法（如线状镜），暗点可能越过中线向鼻侧视网膜扩展。Awaya 等强调在间歇性或恒定性外斜视的患者，抑制性暗点的大小和位置的变化都很大。国内学者研究了间歇性外斜视的立体视觉情况，发现近立体视保存者占 98.5%，近立体视锐度低于正常，在 100~200 弧秒，远立体视保存者仅占 16.7%。卢炜复习了双眼视觉术后重建的情况，指出本病中看远的融合功能最早丧失，患者的融合范围缩小并向外侧移，认为融合功能发育不全是间歇性外斜视发病机制的主要因素。近立体视检查中患者的近零视差、交叉视差、非交叉视差均有损害，损害顺序依次为非交叉视差、交叉视差、近零视差。

（8）可合并 A-V 征或垂直位斜视，也可见上斜肌或下斜肌功能异常。

（五）治疗

间歇性外斜视一般需行手术治疗，但也适合进行某些非手术治疗，例如在术前创造最佳的感觉条件，或必须延期手术的患者，在等待期间，需作增强融合训练等。

1. 保守治疗

（1）矫正屈光不正：有明显屈光不正，特别是散光和屈光参差，必须矫正，使视网膜成像清晰，增强对融合的刺激。近视患者应作全部矫正，以便保持主动的调节性集合。远视患者，是否完全矫正或部分矫正，要根据屈光不正的程度，患者的年龄和 AC/A 比率而定。因矫正远视，将会减弱调节性集合，从而增加外斜视度，因此应根据每个患者的条件，分别对待。通常对屈光不正小于 +2.00D 的外斜视儿童，不予矫正。

（2）加用负透镜：AC/A 比率高的外展过强型外斜视，使用负透镜可增加调节，刺激调节性集合，减少外斜视程度。集合不足型外斜视的幼儿，将负透镜放在双光眼镜的下段，外展过强型外斜视，则将负透镜放在双光眼镜的上段。负透镜作为一种临时治疗措施，对视功能有好处，在等待手术期间，可增强正常的双眼刺激。

Caltrider 与 Jampolsky 应用过矫 2~4D 负透镜治疗儿童间歇性外斜视，融合得到改善，同时斜视度也减少，但少数患者戴镜后变成内斜视。von Noorden 认为使用负透镜只能作为一种临时治疗措施，推迟手术时间。幼儿能很好地耐受负透镜，但当儿童逐渐长大，会引起调节性视力疲劳。

（3）暂时观察：15$^\triangle$ 或少于 15$^\triangle$ 的小角度外斜视（多数外展过强型外斜视要比 15$^\triangle$ 大），大部分时间有双眼单视，或患儿因某种原因不能手术，或家长不同意，则可暂时观察。在观察期间，应注意视力、斜视度、集合近点和双眼视功能的变化，如外斜视的出现频率增加，在醒着的时候，有一半以上时间出现外斜，集合近点逐渐后退，双眼视功能变坏时，则尽早施行手术。

（4）使用三棱镜：Ravault 等对斜视角不太大、外展过强型外斜视的儿童，使用底向内的三棱镜来代偿外斜视，以便继续获得双眼单视。矫正全部外斜视所需的三棱镜度，经常戴镜，然后逐渐减少三棱镜度，可获得功能治愈。Berard 在手术前使用三棱镜，矫正斜视度的 1/2~1/3，刺激双眼中心凹。此法适用于小度数外斜视。

（5）戴有色眼镜：强光是分离眼位的一种因素，患儿常在强烈阳光下闭合一眼，戴有色眼镜，可减少进入眼内的光量，从而增强对外斜视的控制。

（6）正位视训练：Knapp 综合多数斜视学者的意见，认为正位视训练只作为辅助治疗，不能代替手术。对术前是否需行正位视训练，意见不一。训练包括交替遮盖，抗抑制治疗，唤起复视，增强融合范围。von Noorden 很少在术前使用正位视训练。

2. 手术治疗

（1）手术适应证：是否需要手术，应综合考虑斜视角的大小，显性斜视出现的频率和时间的长短，集合功能是否良好，患者年龄，融合控制的状态，双眼视功能状态和有无视疲劳等因素。即使斜视角小，但出现显性斜视的频率高、时间长，集合和双眼视功能差，视疲劳明显者，也可手术。如斜视角大，但出现显性斜视的频率少、时间也短，集合和双眼视功能良好，无视疲劳，可不勉强行手术。对小于 10° 间歇性外斜视儿童，如有良好的双眼视觉可观察随访，当视功能有恶化趋势时应及时手术。观察期间应进行远、近立体视的检查以全面评价双眼视觉功能，一旦远立体视有部分或全部丧失，应尽快手术。

原发性外斜视，不像内斜视，斜视角一般要超过 $20^\triangle$，小角度者很少。因此手术标准如为功能性目的，看远和看近的斜视角至少 $15^\triangle$，为美容目的，斜视角至少 $20^\triangle \sim 25^\triangle$。

（2）手术年龄：间歇性外斜视的最佳手术年龄一直有争议。一些斜视学者如 Parks 和 Knapp 等赞成早期手术，认为当间歇性外斜视已确诊，而外斜视逐渐向坏的方向发展时即应手术，4 岁前手术对儿童双眼视觉的恢复比 4 岁后手术更好。延期手术会加深抑制程度，减弱融合范围，手术的失败率更高。但 Jampolsky、Burian 及 von Noorden 等赞成延期手术，认为对视觉尚未成熟的儿童行手术，术后过矫的可能很大，发生连续性内斜视，引起弱视和丧失立体视。Edelman 等报道 4 岁前行外斜矫正术，有 20% 发生过矫，即使 4～6 岁手术，也有 8% 发生弱视。可以观察斜视的进展，例如伴随面骨和鼻窦的发育，瞳距加大，斜视角也增大，有时会发生自发性改善。在此期间可观察患儿的双眼视功能和向侧方及向上、向下注视时的斜视角变化，用三棱镜或负镜片或进行正位视训练，改善双眼视觉状况。当融合功能迅速减退，斜视越来越明显，或变为恒定性外斜视，则应尽早手术。

（3）手术目的：斜视手术的目的，是尽可能地保持眼位接近正位，许多学者提倡对间歇性外斜视应少量过矫，这样功能性的效果将更为稳定。Raab 及 Parks 建议争取过矫 $10^\triangle \sim 20^\triangle$，因过矫度数太小，经过一段时间后，外斜会复发，如过矫度数太大，则因术后发生连续性内斜视而需再次手术。主张过矫的理由，认为术后的复视可刺激融合性集合，使最后的眼位正位，保持稳定。实际上达到预期的过矫并不容易，在成熟儿童和成人可以用调整缝线的方法达到预期的眼位。但在未成熟婴儿应避免过矫。Moore 报道如果在向侧方注视时的外斜视角比原在位小，则术后容易过矫。Sehlossman 等认为成年患者手术最好低矫（残余外斜视在 $15^\triangle$ 以下），不要过矫。

（4）手术方法的选择：根据间歇性外斜视的分类选择不同的术式会取得良好的手术效果。术前应进行正确的诊断，特别是区别真正的外展过强型和类似外展过强型外斜视。

对真正的外展过强型外斜视，一般行双眼外直肌后退术。对基本型和类似外展过强型外斜视，多数学者选择斜视眼的外直肌后退和内直肌缩短术，效果稳定而且手术量易于掌握。Kushner 等对这两型外斜视做双侧外直肌后退术，也取得相同效果。其他人认为对称性手术（双外直肌后退）与非对称性手术（单眼外直肌后退和内直肌缩短）的效果并无区别。对于这两种术式的评价需要进行长期的前瞻性比较。对集合不足型一般做双侧内直肌截除术，截除量为 3~6 mm，可以减少术后远近斜视度的差别和复视，术后通常有暂时的过矫。也有人做单侧后退截除术，截除量多于后退量。Snir 等用一种称为"斜向后退"的术式，外直肌上缘按看远斜视度后退，下缘按看近斜视度后退，称其消除远近斜视度差别优于标准术式。对于大于 50$^\triangle$ 的大角度外斜视需要后退双眼外直肌并缩短斜视眼的内直肌。

近年来许多学者用超大量外直肌后退术矫正大角度外斜视，后退量达 9~12 mm。并报道其一次手术成功率比常规手术量组明显提高。由于此术式能减弱术后外转力量，因而对双眼视力相等的间歇性外斜视，术前眼球运动正常或已有侧方注视的非共同性者应慎重选用。有的患者对侧方注视时的复视比较敏感，而外转不足的外观也不能令患者对手术效果满意。von Noorden 认为在单眼弱视的患者可以采用这种术式。

大角度外斜视的患者经常有 4 条斜肌过强，因而有些人建议做斜肌减弱术。von Noorden 发现在手术矫正了外斜视后这种斜肌过强通常消失了。调整缝线术对于大角度外斜视，尤其是低矫的患者进行术后的调整有帮助。但在间歇性外斜视中少用，由于运动性融合可掩盖残余的斜视度。在全身麻醉下进行调整时，眼位因麻醉变异较大而不易确定。Mitsui 曾提出在主导眼做非对称性手术可取得良好的效果，但这种方法并未被多数人接受。

（5）手术定量：斜视手术的效果受多种因素影响，如患者斜视度的大小，斜视持续时间的长短，手术年龄，有无垂直性斜视，屈光状态，双眼视功能，特别是融合功能和视网膜对应状态等。解剖因素有眼球的大小，肌肉张力和弹性的差异，眼肌与邻近组织间的解剖关系，还与术后粘连程度、肉芽组织增生多少等有关。此外手术者的临床经验，正确的诊断，合理的手术设计和熟练的手术技巧等也与手术效果有关。因此每个术者需要根据自己的手术方法的效果总结经验，不断提高手术的成功率。虽然由于上述因素的影响，术者根据自己的经验公式手术，可能得到结果仍是有差异的，但这种经验公式的规律对指导手术量的设计仍有很大帮助。

von Noorden 推荐的双侧外直肌后退量与世界各地的斜视学家是相近的（表 3-2）。对大角度的外斜视（>50$^\triangle$）可后退双侧外直肌并缩短一侧或双侧内直肌。

表 3-2　双侧外直肌后退量

斜视度/（$^\triangle$）	后退量/mm
15	4
20	5
25	6
30	7
35	7
40	8
≥50	7 +1 条内直肌截除

手术的效果应从双眼视觉的恢复和眼位恢复正位两方面评价。由于治愈的标准和随访时期的不同，各家报道的手术成功率不同（40%~95%）。von Noorden 认为治愈的标准应为：患者无症状，在远、近注视时均有稳定的融合。预后与术前的双眼视觉状况有关。用比较精细的检查方法，在间歇性外斜视手术后的患者中检查，大部分患者的双眼视觉都有一些缺陷。Haase 等观察 156 例间歇性外斜视在一系列感觉试验中有 32% 有微小外斜视，50% 有接

近正常的双眼视觉，17%有完全的感觉治愈。在对一组以往认为手术治愈患者的复查中，在注视25 m远的红光时，可出现小角度恒定性外斜视。长期观察中发现复发的机会是常见的，因此要恢复正常和稳定的双眼视觉仍有许多需要研究的问题。

（6）术后欠矫的处理：间歇性外斜视术后容易出现欠矫，不管手术做得如何理想，有40%～45%患者在术后不久或过一段时间后（数月甚至数年）出现欠矫，需要进一步治疗。少量的欠矫可给予底向内三棱镜以取得恒定的双眼视，棱镜屈光度取看远和看近时斜视度的中间值，在主眼上加压贴三棱镜，戴镜6个月，去镜后间歇性外斜视可消失，但多数患者需要再次手术，除去三棱镜后复发的外斜视也要考虑再次手术。

（7）术后过矫的处理：术后过矫率在6%～20%。小角度的过矫是理想的结果，随着时间推移会转变为正位。大角度过矫会持续下去。在手术后当天有大角度过矫和运动受限应考虑立即手术。除非有明显的运动受限引起侧方的非共同性，再手术应在6个月后。在等待期间可以采用非手术疗法。如2周后患者仍过矫并有复视，可以使用缩瞳剂或暂时性的远视镜，降低斜视度，使患者获得融合或减少症状。高AC/A率的患者对轻度过矫的远视镜反应很好。如看近斜视度大，可用附加的双焦镜。如上述方法无效，交替遮盖法可消除复视并减小斜视度。对视觉未成熟的儿童或有职业原因的成人，需要维持融合，可选用底向外的压贴三棱镜，但需要根据斜视度变化随时调节。也可用肉毒毒素在内直肌注射治疗连续性内斜视。保守治疗无效或患者不接受保守治疗，可再次手术。如在原来未手术的肌肉进行，可按照常规手术设计手术量。如在已行手术的肌肉上进行，则难以预测手术的效果。因这种内斜视容易过矫，而常用的手术准则又不可循，更需要慎重考虑运动和知觉的状况，选择适当的术式，手术量宜保守。

四、恒定性外斜视

恒定性外斜视，一种发生在幼年期，预后差，常采取同侧交替性注视，而非交叉性注视。另一种发生在成年期，开始为间歇性外斜视，以后因调节力减退，失去代偿，成为恒定性外斜视，预后好，手术矫正斜视后，可重新获得双眼单视。鉴别这两种外斜视对设计手术具有重要意义。

（一）临床表现

常无症状，在强光下要闭合一眼，客观检查常有单眼或交替性抑制，集合不足，屈光不等，异常视网膜对应和弱视。另外融合性分开力差，向右方或左方注视时，外斜视程度可减轻，可表现为A-V型外斜视伴有斜肌功能异常，或伴有垂直位斜视。

（二）治疗

适合做手术，根据看远和看近的斜视角，选择手术，手术方法参照间歇性外斜视。

五、连续性外斜视

连续性外斜视是指原发性内斜视因自发或手术后马上或经过一段时间后发生的外斜视而言。

双眼视功能脆弱，正常或异常的融合功能强度不够，无法保持稳定的正位视时，可以发生自发性连续性外斜视。好发于有高度远视的部分调节性内斜视患者，在幼年时期或成年时期，调节幅度减弱时可以出现。

术后马上出现的连续性外斜视，是为了获得功能性治愈而有意过矫发生的一种外斜视。另一种因内直肌后退过多，有眼球运动受限，发生在术后很长一段时间，有的在数年后。除手术外，其他因素有斜视发生早，弱视未经矫正，或为顽固性弱视以及高度远视。

（一）临床表现

手术后马上出现或高度远视经戴矫正镜后出现的连续性外斜视，常发生复视。

（二）治疗

分功能的效果和美容的效果两种。

1. 功能的效果

除非外斜视明显，伴有运动障碍，需要早期手术外，对术后马上发生的外斜视，感觉性和运动性融合正常者，应观察数天，常有自发好转。试图很快矫正外斜视会引起内斜视的复发。如持续外斜视，帮助融合的方法如下。

（1）远视欠矫：低度远视，不予矫正，4D 或 4D 以上的远视或伴有散光者，减少远视的矫正量。

（2）戴底向内的压贴三棱镜，棱镜屈光度尽量保持在最低度，使患者能控制残余的外斜视。

（3）正位视训练，增强融合性集合幅度。

（4）内转有轻度障碍，可转动面部，使双眼处于最小的偏斜位置，有可能使复视像融合。

如保守治疗失败，外斜持续 2~3 个月，应考虑手术，在等待期间，可使用三棱镜保持双眼平视，或进行部分时间遮盖，不让患者抑制复视像。

2. 美容的效果

外斜视度大，影响美观，或复视持续不能克服，则需治疗，若外观满意，患者主觉舒适，可以观察，并防止幼儿弱视的复发。

（1）光学矫正：停戴欠矫远视镜，如矫正眼镜度数高，减低度数也未必有效。

（2）手术矫正：除非术后过矫大，且有眼球运动障碍，即有内直肌后退过多或外直肌截除过多，需要即刻探查外，一般内斜视术后有少许过矫，虽有复视是容许的，这种复视很少呈矛盾性。如患者有一定融合力，其结果残留小度数内斜视，如术后继续外斜，表明融合力差，可用底向内三棱镜矫正，以取得融合力，同时减低远视镜片的度数，至少等待 3 个月以后，考虑再次手术。丸尾赞成将后退肌肉恢复至原来的附着部。Cooper 主张如行双侧内直肌后退发生的外斜视，则后退双眼外直肌。

六、继发性外斜视

继发性外斜视又名知觉性外斜视，是由于存在感觉性缺陷，如屈光参差，单眼无晶状体，和因器质性原因引起单侧视觉障碍，使融合遭到部分或完全破坏所形成的外斜视。

应针对原因进行治疗，若外观受到影响，可行手术矫治，手术尽量限于患眼，手术量要充分。弱视眼的大角度外斜视也可按此原则处理。Rayner 及 Jampolsky 主张，对大角度外斜视且有弱视的成人，将弱视眼的外直肌后退至赤道部，后退颞侧球结膜或行 T 形缝合，松弛结膜的机械性限制，并做最大量的内直肌截除，直到 14 mm，使眼位处于正位，内直肌过量缩短，术后会发生外转障碍的缺点，但可防止外斜视的复发。国内孔令媛设计了单眼 4 条肌肉手术矫正大角度废用性外斜视，除内、外直肌大量后退和截除外，还行上、下斜肌断腱减弱眼的外转功能。

七、急性共同性外斜视

急性共同性外斜视是一种特殊类型的外斜视，发生在幼年期后，有时发生在成年期，发病急骤，容易当作麻痹性斜视，但无麻痹性斜视的特征，其发病机制尚不清楚，推测为紧张性集合功能存在某种缺陷。

桐渊等报道 8 例急性共同性外斜视，其临床表现为：主诉有交叉性复视，斜视角在 −15°~40°，呈恒定性外斜视，表现集合不足，水平运动无限制，有正常视网膜对应，眼电图检查，平稳跟踪运动出现急跳性跟踪，向上和向下运动障碍，有瞳孔异常和眼球震颤。8 例中 2 例为脑肿瘤手术后，2 例为头部击伤开颅术后，3 例有脑血管障碍，1 例为蝮蛇咬伤后，推测其发病原因为脑干部障碍引起集合运动的障碍，特别缺乏紧张性集合功能。

（赵海霞）

第三节　旋转性垂直性斜视

一、垂直性隐斜

垂直性隐斜包括上隐斜和下隐斜。上隐斜是指一眼的视轴有向上偏斜趋势，但这种向上偏斜可以被融合功能所控制。绝大多数病例为单侧性，表现为一眼上隐斜，另一眼为下隐斜；个别病例呈交替性或双侧上隐斜，即遮盖任何眼时，被遮盖眼即向上偏斜。双侧性下隐斜极为少见。

上隐斜较为常见，在人群普查中，15%~30% 有上隐斜。45% 的水平隐斜合并有垂直性隐斜。因垂直性融合力的幅度较小，上隐斜不易克服，因而容易引起症状，但因垂直性隐斜度数一般比较稳定，且远近距离大致相同，故较水平性隐斜容易用三棱镜中和。

（一）病因

上隐斜可根据发病机制分为以下 3 种。

1. 静态性上隐斜

由于解剖因素所致。这种单纯型上隐斜是相对的，等同地影响双眼，眼球在原在位与向不同方向注视时的隐斜度大致相同。本型上隐斜可能开始有眼肌不全麻痹，经过较长一段时间后，由非共同性偏斜转变而成。

2. 麻痹性上隐斜

是由某条上转肌或下转肌不全麻痹所致，不仅在原在位时出现垂直性隐斜，而且根据受累肌的不同，在各不同注视方向，偏斜角不一致，变大或变小，多数病例属此型。

3. 痉挛性上隐斜

是由单侧或双侧下斜肌功能过强所致，多因对侧眼的上直肌或同侧眼的上斜肌先天性不全麻痹所致，尽管发现上隐斜时，不存在麻痹成分。在原在位或向上、向下注视时不发生偏斜，仅在向水平位转动时，内转眼不是平行地内转而是向上转动。这种上隐斜可变为上显斜并伴有旋转偏斜。

（二）临床表现

两眼物像的上下分离是引起症状的主要原因，尤其是引起视疲劳。上隐斜的程度与它所产生的症状的轻重并不成正比。一般人能耐受 $1^\triangle \sim 2^\triangle$ 的上隐斜，$3^\triangle$ 以上的上隐斜肯定会引起症状。

（1）与正常人相反，单眼视物较双眼视物清晰而省力。看远和看近均有视疲劳，尤以看近为甚。

（2）弱视。有些上隐斜患者，为了克服视疲劳症状，大脑中枢将一眼的视力抑制，日久可形成弱视。

（3）近距离工作时有视疲劳、头痛、眼痛和恶心。

（4）主诉无复视，但诉说视物不清，闭合一眼后，症状即可减轻。

（5）代偿头位眉毛上挑，并有抬头纹，头向下斜眼的一侧偏斜，以便使双眼的上、下物像位于同一水平。

（三）治疗

1. 矫正屈光不正

经常戴镜，正位视训练无效。

2. 三棱镜矫正

在矫正屈光不正的基础上配戴三棱镜，对静态性上隐斜效果较好。$10^\triangle$ 以内的上隐斜，可用三棱镜矫正，将总的度数分配在双眼镜片上，上隐斜用底向下的三棱镜，下隐斜用底向上的三棱镜。根据上转肌或下转肌受累，决定配三棱镜的度数，如上转肌受累，因日常生活中向上看的机会少，矫正上隐斜度数的 2/3 即可，如为下转肌受累，则看下方及近工作，阅读书写时影响较大，一般应将上隐斜度数完全矫正，以克服近工作时产生的视疲劳。如果看远和看近的上隐斜程度不等，可配两副眼镜。

3. 手术矫正

如果上隐斜超过 $10^\triangle$，或患者不适应戴三棱镜，可进行手术治疗。手术可行受累肌的拮抗肌减弱术，受累肌缩短术或对侧眼配偶肌减弱术，手术时尽可能不做下转肌减弱术，以免影响下转功能，可做受累肌的加强术，或对侧眼配偶肌减弱术。

二、旋转隐斜

分正、负或内、外两种。角膜垂直子午线的上端向颞侧倾斜者为外旋转隐斜或正旋转隐斜，角膜垂直子午线的上端向鼻侧倾斜者称为内旋转隐斜或负旋转隐斜。

（一）病因

旋转隐斜可按病因机制分为两型：光学性（假性）旋转隐斜及特发性（静态性）旋转隐斜。

光学性旋转隐斜，由于斜向散光未被矫正，在视网膜上成像的水平线条或垂直线条向最大散光的子午线倾斜，为了使物像的倾斜能够改善，势必要以某一斜肌的努力来克服物像的倾斜，这样就引起了旋转隐斜。

特发性旋转隐斜可由以下两种原因引起。

1. 解剖因素

眼肌附着点的异常，上下斜肌或上下直肌的不全麻痹或亢进以及伴同的眼球筋膜或遏制韧带的异常，都能引起单眼旋转隐斜。

2. 神经支配因素

神经支配异常可能影响某一组眼外肌的协调运动，从而产生旋转性隐斜。目前对这一问题研究还不十分清楚。

（二）临床表现

是斜肌持续紧张以克服旋转隐斜所产生的神经反射症状，如头痛、恶心、呕吐及其他神经官能症状。有些屈光不正患者在认真矫正屈光不正后仍主诉眼肌疲劳，如无其他眼外肌不平衡，应想到旋转隐斜的可能。

（三）治疗

（1）光学性旋转隐斜经散瞳验光，配戴矫正镜后，症状自能消失。

（2）特发性旋转隐斜，在矫正屈光不正后，症状也可减轻，如伴有上隐斜则应同时矫正，因为在克服上隐斜的过程中，可能加重旋转隐斜的症状。旋转融合的广度较大，较易克服，所以有时在垂直性运动平衡失调获得纠正后，旋转隐斜的症状也即消失。

（3）手术矫正。仅适用于高度特发性旋转隐斜。但在考虑手术矫正之前，应先应用非手术治疗。此外术前的详尽检查，周密计划以及术者的高超技能都是手术成功的重要因素。

三、分离性垂直偏斜

分离性垂直偏斜（DVD）又称交替性上隐斜、双上隐斜或双上斜视，是指双眼交替遮盖时，遮盖眼均呈上斜状态。这与一般斜视的神经支配法则相矛盾，在一般的上隐斜，如右眼注视，遮盖的左眼呈上斜视，如左眼注视，则遮盖的右眼呈下斜视。

（一）病因

DVD 的病因与其表现一样不能用通常的原理解释。近年来的研究与 Bielschowsky 早年的观点一致，支持双眼皮质下中枢的假设，这个中枢控制垂直的聚合与离散运动，它的交替性和间歇性兴奋是 DVD 的原因。但垂直分离异常兴奋的原因仍不明。一些人从上转眼的外旋运动和注视眼的内旋运动推测垂直分离运动主要是由斜肌协调的，但不能解释在原在位和外转位的上斜视。有人认为眼的非对称性的视觉输入刺激诱发了垂直偏斜运动，是一种侧眼动物的原始背侧光反射，早期发生的斜视阻碍正常的双眼视觉发育，原被抑制的原始反射就表现出来。至今仍无一致的理论能解释 DVD 所有的表现。

（二）临床表现

1. 眼位异常

当患者劳累、不集中或遮盖一眼破坏融合时（双眼交替遮盖时），被遮盖眼不随意地上斜，并伴有轻度外转和外旋；移去遮盖，或接着遮盖另一眼时，上斜的眼会缓慢下移并回到原在位，伴有轻度内旋和内转。当上转眼开始成为注视眼时，另一眼开始上转运动。根据眼位分离的彻底与否，上斜的程度轻重不一。双眼上斜的程度可以相等或不等，也可有单眼者，即上斜眼转为注视眼时，对侧眼无上斜也无下斜。因此在测定斜视角时，只能得出一个大概的数字。

2. Bielschowsky 现象

当遮盖眼上转时，如在注视眼前放置一暗镜片，则遮盖眼便由上转位置下降，甚至变成下转位置，如注视眼前暗镜片的亮度增加时，则下转眼再次上转，这种特异的眼球运动称Bieschowsky 现象。这种在注视眼前增加或减低亮度的方法，还可用中性密度滤光镜棒或同视机等做检查。增加滤光片密度减低了注视眼的视觉输入刺激，诱发了上转肌的异常神经冲动，注视眼为维持注视，对抗此神经冲动引起代偿性的下转肌神经冲动，被遮盖眼跟随此冲动回到原在位甚至更低。

3. 视力减退

双眼视力往往良好，也有不少合并单眼或双眼视力减退。减退的原因，以隐性眼球震颤为多，其次为弱视、器质性病变及高度屈光不正。

4. 双眼视功能不佳

双眼视功能往往不佳，将近一半无同时视。

5. 隐性眼球震颤

常合并隐性眼球震颤，用眼震图检查，当遮盖一眼，在被遮盖眼出现上斜的同时，双眼发生水平位冲动性眼球震颤，快相向非遮盖眼。有些在双眼睁开时出现眼球小幅度的震颤，当遮盖一眼时，振幅即变大，为显性—隐性眼球震颤。有时隐性眼球震颤可能是 DVD 的唯一表现。

6. 眼球运动异常

（1）向侧方注视时的异常运动：向侧方注视时，一眼内转时变上斜，外转时变下斜；或一眼内转时变下斜，外转时变上斜。此种现象多数出现在视力不好的眼。

（2）合并上转肌、下转肌麻痹或过强：典型的分离性垂直位偏斜不伴有垂直位肌肉麻痹或过强，但可以合并这种麻痹或过强，特别在临床上常合并下斜肌或上斜肌过强。von Noorden 提出的鉴别 DVD 与下斜肌过强的要点见表 3-3。

表 3-3　DVD 与下斜肌过强的鉴别

鉴别点	DVD	下斜肌过强
上转	原在位、内转位和外转位均有	内转位最大，外转位无
上斜肌过强	可有	通常力弱
V 征	可有	常有
假性对侧上直肌麻痹	无	有
再注视时内旋	有	无
再注视扫视速度	10°~200°/s	200°~400°/s
隐性眼球震颤	常有	无
Bielschowshy 现象	常有	无

7. 头位异常

有报道头位异常的发生率为 23%~35%，其原因尚不清。多数头向垂直偏斜度较大眼的对侧倾斜，少数相反。当头被动倾斜到习惯位置相反侧时垂直斜度可加大。

8. 同时存在内斜视与外斜视

可以合并不同类型的斜视，尤其在先天性内斜视。通常是双侧和非对称性的，也可合并 A-V 综合征。Helveston 首次报道 A 型外斜视、DVD 及上斜肌过强的三联征，此后有人将此病命名为 Helveston 综合征。

（三）治疗

如为上隐斜或上斜度数小，无碍外观，则不需要手术。Bielschowsky 提出应加强融合机制。多数患者需要手术治疗。

1. 保守治疗

对单眼或非对称性 DVD，在注视眼前加戴正球镜片，度数逐渐递增，以降低注视眼视力，将原上斜眼转换为注视眼为止（通常 +2.00D 已足够），可减少原注视眼的垂直分离程度，获得美容的正位。Simon 等报道用阿托品可代替光学压抑法。

2. 手术治疗

如分离性垂直偏斜合并其他斜视时，先治疗斜视明显者，后做定量容易的肌肉。例如水平位斜视明显者，首先矫正水平位斜视；如上斜视与水平位斜视程度相同，先矫正上斜视，后做定量容易的水平位斜视。如需做斜肌手术者，先做斜肌，后做上下直肌。有经验的术者，也可设计一次完成水平斜视和 DVD 的手术，但一般情况下，直肌手术一次不能超过两条。

手术方式有上直肌后徙，上直肌赤道后固定缝线或联合上直肌后徙，下直肌截除或联合上直肌后徙；有下斜肌过强可行下斜肌前转位。久保田伸枝将上斜程度进行分级，根据原在位最大的上斜度以决定上直肌后退量。5° 以下为 1 +；6°~10° 为 2 +；11°~15° 为 3 +；16° 以上为 4 +。分别定量手术：1 + 以下不手术；（2 +）~（4 +）分别后徙上直肌 4 mm、6 mm、8 mm。von Noorden 等比较了常规上直肌后徙 4~5 mm、上直肌赤道后固定缝线（或联合上直肌后徙）和上直肌超常规后徙 7~9 mm 术式，认为上直肌超常规后徙的远期效果最好，根据双眼不对称程度选择手术量，72% 的患者获得了满意的外观。在上斜度较大时可联合同侧下直肌截除。在 DVD 中的上直肌每毫米后退矫正上斜视的量较其他类型斜视要少。单眼 DVD 中如仅行一眼手术，术后可能出现对侧眼上斜视，von Noorden 认为不是所有病例均如此，只有当术前诊为双眼 DVD 时，才可行双眼手术。即使上直肌超常规大量后徙，术后复发也是常见的，需要再次行下直肌截除术。

四、分离性水平斜视

随着对 DVD 认识的逐渐深入，有学者提出在 DVD 中有水平分离成分，主要是外展分离运动。近年来明确提出了分离性水平斜视的概念，在 DVD 中一些病例的水平分离表现非常明显，甚至掩盖了垂直方向的分离现象。

（一）临床表现

被分离眼有间歇性的外转和上转，双眼不对称，有时仅表现为单眼。偶尔 DHD 发生在不合并垂直偏斜的病例，也有患者一眼为 DHD，另一眼为 DVD。分离性内斜视极为少见。斜视度变化大，很难用三棱镜准确测量。Wilson 等指出，不像一般的间歇性外斜视，在检查中用交替遮盖检查的斜视度比患者自发的或在遮盖下的斜视度小，表现为注视眼在用三棱镜底向内企图中和外斜眼斜视度时，注视眼可能内转，表明外斜视可能为完全单侧的。有类似 DVD 中的 Bielschowsky 现象：用中性密度滤光镜棒置于注视眼前，分离的外转眼回到原在位甚至内转位。偏斜眼常有隐性眼球震颤和外旋。眼球运动正常，可有下斜肌亢强。患者多不具有双眼单视，可能有弱视。根据这些表现可以和易与本病混淆的间歇性外斜视鉴别。

有学者认为原发性婴儿型内斜视在内斜矫正术后出现外斜视，DHD 的可能大于手术过矫。而在 DHD 合并内斜视时，患者在不注意时可能变成外斜视。

（二）治疗

由于治疗效果不确切，如外斜视分离明显且频繁，影响外观时可手术。一般选择受累眼外直肌后徙 5~7 mm，根据偏斜程度双侧手术量可不等。当合并垂直斜视时可联合上直肌后徙。在水平偏斜较小、垂直分离偏斜为主时，上直肌后徙可使两者都得到矫正。也有学者用外直肌后徙加后固定术。

五、旋转斜视

旋转斜视可以单独存在，或与其他斜视合并存在。

（一）病因

常见的病因为成对旋转肌肉——内旋肌和外旋肌间的不平衡，如产生内旋的肌肉有上直肌和上斜肌，产生外旋的肌肉有下直肌和下斜肌。上斜肌麻痹中常有外旋斜视。旋转斜视也可无明显的麻痹成分，如在 DVD、A-V 综合征中。其他如内分泌性眼病，重症肌无力，斜头，视网膜脱离术后，黄斑异位，继发于视网膜牵拉等中也可有旋转斜视。近年来新兴的治疗年龄相关性黄斑变性的黄斑转位术是产生医源性旋转斜视原因之一。

（二）临床特征

除了新近发生的垂直旋转肌麻痹可引起视物倾斜、头晕、视物模糊的症状外，在一般斜视中合并的旋转斜视及先天性垂直旋转肌麻痹中很少有症状，原因是旋转斜视通过旋转性异向运动，利用旋转性融合保持在代偿状态。许多有旋转斜视的患者主觉无视物倾斜，还通过抑制、异常视网膜对应或代偿头位等，来消除症状。但这不能解释将非麻痹眼遮盖后，用麻痹眼视物时仍无倾斜，这是因为产生了知觉性适应的缘故。此外心理学的适应使患者以日常生活环境的线索来调整视觉空间的旋转。

检查旋转斜视的方法有双马氏杆法、同视机法和 Bagolini 线状镜法等主观检查法。其中双马氏杆法是在破坏融合的情况下检查，有确诊和定量的价值；而 Bagolini 线状镜法是在接近通常的注视状态和仍有融合功能情况下检查，所得结果有不同。客观检查法有眼底照相法，通过测量视神经盘与中心凹位置变化计算旋转角度。

（三）治疗

与光学性旋转隐斜不同，应用柱镜片消除旋转斜视的效果不肯定。对有症状的旋转斜视，一般需要手术。对已有的垂直旋转肌功能异常或麻痹者，可以选择减弱亢进的肌肉或加强力弱的肌肉，应选择在其功能位垂直旋转斜视最大的那条肌肉手术，如一侧上斜肌麻痹患者，该侧下斜肌可能有亢进，除发生上斜视外还有外旋斜视，行下斜肌减弱术后可同时矫正上斜视和旋转斜视；如该侧下斜肌无亢进，而上斜视只出现在上斜肌作用的方向时，行上斜肌加强术，同样可矫正上斜视和旋转斜视。因对旋转垂直肌行减弱或加强手术，可能在矫正旋转斜的同时造成新的垂直偏斜。Haradaa-Ito 术（上斜肌的前徙和侧移）及其改良术式仅有矫正外旋斜视作用。如不能利用上斜肌，则将下直肌向鼻侧移位和上直肌向颞侧移位可矫正在下方和原在位的外旋斜视；在内旋斜视时，则向相反方向移位。这种手术可以矫正旋转斜视平均 10°（8° ~ 12°）。其他矫正旋转斜视而不引起水平和垂直斜视的术式包括：所有直肌止端的斜行后徙，水平直肌垂直转位，上下斜肌的前部转位等。这些手术也可用于矫正眼球震颤患者的代偿头位。术后通常有暂时的过矫，即外旋斜视变成内旋斜视，这是对影像倾斜知觉适应的持续，会随着时间的推移而减弱。黄斑转位术后的旋转斜视需要特殊的处理。在旋转斜视 <15°，无旋转复视的症状，可不手术。旋转斜视超过 15°，或伴有水平、垂直斜视和旋转复视，可以手术。由于黄斑转位术一般将黄斑向上移位产生内旋，矫正的术式为加强外旋：下斜肌前徙、转位和上斜肌后徙，或在斜肌手术外再将 2 条或 4 条直肌的肌束转位到邻近肌肉止端。

（徐东艳）

第四章

屈光不正

第一节　远视眼

一、定义

　　远视眼是指在调节松弛状态下，平行光线经眼的屈光系统屈折后，所形成的焦点在视网膜之后，在视网膜上形成一个弥散环，不能形成清晰的物像（图4-1）。

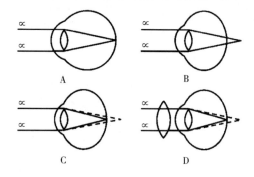

图4-1　远视眼的屈光
A. 正视眼；B. 远视眼；C. 远视眼用调节矫正；D. 远视眼用凸镜片矫正

二、屈光情况

　　远视眼想在视网膜上获得清晰的像有两种方法，一种方法是动用眼的调节，由于晶状体变凸，增强其屈折能力，使入眼的光线具有一定的集合性。至于光线集合的程度，则要看光线是否来自眼后的某一点，该点即为远视眼的远点。因为远点与视网膜中央凹总是互为共轭焦点，所以只有位于远点上的物体才能通过调节在视网膜上形成清晰的像。另一种方法为使用凸透镜，假如该镜片的主焦点与远视眼的远点互为共轭焦点，则可以在视网膜上形成清晰的像。

三、原因及分类

　　1. 轴性远视

　　眼球前后径较短产生远视。如新生儿的眼球几乎都是远视眼，高度远视眼的眼球外形通常比正视眼或近视眼小。

2. 弯曲性远视或称曲率性远视

眼球任何屈光面的弯曲度变小均可形成远视眼，最常见为角膜弯曲度较小所致。

3. 屈光指数性远视

眼内各屈光媒质的屈光指数降低均可引起，但不多见。

4. 眼内某个屈光媒质缺如

如无晶状体眼，一般都是高度远视眼。

远视眼还可根据其程度分为轻度远视（+3.00D 以下）；中度远视（+3.00 ~ +5.00D）及高度远视（+5.00D 以上）。

四、远视眼与调节的关系

根据调节作用的有无及大小，将远视分为以下 5 种类型。

1. 总远视

使用睫状肌麻痹剂，调节作用完全消失后所显示的全部远视屈光度。

2. 绝对远视

调节作用所不能克服的远视。

3. 能性远视

能用调节作用克服的远视。

4. 显性远视

能性远视与绝对远视之和。

5. 隐性远视

为总远视与显性远视之差。

五、临床表现

1. 视力变化

远、近视力的好坏与屈光度高低及调节强弱有关。轻度远视由于自身的调节，一般远、近视力均好。中度远视的远、近视力均不好，但假如是儿童、青少年，其调节力很强，视力也可增加，但易出现调节痉挛及眼疲劳现象，中年人由于调节力逐渐减退，近视力更差些，可出现老视提前现象。高度远视者，其远、近视力更差，靠自身调节难以克服，必须戴镜。未经矫正的中、高度远视患者，为了看清楚，常将所看的物体放在眼前较近处，这样视网膜上的成像会因为加大而显得清晰些，所以常误诊为是近视而就诊。

2. 视疲劳

是远视眼最主要的症状。轻度远视，由于调节力不强，一般无明显症状，长时间看近时可有轻度视疲劳；中、高度远视在未矫正前，调节力过强，视疲劳明显，患者用眼时间稍久则出现视物模糊、字迹串行、眼球酸胀以及不同程度的头痛，严重者还可引起恶心、呕吐等。假如患者闭目休息一段时间或在进行户外活动、戴凸透镜后，症状可减轻或消失，则这种视疲劳为调节性视疲劳。

3. 眼位异常

中、高度远视眼，一般调节过强，相应的集合也过强，易发生内隐斜或内斜视，斜视多发生在远视度数较高的眼，且常有弱视发生。

4. 其他

中、高度远视眼，眼轴较短，可伴有小角膜及浅前房，其晶状体一般无显著改变；眼底改变明显，视神经盘较正常小，边缘不清，色稍红，呈假性视神经盘炎状。此外，常伴有结膜炎、睑腺炎或睑缘炎。由于远视眼解剖上的特点，可发生闭角型青光眼。

六、诊断及鉴别诊断

根据检查远、近视力，睫状肌麻痹下的验光检查等可作出诊断。

1. 与正视眼的鉴别

轻度或中度远视，常可通过调节自行矫正，远、近视力均可正常，表现与正视眼无异，这种远视可称为"假性正视"。为了鉴别，除用睫状肌麻痹下散瞳检影外，还可使用一简单易行的方法，即在眼前放置一片（+0.5D）凸透镜，如加镜后视力减退，则为正视，如加镜后视力不变或上升，则为远视。

2. 与近视眼的鉴别

儿童及青少年远视眼，常用自身调节看清目标，当调节痉挛时，则形成假性近视，使远视力减退，从而误戴凹透镜，如此又加重调节痉挛，出现更明显的调节性视疲劳。而高度远视患者，未矫正前为了获得清晰视力，往往将物体移近，睑裂缩小，以便使视网膜像放大一些，外观上很像近视眼，为了鉴别诊断，可采用睫状肌麻痹下散瞳验光。

3. 与老视眼的鉴别

远视与老视，虽然均采用凸透镜矫正，但其发生原因并不相同。前者为屈光不正，后者为老年人晶状体弹性降低、调节能力减退所致。远视眼戴凸透镜可放松调节，增进远、近视力，而老视眼戴凸透镜则只能看近，不能看远。

七、治疗

主要为镜片矫正，部分患者可用药物及手术治疗。

1. 镜片矫正

原则上远视度数应当给足。儿童、青少年均应在麻痹睫状肌后检影验光（一般使用阿托品），低度远视，如无任何症状可不戴镜，随着眼球发育可成为正视。假如有症状，尤其伴有斜视时则必须配镜。对于成年人的中、高度远视患者，初次配镜时一般不易接受，可适当降低度数，逐步给予矫正，通常所降低的度数不应超过原度数的1/3。为了避免高度远视镜片成像放大的作用，对于单眼高度远视或无晶状体眼，最好选配角膜接触镜或植入人工晶状体。

2. 药物治疗

因调节痉挛所产生的假性近视，可滴1%阿托品眼液，每晚1次，以消除调节紧张。

3. 手术治疗

对于高度远视眼，尤其是无晶状体眼，以往曾成功施行了表层角膜镜片术，但其预测性较差，目前已被植入人工晶状体（有晶状体眼人工晶状体、无晶状体眼人工晶状体）所替代。

对于经过严格筛选的某些低度远视眼，可采用激光角膜热成形术（LTK）、传导性角膜成形术（CK）及准分子激光角膜屈光手术（PRK、LASIK、LASEK 及 Epi-LASIK）。

（唐雄伟）

第二节　近视眼

一、定义

眼在调节放松状态下，平行光线经眼的屈光系统屈折后聚焦在视网膜之前，称为近视眼。

二、屈光情况

近视眼想在视网膜上获得清晰的像有两种方法，一种方法是使入眼前的平行光线变成散开光线，即将被看物体移向眼前的某一点，假如这一点正好与视网膜像互为共轭焦点，则眼前的这一点为近视眼的远点，从此点发出的光线，必将在视网膜上成一清晰的像。另一种方法是使用凹透镜，镜片的力量使平行光线变为散开光线，其散开的程度正如由该近视眼远点所发出者，因此可以在视网膜上形成一清晰的像（图 4-2）。

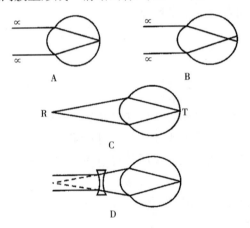

图 4-2　近视眼的屈光
A. 正视眼；B. 近视眼；C. 近视眼的远点；D. 近视眼用凹镜片矫正

三、病因

主要为先天遗传因素及后天环境因素两大类。

1. 遗传因素

近年来一些学者通过对有近视的双生子进行遗传与近视眼的研究，取得成果。胡诞宁对高度近视的遗传规律进行探讨，发现双亲均为高度近视者，其子代均为高度近视；双亲一方为高度近视，另一方为正视者，其子代患高度近视者占 57.5%；双亲均无高度近视，其子代患高度近视占 22.2%，因此认为我国高度近视的遗传，基本上是一种常染色体隐性遗传。后胡诞宁又对 90 对年龄在 7～19 岁有近视的双生子，进行遗传与近视眼的研究。结果表明，同卵双生子之间近视一致率为 81.6%，异卵双生子之间的近视一致率为 57.6%，两者之间有显著性差异。同时还发现同卵同对之间相关系数为 0.72，异卵同对之间的相关系数为 0.26，两者有显著性差异。从近视一致率之间显著的差别，说明近视眼与遗传密切相关。但同卵同对之间的差值大于零，相关系数又小于 1.0，说明环境因素也在起作用，因此提出一般近视眼属于多因子遗传。

此外，不同种族的近视眼发生率有很大差异，黄种人发生率最高，白种人次之，黑种人最低。即使在同一环境条件下，不同种族的近视眼发生率也有明显差异，表明遗传因素是种族差异的主要原因。

2. 环境因素

当眼球发育成熟后，假如没有先天遗传因素，则环境的改变对近视的发生发展有很大影响。如青少年从入学起，直到升入大学，近视发病率呈直线上升。国内徐宝萃分析黑龙江省 6 个大中城市的大、中、小学生的屈光状态和视力情况，共调查 11 632 人，23 261 只眼。结果发现近视的发病率小学生为 11.07%，初中生为 19.31%，高中生为 31.40%，大学一年级学生为 41.31%，二年级学生为 42.13%，三年级学生为 47.04%，而体育学院的大专学生近视率仅为 9.64%。此外，城市学生比县镇学生的近视发病率显著增高。以上可称为“学校性近视”，一般不超过 -6.00D，多在青春期后停止发展。青少年由于调节力很强，假如近距离用眼时间太久，可引起远视力减退，称为“假性近视”或“功能性近视”，经过休息或用睫状肌麻痹剂后，视力可部分或全部恢复。

四、分类

1. 按照屈光特性分类

（1）轴性近视：因眼球前后径过长所致。

（2）弯曲性近视或称曲率性近视：角膜或晶状体表面弯曲度过陡所致。

（3）屈光指数性近视：因眼内屈光媒质指数过高所致。

（4）位置性近视：因眼球内某屈光媒质位置前移（如晶状体向前脱位），可引起近视。

2. 按照近视的程度分类

（1）低度近视或轻度近视： -3D 以下。

（2）中度近视： -3 ~ -6D。

（3）高度近视： -6D 以上。

3. 按照病程进展及有无病理变化分类

（1）单纯性近视：多为学校性近视，发展缓慢，20 岁以后基本稳定，屈光度多在 -6D 以下，多数眼部没有病理改变，用适当镜片即可将视力矫正至正常。

（2）变性性近视：又称为病理性近视、先天性近视、高度近视、变性近视、恶性近视等，通常有遗传因素，病程多为进行性。随着眼球逐渐加长，近视屈光度持续增高，一般在 -6D 以上，其眼球的病理变化也逐渐加重。 -10D 以下，眼球变性不明显者，可用镜片矫正至正常视力； -10D 以上，眼球变性明显者，用普通眼镜或角膜接触镜视力均不易矫正至正常，假如有并发症，有可能成为低视力，严重者可致盲。

4. 按照调节作用参与的多少分类

（1）假性近视：多见于儿童或青少年，患者远视力低于正常，近视力正常。假如在小瞳孔下验光，常能接受负球镜片使远视力提高，但不能使调节放松，视疲劳症状依然存在甚至加重。假如用强睫状肌麻痹剂（如1%阿托品）散瞳，则远视力通常可恢复正常，检影验光为正视或轻度远视。

（2）真性近视：患者远视力差，近视力正常。用睫状肌麻痹剂散瞳验光时，其散瞳后的远视力变化不大，用负镜片可矫正远视力。这种近视不是因为调节过强所致，而是因为其他屈光因素所引起。小瞳孔下验光与散瞳验光的结果差别不大。

（3）混合性近视：患者远视力差而近视力正常，用睫状肌麻痹剂散瞳验光时，其散瞳后的远视力有所提高，但不能达到正常。散瞳后视力提高这部分为调节过强所致，即假性近视，余下视力差这部分为真性近视，须用负镜片矫正。因此，小瞳验光与散瞳验光的结果不同，前者所需镜片屈光度大于后者。

五、临床表现

1. 视力变化

远视力下降，近视力正常。

2. 视疲劳

不如远视眼明显，但在低度近视较常见，不是因调节强引起，而是因为调节与集合不协调所致。高度近视由于所观看的目标很近，集合作用无能为力，多采用单眼注视，反而很少引起视疲劳。

3. 眼位异常

因近视眼多为调节不足，其集合作用相应减弱，易发生外隐斜或外斜视，斜视多出现在近视度数较高的一眼。

4. 眼球改变

低度、中度近视眼，其眼球一般无变性改变。而高度近视，多属于轴性近视，其伸长主要限于眼球后极部。可有轻度眼球突出，前房稍加深。玻璃体及眼底的变性改变较为显著。

（1）豹纹状眼底：由于眼球加长，视网膜血管离开视神经盘后即变细变直，同时脉络膜毛细血管也伸长，从而影响了视网膜色素上皮的营养，使浅层色素消失，脉络膜血管外露形成豹纹状眼底。

（2）弧形斑：视神经盘周围的脉络膜在巩膜伸张力量的牵引下，多从视神经盘颞侧脱开，使其后面的巩膜暴露，形成白色弧形斑。假如眼球后极部继续伸长，则脉络膜可从视神经盘四周脱开，形成环形的弧形斑，有时也可形成鼻侧、上方、下方各种不同类型的弧形斑，斑内可见不规则的色素以及硬化的脉络膜血管。

（3）漆裂纹样病变：眼底可见不规则的黄白色条纹，如同旧漆器上的裂纹，为玻璃膜出现网状或枝状裂隙，又称玻璃膜裂纹。主要见于眼球后极部及黄斑区，有的与弧形斑相连，可引起视物变形及相对旁中心暗点，并可诱发视网膜下血管新生及黄斑出血，是视力进一步受损的先兆。

（4）黄斑部病变：可发生形状不规则的萎缩斑，脉络膜新生血管可反复发生出血，时间久了可形成黑色圆形稍隆起的斑块，称为Fuchs斑。也可发生黄斑破孔。

（5）巩膜后葡萄肿：由于眼球自赤道部向后过度延伸，后极部巩膜明显变薄，发生局限性扩张，在眼内压的作用下，巩膜膨出，而形成大小不等的后巩膜葡萄肿，其发生与屈光度的高低及眼轴的长短明显相关。

（6）周边视网膜及脉络膜病变：主要表现为弥漫性脉络膜退行性病灶、带状脉络膜退行性病灶及视网膜囊样变性。其发生率与年龄无关，与屈光度显著相关。病变分布以颞侧居多。主要表现为格子状变性、霜样变性、牵引灶、囊样变性及裂孔等。

（7）玻璃体变性：发生玻璃体液化、后脱离及各种形状的浑浊。

六、并发症

1. 白内障

晶状体浑浊可为后极型，也可呈核性。色棕黄，病程进展较慢。核性浑浊者，因晶状体屈光力增加，可使近视程度一时性加深。除白内障外，近视眼也有可能引发晶状体脱位。

2. 青光眼

在近视患者中，开角型青光眼患病率为正常人的 6~8 倍。正常眼压性青光眼及可疑青光眼的比例也明显高于其他人群。由于高度近视眼的巩膜壁较薄，采用 Schiötz 眼压计测定的眼压多数偏低，早期容易漏诊。

3. 视网膜脱离

近视眼人群中的发生率为其他人群的 8~10 倍，多见于中、高度近视眼（-5~-8D）。由于变性的玻璃体与有退行性变或囊样变性的视网膜粘连，在玻璃体长期不断牵引下，包括外力作用下，一些部位的变性视网膜被拉出裂孔或撕裂。液化的玻璃体可从此裂口处流入视网膜下，从而使视网膜隆起而脱离。早期由于变性玻璃体对视网膜的牵引，可引起一些刺激征象，如闪光感等。

七、治疗

1. 假性近视的治疗

主要目的是解除睫状肌的紧张状态，如使用睫状肌麻痹剂滴眼、近雾视法、远眺练习、针刺疗法、眼保健操、眼部按摩及使调节放松的各类治疗仪等。更为重要的是鼓励青少年多到户外活动，锻炼身体，均衡饮食，并减少每次近距离用眼的时间，避免过度使用调节。

2. 真性近视的治疗

首选的方法为光学矫正。为了得到较好的光学效果，减少视疲劳，在给镜片处方时，应以最低度数获得正常视力为原则。对于高度近视或两眼屈光参差较大者，可选配角膜接触镜以减少双眼影像缩小及影像不等。

近年来角膜屈光性手术及晶状体屈光性手术已在世界范围内广泛开展，并取得了一定的疗效。角膜屈光性手术是通过手术的方法改变角膜表面的形态，以矫正屈光不正，其基本方法是在角膜上做不同形状的切口以松解角膜纤维的张力如放射状角膜切开术（RK），或通过去除部分角膜组织以使角膜表面变平，如准分子激光屈光性角膜切削术（PRK）、准分子激光原位角膜磨镶术（LASIK）、准分子激光角膜上皮瓣下磨镶术（LASEK）等。此外，还有基质内角膜环植入术（ICR）用以矫正低度近视及治疗早期圆锥角膜。晶状体屈光性手术包括透明晶状体摘除植入人工晶状体以及有晶状体眼的人工晶状体植入术，主要用于高度近视的矫正。总体上讲，屈光手术属于类似美容的可选择性手术，需要在患者自愿并理解手术风险的前提下，有条件地开展。

八、预防

在屈光不正中，远视、散光多与先天性因素有关，不易预防。而近视眼的病因比较复杂，有遗传和环境两种主要因素。在目前尚不能进行基因治疗的情况下，改善视觉环境应当作为预防近视的重点。

1. 合理的采光

学生在户内学习时，窗户的透光面积与室内地面之比不低于 1：6，另外窗外不应有高大的遮挡物。黑板表面避免直射光反射及眩光，室内灯具不要过低，一般不低于 1.7 m，否则易产生眩光。桌面的照明度不低于 100 lx。避免晚上开灯睡觉。

2. 提高亮度对比度、清晰度

提高印刷品的明度和字体的黑度，提高亮度、对比度以及清晰度。假如纸不够白，字不够黑，字迹模糊，则会动用更多的调节，容易导致近视。

3. 注意阅读时的坐姿

书桌椅的高低设计须符合人体工程学的要求，阅读时坐姿要端正，持续时间不宜太长。

4. 适当的看近时间

每次阅读或看电脑的时间，最好不要超过 50 分钟，稍微休息几分钟后再继续近距离阅读或工作。

5. 适当的阅读距离及良好的阅读习惯

阅读距离不宜太近，不要在走路或运动的交通工具内阅读，否则由于字体不稳定，容易引起调节紧张而形成近视。应鼓励儿童及青少年多参加户外活动，放松调节，以免形成假性近视。定期检查视力，发现问题早作处理。

6. 平衡饮食

多吃蛋白质、钙质丰富的食物，少吃甜食。

7. 遗传咨询

近视眼尤其是高度近视眼，与遗传有明显关系，假如双方均为高度近视，则婚后子女的遗传概率很高，所以，有条件的地方应建立眼科遗传咨询门诊。

（唐雄伟）

第三节　散光眼

一、定义

眼球在不同子午线上屈光力不同，平行光线入眼经过屈折后，不能在视网膜上成焦点，而是形成两条焦线和最小弥散斑的屈光状态称为散光。

二、屈光情况

散光眼借调节作用或移动被看目标与眼的距离，均不能成一清晰的像，只有配戴合适的散光镜片，才能在视网膜上形成清晰的像。

三、病因及类型

1. 弯曲性散光

角膜两个主要径线的弯曲度不一致是造成规则散光的主要原因，多为先天因素所致。后天的常为角膜疾病引起，如圆锥角膜、角膜周边退行性病变或因角膜炎症后留下的瘢痕，多引起不规则散光。此外，手术后（如白内障、角膜手术等）或眼睑肿物压迫眼球，也可引起不规则散光。晶状体弯曲度异常所致的散光多为低度的，通常不须矫正。

2. 指数性散光

见于晶状体各部分屈光指数不等时，如白内障进行中可以出现，常很轻微。

四、分类

1. 不规则散光

由于各子午线或同一子午线上的角膜弯曲度不一致而产生，用镜片不易矫正。

2. 规则散光

两个主要子午线（即屈光力最大与屈光力最小的子午线）互相垂直，可用镜片矫正。

规则散光又可根据两个主要子午线力量的大小不同而分为以下 5 类。

（1）单纯远视散光：当眼不用调节时，平行光线入眼后，一个主要子午线可成焦点于视网膜上，而另一个主要子午线则在视网膜后成焦线（图 4-3）。

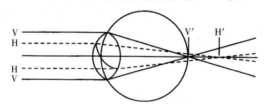

图 4-3　单纯远视散光

H：水平的平行光线；V：垂直的平行光线；H′：水平的平行光线所成之焦点；V′：垂直的平行光线所成之焦点

（2）单纯近视散光：当眼不用调节时，平行光线入眼后，一个主要子午线可成焦点于视网膜上，而另一个主要子午线则在视网膜后成焦线。

（3）复性远视散光：当眼不用调节时，平行光线入眼后，两个主要子午线在视网膜后面形成两条焦线。

（4）复性近视散光：当眼不用调节时，平行光线入眼后，两个主要子午线在视网膜前面形成两条焦线。

（5）混合散光：当眼不用调节时，平行光线入眼后，一个主要子午线成焦线于视网膜前面，另一条主要子午线成焦线于视网膜后面。

3. 合例散光

又称循规性散光，是指垂直子午线的屈光力大于水平子午线的屈光力，可用正柱镜片 ×90° 或负柱镜片 ×180° 矫正。

4. 不合例散光

又称逆规性散光，是指水平子午线的屈光力大于垂直子午线的屈光力，可用负柱镜片 ×90°

或正柱镜片×180°矫正。

临床上循规性散光较多见，而逆规性散光则较少见。此外，凡散光镜片的轴在垂直或水平子午线20°以内的均属于合例的或不合例的散光，即合例散光用负柱镜片轴在180°±20°，不合例散光用负柱镜片轴在90°±20°；而在这个子午线范围以外的则称为斜轴散光，即两个子午线距水平或垂直子午线均大于20°，如−1.25柱×45°或+1.00柱×135°。

根据双眼散光轴之间的关系又分为以下两种。

（1）对称散光：双眼主要子午线的倾斜度距中线呈对称位置，即矫正两眼所用相同符号柱镜片的轴相加等于180°时，为对称散光。如右眼负柱镜片轴在60°，左眼负柱镜片轴在120°，则60°+120°=180°或双眼负柱镜片轴均在90°，则90°+90°=180°。

（2）不对称散光：双眼主要子午线的倾斜度距中心不对称，即矫正两眼所用相同符号柱镜片的轴相加不等于180°。如右眼负柱镜片轴在120°，左眼负柱镜片轴在80°，则120°+80°≠180°。

五、临床表现

1. 视力变化

低度散光的视力一般不受影响，中、高度散光则远、近视力均不好。单纯散光视力轻度减退；复性散光尤其是显著的混合性散光，视力减退较严重，且因矫正不良而易形成弱视。散光眼视力减退的程度与散光性质、屈光度高低及轴的方向有很大关系。另外，散光眼的视力与调节功能也有一定的关系：单纯远视散光常因调节过强变为单纯近视散光，即远视子午线变为正视，而正视子午线则变为近视状态。复性远视的屈光度较低的主要子午线，由于调节可表现为单纯远视散光状态。混合性散光，由于调节，使屈光度低的主要子午线得到矫正，而高的主要子午线变为高度单纯近视散光，结果使视力更差。

2. 视疲劳

最常见，表现为眼痛，头痛尤以前额部明显，有重影，近距离工作不能持久。查体时有以下表现：①为了看得清楚些，常眯眼将睑裂变窄，以达到针孔或裂隙的作用，近视眼在看远时将睑裂变窄，而高度散光眼在看远看近时均将睑裂变窄；②为了得到较大的视网膜像，常把物体拿到近处，很像近视眼；③在高度不对称或斜轴散光时，常表现为头部倾斜或斜颈，矫正散光后，可逐渐消失；④高度散光时，为了看清楚常有扭转头部的表现；⑤眼底检查时，视神经盘常呈椭圆形，高度散光者，视神经盘的垂直缘能看清，而水平缘看不清或相反。从视神经盘的形态，大致可了解散光的轴向。

六、治疗

1. 柱镜片矫正

对度数较低、视力尚好且无视疲劳者，可暂不戴镜。但对视力明显减退且有视疲劳者应及早配镜。给镜原则是防止过矫，低度者应给足，而高度者（3D以上）或斜轴散光者，患者一次不易接受，因高度柱镜所产生的畸变对视觉干扰较大，故可分次给予矫正，使患者有一个适应过程。

2. 角膜接触镜矫正

±1.50D以下的散光可用软性接触镜矫正，而±1.50D以上的散光则需要用硬性角膜接触镜矫正。

3. 手术治疗

可用于先天性或眼部手术后所造成的散光。术式包括横向角膜切开术、弧形角膜切开术（AK）以及角膜缘松解切口（LRI）。横向角膜切开术主要用作联合放射状角膜切开术（RK）矫正近视性散光，但目前基本上已停用。AK 以往主要用于矫正自然产生的散光，但现在主要用来矫正角膜移植术后散光。LRI 则用来处理白内障超声乳化和人工晶状体植入术后散光。目前主要用于散光矫正的手术为准分子激光屈光性角膜手术，包括 PRK、LASIK 及 LASEK，通过对角膜组织的圆柱形消融，使得角膜两条主径线上的屈光力达到一致。

（王晓蕊）

第四节　屈光参差

一、定义

两眼的屈光状态在性质或程度上有显著差异称为屈光参差。一般认为两眼屈光状态完全相同者较少，而轻度不同者较多，临床上将屈光参差分为生理性与病理性两种，多数学者将两眼屈光度相差 2D 以上者列为病理性屈光参差，全国儿童弱视斜视防治学组提出的统一试行标准，定为两眼屈光度相差为球镜≥1.5D，柱镜≥1.0D。

二、病因

（1）两眼远视消退的程度不同。

（2）近视加深，且双眼不平衡。

（3）由外伤、手术和眼病引起的屈光参差，如角膜各种手术及内眼手术后，角膜破裂、溃疡穿孔等引起的角膜瘢痕、外伤性白内障等均可形成屈光参差。

（4）由某种先天性疾病引起的屈光参差，如 Duane 眼球后退综合征，患眼的轴长较对侧短而致屈光参差。

三、分类

（1）一眼为正视，另一眼为非正视眼，包括近视、远视及散光。

（2）两眼均为非正视眼，但程度不等，又可分为近视性、远视性、散光性及混合性。

四、临床表现

1. 双眼单视障碍

轻度屈光参差，一般不影响双眼单视，但屈光参差超过一定程度后（多为 2.5D 以上），则因其一眼可看清目标，另一眼视物模糊而失去双眼融像能力，只能用好眼注视目标，称为单眼视。视力较差的眼因长时间废用，容易形成弱视、斜视。临床上因屈光参差而丧失双眼单视的两眼屈光度差值，各家报道不一，但多数学者认为两眼屈光度差在 2.5D 以上时，则发生融合困难，破坏双眼单视。因为矫正框架眼镜镜片屈光度相差 0.25D，即可导致两眼视网膜上的物像大小相差约 0.5%，而两眼物像相差 5% 为大脑融合的最大极限，故一般主张两眼矫正镜片以不超过 2D 为原则。由于高度屈光参差者的两眼视网膜上物像大小悬殊，导致融合功能丧失，而出现失用性弱视、斜视。但在近视性屈光参差时，即使双眼度数相差高些，经过矫正后，也有人能获得双眼单视。其原因是屈光度高的眼，在一定的距离可看到清晰的像，不致完全废用。

2. 交替视力

当双眼视力比较好时才会出现，如一眼正视或轻度远视，而另一眼为轻度近视，这样的患者在看远时，习惯性地用正视或轻度远视的眼，看近时则使用近视的眼，即为交替视力。患者很少使用调节，视疲劳较少见。

3. 单眼视力

两眼视物时，不论看远或看近，多用视力较好的那只眼，视力不好的眼被抑制而废用，这种情况多出现在高度屈光参差时，所以应尽早给予适当的矫正。

4. 弱视、斜视

高度屈光参差所产生的弱视程度与年龄有关，年龄越小弱视程度越重，且容易发生失用性外斜。

五、检查

1. 验光

对儿童、青少年及远视性屈光不正最好在睫状肌麻痹下验光，对成年人的近视可用主觉验光。

2. 仪器检查法

如角膜曲率计、角膜地形图仪检查，A 型超声波测量眼轴长度，也可用裂隙灯检查角膜及晶状体的浑浊程度。

六、治疗

1. 普通眼镜矫正

多数人主张双眼相差最好不超过 2.5D，但也有人主张在患者能耐受的情况下进行积极矫正为 2.0 ~ 4.0D，假如不能耐受，可分次矫正。

2. 角膜接触镜矫正

其效果比较好，能矫正较高度的屈光参差。

3. 人工晶状体植入

它对单眼无晶状体眼屈光参差的矫正最理想，双眼像差显著减小。

4. 手术矫正

各种准分子激光角膜屈光手术、晶状体手术等。

（王晓蕊）

第五章

眼睑疾病

第一节　眼睑炎症

一、睑腺炎

睑腺炎也称麦粒肿，俗称"挑针眼"，是化脓性细菌侵入眼睑腺体而引起的一种急性炎症。眼睑皮脂腺或汗腺被感染者称外睑腺炎；睑板腺被感染者称为内睑腺炎，多由金黄色葡萄球菌感染引起。

（一）诊断

1. 病史采集

（1）起病情况：起病急骤。

（2）主要临床表现：患眼局部有红、肿、热、痛等典型急性炎症表现，内睑腺炎炎症较局限，有硬结、疼痛和压痛。睑结膜面充血肿胀，2~3天后中心形成一黄色脓点，可自行穿破睑结膜而痊愈。外睑腺炎炎症集中在睫毛根部的睑缘处，初起眼睑红肿范围较弥散，剧烈疼痛，有硬结，压痛明显，同侧耳前淋巴结可肿大。如感染靠近外眦部，可引起反应性球结膜水肿，2~3天后局部皮肤出现黄色脓点，硬结软化，可自行溃破排出脓液，红肿迅速消退，症状缓解，多在1周左右痊愈。也可自行吸收消退。如炎症反应剧烈，可发展成眼睑脓肿，整个眼睑红肿，并波及同侧颜面部，球结膜反应性水肿剧烈，可脱出睑裂外，伴有体温升高、寒战、头痛等全身中毒症状，如不及时处理，有可能引起败血症或海绵窦血栓而危及生命。

2. 体格检查

（1）一般情况：感染严重时有不同程度发热。

（2）眼睑皮肤：红肿、硬结和压痛，外睑腺炎可有脓肿形成。

（3）结膜：睑结膜充血肿胀，内睑腺炎可有黄色脓点。严重时球结膜有水肿。

（4）淋巴结：同侧耳前淋巴结肿大。

3. 诊断要点

根据以下要点即可诊断：①一个眼睑的部分红肿；②明显压痛；③硬结；④病变不在泪囊和泪腺部位。

（二）鉴别诊断

1. 与眼睑蜂窝织炎鉴别

睑腺炎严重时整个眼睑红肿，皮肤面无脓点显露，易误诊为蜂窝织炎。睑腺炎眼睑红肿并不均匀一致，在肿块处充血及肿胀明显，压痛明显，而在其他部位压痛不明显。蜂窝织炎红肿比较弥漫，上、下眼睑均可累及，毒血症状较重。

2. 与睑板腺囊肿鉴别

内睑腺炎与睑板腺囊肿同样是睑板腺的炎症，应注意鉴别。睑板腺炎是急性炎症，红肿、疼痛症状明显，在睑结膜上有脓点出现。睑板腺囊肿在睑结膜上有一个黯红色斑点，穿破后该处有半个米粒大的肉芽组织。化脓性睑板腺囊肿也呈急性炎症表现，但炎症不及睑腺炎剧烈，先有包块，而后继发感染，手术切开可见胶样内容物。

（三）治疗

1. 治疗原则

（1）热敷：每日 3~4 次，每次 15~20 分钟。

（2）局部用抗生素眼药水和眼药膏。

（3）有发热，炎症反应剧烈者口服抗生素。

（4）脓肿形成后切开引流。

2. 治疗方案

（1）手术适应证：睑腺炎局限，化脓并有黄白色脓点时。

（2）手术禁忌证：睑腺炎未化脓局限时。

（3）术前准备：无特殊要求。

（4）麻醉：外睑腺炎无须麻醉，内睑腺炎可用表面麻醉。

（5）手术要点。

1）外睑腺炎切口在皮肤表面，与睑缘平行；内睑腺炎切口在睑结膜面，与睑缘垂直。

2）脓肿较大时应放置引流条。

3）内睑腺炎有肉芽组织形成时应带蒂剪除。

4）术毕涂抗生素眼药膏后盖眼垫。

（6）手术注意事项。

1）切开排脓后切勿挤压排脓，以免感染扩散。

2）切口应足够大，使排脓通畅，否则可能形成肉芽组织。

3）放置引流条不宜太紧而使切口阻塞。

（四）术后观察与处理

（1）术后第 1 天换药，放置引流条者，如引流的脓液较多应更换引流条，如脓液较少可拔除引流条。

（2）局部应用抗生素。

（3）有全身症状或伴有其他部位感染者，应全身给予抗生素。

二、睑板腺囊肿

睑板腺囊肿又称霰粒肿，是睑板腺出口阻塞、腺体的分泌物潴留在睑板内对周围组织刺激引起的一种炎性肉芽肿。有一纤维结缔组织包囊，囊内含有睑板腺分泌物及包括巨噬细胞在内的炎症细胞浸润。

（一）诊断

1. 病史采集

（1）起病情况：病程缓慢。

（2）主要临床表现：表现为眼睑皮下类圆形的硬块，边界清楚，通常与皮肤无粘连，大小不等。较大的睑板腺囊肿可使局部皮肤隆起，无压痛，自觉无疼痛不适，可引起上睑下垂。睑结膜处呈黯紫色。小的囊肿可自行吸收消退，多数长期不吸收或逐渐变大变软，最后自行破溃，在睑结膜面形成肉芽肿。继发感染形成化脓性睑板腺囊肿，临床表现与内睑腺炎相同。

2. 体格检查

（1）眼睑皮肤：皮下类圆形的硬块，边界清楚，通常与皮肤无粘连，无压痛。如继发感染皮肤红肿，有压痛。

（2）结膜：睑结膜面呈黯紫色，破溃后在睑结膜面形成肉芽肿。

3. 诊断要点

多见于青少年或中壮年；眼睑皮下类圆形硬块，无压痛；睑结膜面呈黯紫色，破溃后在睑结膜面形成肉芽肿。

（二）鉴别诊断

1. 与睑板腺癌鉴别

睑板腺癌肿块坚实，常见于中老年女性，因此老年人眼睑一个部位反复发生的霰粒肿应怀疑睑板腺癌，病理检查可确诊。

2. 与睑腺炎鉴别

当睑板腺囊肿继发感染时与内睑腺炎临床表现一样，但睑板腺囊肿在发生内睑腺炎前已存在无痛性包块。

（三）治疗

1. 治疗原则

（1）较小的囊肿早期热敷，局部应用抗生素。

（2）一般需手术刮除，应将囊肿内容物与囊壁一起清除干净。

2. 术前准备

（1）眼部滴抗生素眼药水 1～3 天。

（2）检查凝血功能，女性避开月经期。

（3）洗脸，清洁面部。

3. 治疗方案

（1）非手术治疗：抗生素眼液滴眼，热敷，较小的囊肿可以完全吸收。

（2）手术治疗。

1）手术指征：①囊肿较大，在眼睑皮肤明显隆起者；②囊肿溃破，在睑结膜面形成肉芽组织时。

2）手术时机：非手术治疗无效，眼睑、结膜和角膜无急性炎症者。

3）麻醉：表面麻醉，囊肿周围皮下及结膜下浸润麻醉。

4）睑板腺囊肿摘除手术要点：①检查囊肿位置、数目，避免遗漏；②用睑板腺囊肿夹夹住囊肿后翻转眼睑；③从结膜面以尖刀刺入并切开囊肿，切口与睑缘垂直；④用小刮匙伸入切口，彻底刮除囊肿内容物；⑤用有齿镊夹住囊壁，用尖头剪剪除囊壁；⑥如囊肿的囊壁靠近皮肤面，皮肤很薄，可从睑皮肤面做平行于睑缘的切口，进入囊腔；去除囊壁后缝合皮肤；⑦如囊肿破溃后形成肉芽肿，应先剪除肉芽组织，再在破口处扩大切口刮除囊肿内容物；⑧术毕手掌按压15分钟，确认无活动性出血后涂抗生素眼膏包眼。

（四）术后观察与处理

1. 一般处理

（1）术毕可有少量出血，加压包扎后嘱患者用手掌压迫眼睑切口部15分钟止血。

（2）术后次日换药，涂抗生素眼膏包眼。

（3）有皮肤缝线者，术后5天拆除缝线。

2. 手术并发症的观察及处理

（1）出血：如术后数小时发生大出血，应除外心血管疾病或血液病，多为术中损伤睑动脉弓。如有活动性出血，应翻转眼睑，用霰粒肿夹压迫切口周围，以压迫止血。如压迫无效，应清除切口内腔的积血块，仔细寻找活动性出血点，先电凝止血，再在切口直接缝合，也可在切口一侧或两侧做缝合压迫止血。皮下瘀血斑可自然吸收。术后全身可适当予以止血药。

（2）皮肤穿破：术前应认真检查霰粒肿的特征及其与周围组织的关系，以选择睑结膜或皮肤切口。一旦皮肤穿破较大应缝合修补。

（3）泪小管断裂：靠近内眦部囊肿切除时，可在泪小管内滞留泪道探针再手术，以免术中伤及泪小管。

（4）术后皮下遗留硬结或囊肿复发：多由于深层哑铃状霰粒肿清除不彻底，较小霰粒肿被遗漏，残留肥厚囊壁或内容物所致。术前认真检查避免遗漏，术中尽量剪除干净囊壁。如术中切开霰粒肿发现内容物为实性肿物，或老年人发生睑板腺囊肿，特别是复发性囊肿，应行病理检查排除睑板腺癌。

（5）睑缘变形：近睑缘的霰粒肿在睑结膜面做切口时，常损伤睑缘后唇和前唇，造成睑缘瘢痕或损伤睫毛根部。对于睑缘霰粒肿，如位于睑板下沟附近或在睑板腺开口处，应作睑缘间灰线切口。如从皮肤面穿破形成肉芽组织，术后睑缘皮肤也可能变形，此时可待半年后瘢痕稳定再行修整。

三、睑缘炎

睑缘是眼睑皮肤和睑结膜会合处，其上有睫毛毛囊和睑板腺的开口，容易导致细菌感染而发生炎症，分鳞屑性炎、溃疡性炎和眦部睑缘炎3种类型。

（一）诊断

1. 病史采集

（1）起病情况：起病缓慢。

（2）主要临床表现：自觉痒、痛、异物感等不适症状，长久不愈者睑缘肥厚变形，有睑外翻、溢泪等。

（3）既往史：屈光不正、营养不良、贫血等。

2. 体格检查

（1）睑缘充血、肿胀、糜烂，有鳞屑覆盖，睫毛可脱落或倒睫。

（2）睑缘肥厚变形，可有睑外翻、结膜充血。

（3）荧光素染色检查显示角膜点状上皮染色。

（二）治疗

（1）治疗全身慢性病，矫正屈光不正等。

（2）生活规律，减少刺激性食物及烟酒等刺激。

（3）清洁、热敷、按摩眼睑。

（4）抗生素及皮质类固醇药物的应用。

四、接触性皮炎

接触性皮炎是眼睑皮肤对某种致敏原或化学物质所产生的变态反应或刺激反应。过敏引起的接触性皮炎是眼睑皮肤对致敏原的免疫反应，以瘙痒为特点。刺激引起的接触性皮炎是眼睑皮肤对化学物质的非免疫反应，以烧灼感或刺痛等感觉为特征。

（一）诊断

1. 病史采集

（1）起病情况：一般起病急骤。

（2）主要临床表现：急性期眼睑红肿，皮肤出现丘疹或疱疹，感觉瘙痒及烧灼感，有渗液。急性期后，渗液减少，红肿减轻，但皮肤表面变得粗糙，有痂皮及脱屑，睑结膜肥厚、充血。有时在开始用某种药物时并无不良反应，但当连续使用一个阶段后才出现变态反应。

2. 体格检查

（1）眼睑皮肤：急性期眼睑红肿，皮肤可见丘疹或疱疹，急性期后，红肿减轻，皮肤表面粗糙，有痂皮及脱屑。

（2）结膜：睑结膜可显著肥厚及充血。

3. 诊断要点

有局部用药史及化学物品接触史；局部瘙痒或刺痛；眼睑皮肤湿疹样皮损，充血水肿明显，但没有疼痛感或压痛。

（二）鉴别诊断

主要应与睑腺炎鉴别：睑腺炎疼痛感觉明显，并有局部硬结和压痛，皮肤没有皮损。接触性皮炎以瘙痒感或烧灼感明显，没有硬结，伴有皮损。

（三）治疗

（1）立即中断与致敏原或刺激原的接触。

（2）局部用氯化钠溶液或3%硼酸溶液湿敷。

（3）短期使用地塞米松眼液，皮肤表面涂皮质类固醇类眼膏。

（4）全身应用维生素C和抗组胺药，严重时口服皮质类固醇类药物。

（5）戴深色眼镜减少光线刺激。

五、单纯疱疹病毒睑皮炎

单纯疱疹病毒睑皮炎是常见的病毒性睑皮炎之一，是由人单纯疱疹病毒Ⅰ型感染所致的急性眼周皮肤疾病。易复发，常在高热、上呼吸道感染、紧张和劳累之后发病，也可见于孕妇及衰弱的老年人。

（一）诊断

1. 病史采集

（1）起病情况：急性起病。

（2）主要临床表现：病变可侵犯上、下睑，下睑多见。疱疹呈多个或簇状，半透明，周围充血、水肿，有刺痒、疼痛与烧灼感。初起水疱内含有透明黄色液体，1周左右可吸收结痂，一般不化脓，不留瘢痕，少数可由睑缘向眼球蔓延，累及角膜。

2. 体格检查

（1）眼睑皮肤：眼睑皮肤疱疹呈多个或簇状，半透明，周围充血、水肿，不化脓，不留瘢痕。

（2）结膜与角膜：可有结膜充血，角膜可有上皮病变。

（3）可有耳前淋巴结肿大。

3. 诊断要点

多见于年老体弱者；眼睑皮肤疱疹，愈合后不留瘢痕；睑结膜可有充血，角膜可有病变。

（二）鉴别诊断

与带状疱疹病毒性睑皮炎鉴别：带状疱疹病毒性睑皮炎疼痛明显，皮疹不超过中线，愈合后有瘢痕，并有色素沉着。

（三）治疗

1. 局部治疗

皮肤面用0.1%阿昔洛韦眼膏或疱疹净（碘苷）眼膏，结膜囊滴0.1%阿昔洛韦眼液以防角膜受累。

2. 全身治疗

严重者全身应用阿昔洛韦。

六、带状疱疹睑皮炎

带状疱疹睑皮炎是常见的病毒性睑皮炎之一，由水痘—带状疱疹病毒感染三叉神经的半月神经节或三叉神经的第1支或第2支引起。正在接受放疗或免疫抑制剂治疗的患者易发生。

（一）诊断

1. 病史采集

（1）起病情况：急性起病。

（2）主要临床表现：先有三叉神经分布区剧烈疼痛，数日后皮肤上出现簇状疱疹，有畏光、流泪。

2. 体格检查

（1）眼睑皮肤：疱疹局限在面部一侧，绝不超过中线。眼神经受累时疱疹分布在患侧头皮、额部及上睑皮肤，如眶下神经受累时疱疹同时分布在下睑、颊部和上唇皮肤。

（2）结膜充血，角膜上皮或基质炎症。

（3）如疱疹出现在鼻翼等处说明鼻睫状神经受累，发生角膜炎和虹膜炎的可能性更大。

（4）可有耳前淋巴结肿大。

（5）炎症消退后皮肤留有瘢痕，并有色素沉着。

（二）治疗

（1）休息、避光、止痛、镇静。

（2）局部应用抗病毒眼药，应用抗生素预防继发感染。

（3）严重患者全身应用抗病毒药物。

（4）并发角膜炎或虹膜炎者需积极治疗。

（严　冬）

第二节　眼睑位置与功能异常

一、倒睫和乱睫

倒睫和乱睫是指睫毛向后或不规则地生长，以致触及眼球的不正常状况。

（一）病因

凡能引起睑内翻的各种原因，均能造成倒睫，其中以沙眼最为常见。其他如睑缘炎、睑腺炎、睑烧伤、睑外伤等，形成瘢痕后牵引睫毛倒向角膜。乱睫可由先天畸形引起。

（二）临床表现

倒睫多少不一，有时仅 1～2 根，有时全部向后或不规则生长，触及眼球、角膜，患眼疼痛流泪，持续性异物感。倒睫长期摩擦眼球、角膜，可致结膜充血、血管新生、角膜浅层浑浊、角膜上皮角化，重者可引起角膜溃疡。

（三）诊断

外眼常规检查，手电筒侧照即可发现倒睫或乱睫。检查下睑时，患者需向下注视，方能发现睫毛是否触及角膜。

（四）治疗

对于异常的睫毛可以拔除、电解或冷冻。机械性拔除是暂时的，因为睫毛在 2～3 周内会再生。电解法破坏毛囊并拔除，或可在显微镜直视下将毛囊切除。也可用微型冷冻器对切开的毛囊进行冷冻，−20 ℃的治疗持续时间应小于 30 秒，以免过度冷冻使睑缘变薄并损伤邻近的正常结构。倒睫数量较多者应行睑内翻矫正手术。

二、睑内翻

睑内翻是指睑缘向眼球方向内卷的眼病。睑内翻达到一定程度，睫毛甚至睑缘外皮肤随之倒向眼球，刺激角膜。所以睑内翻与倒睫常同时存在。

（一）病因和分类

根据不同的发病原因，分为非随意性（痉挛性、老年性）睑内翻、瘢痕性睑内翻、先天性睑内翻三大类。痉挛性睑内翻见于炎症刺激引起的眼轮匝肌反射性痉挛，致使睑缘内翻，这种情况通常持续少于 6 个月，且可发生于任何年龄。随着年龄的增长，老年性睑内翻发生率较高，好发于下睑，内、外眦韧带松弛以及皮肤萎缩失去正常张力，同时皮下组织松弛，睑板前的眼轮匝肌滑向上方，压迫睑板上缘，使睑缘内翻。瘢痕性睑内翻是由于结膜或眼睑瘢痕形成收缩所致，上、下睑均可发生，常见于眼部慢性炎症如沙眼。先天性睑内翻少见，亚洲人发生率较高，病因机制复杂，大多由内眦赘皮、睑缘部轮匝肌过度发育或睑板发育不良所致。

（二）临床表现

患者有流泪、畏光、异物感、摩擦感等症状，致角膜溃疡者有眼刺痛。睑缘内卷，部分或全部睫毛倒向眼球表面，相应部位球结膜充血，角膜上皮脱落，荧光素弥漫性着色。继发感染可致角膜溃疡。长期不愈新生血管长入，使角膜失去透明性，视力不同程度减退。

（三）诊断

根据患者年龄，有无沙眼、外伤手术史，结合临床表现，容易做出诊断。

（四）治疗

非随意性睑内翻的暂时治疗方法是在下方或者颞侧施加张力，将下睑向面颊部牵拉，或者局部注射肉毒杆菌毒素。无效可切除多余松弛的皮肤及部分眼轮匝肌纤维，深部固定法缝合切口。急性痉挛性睑内翻应积极控制炎症。

瘢痕性睑内翻必须进行手术治疗，手术方式可考虑经皮肤切口削薄睑板后，深部固定法缝合。先天性睑内翻随着年龄增长、鼻梁发育，可自行消失，不必急于手术。若患儿长至 5~6 岁，睫毛内翻仍未消失，严重刺激角膜，可考虑距睑缘 5 mm 做皮肤切口，深部缝合固定，利用结扎后的牵引力矫正睑缘位置。

三、睑外翻

睑外翻是指睑缘离开眼球，向外翻转，睑结膜不同程度地暴露在外，常合并睑裂闭合不全。如果不治疗，睑外翻可导致暴露性角膜炎、角膜瘢痕、角膜溃疡，甚至角膜穿孔。

（一）病因和分类

根据不同病因，睑外翻可分为五大类：①瘢痕性睑外翻，最为常见，发生在眼睑皮肤垂直性瘢痕收缩的基础上，常见的原因有创伤、烧伤、化学伤、眼睑溃疡、眶缘骨髓炎、睑部手术等情况；②老年性睑外翻，为眼轮匝肌及眼睑皮肤松弛，下睑本身重量使之下坠引起，仅见于下睑；组织病理学可发现伴随边缘动脉硬化的眼轮匝肌变性病灶，提示慢性肌肉缺血；③麻痹性睑外翻，是由于外伤或其他原因导致面神经麻痹，眼轮匝肌收缩功能丧失，致使眼睑外翻，也仅限于下睑；④机械性睑外翻，由眼睑、颊部巨大肿瘤或者是由于不合适的眼镜的重力影响造成；⑤先天性睑外翻，较为少见，可单独发生或伴随其他异常，如睑裂狭小、眼球异常及系统性病变如 21-三体综合征。

（二）临床表现

轻微者仅靠近内眦部下睑缘离开眼球表面，下泪小点向外不能吸引泪湖的泪液以致溢泪，泪液的长期浸渍产生下睑湿疹。严重者整个眼睑向外翻转，结膜暴露。结膜长期暴露致干燥充血，久之变粗糙肥厚。因眼睑闭合不全，角膜失去保护，发生干燥和上皮脱落，严重者可发生暴露性角膜炎，甚至角膜溃疡形成，严重危害视力。

（三）诊断

根据患者年龄，有无外伤手术史，结合临床表现，容易做出诊断。但需和 Graves 病引起的眼睑退缩相鉴别。

（四）治疗

瘢痕性睑外翻必须依靠手术治疗，治疗原则为增加眼睑前层的垂直长度，消除睑缘垂直方向的牵拉力。轻度的睑外翻可采用穿透电热疗法，在睑缘 4~5 mm 结膜面对睑板下方进行电热，使胶原纤维收缩，将眼睑拉回正常位置。中度、重度眼睑外翻需行瘢痕松解及清除后联合自体游离植皮术。老年性睑外翻做"Z"形皮瓣矫正或"V""Y"成形术。麻痹性睑外翻积极治疗原发病，对于先天性面神经麻痹患者，眼轮匝肌麻痹常可自发恢复，故应采取保守治疗，可选择润滑性眼膏夜间包眼、湿房保护或暂时性睑缘缝合；不可逆的麻痹性睑外翻可在睑裂部的内、外、远端分别做永久性睑缘缝合，或用自体阔筋膜通过睑缘皮下，分别缝合固定于内眦韧带、外眦韧带，使外翻复位。

四、眼睑闭合不全

眼睑闭合不全又称兔眼，指睡眠或试图闭眼时眼睑不能完全闭合，致使部分眼球暴露。

（一）病因

眼睑不能闭合的最常见原因是面神经麻痹后，导致眼轮匝肌收缩功能障碍，其次为瘢痕性外翻或严重睑球粘连限制了眼睑的移动。其他原因包括眼眶容积和眼球大小比例失调，包括甲状腺病性突眼、眼眶肿瘤、先天性青光眼、角巩膜葡萄肿等。全身麻醉或重度昏迷时可发生功能性眼睑闭合不全。

（二）临床表现

患者主诉刺激症状、异物感及烧灼感。轻度眼睑闭合不全，闭睑时眼球反射性上转（Bell 现象），只有球结膜暴露，引起结膜充血、干燥、过度角化。中度以上眼睑闭合不全角膜受累，上皮干燥脱落，点状角膜上皮病变取决于睡眠时角膜的位置。角膜病变可发生在下方、中央，甚至是上方，因为有些患者睡眠时眼球下转。严重者可致角膜溃疡，视力不同程度地下降。

（三）诊断

自然闭眼时眼睑不能闭合或闭合不全。球结膜或角膜显露，有结膜干燥、溢泪，重者有暴露性角膜炎，角膜荧光素染色检查阳性，视力下降。

（四）治疗

首先针对病因治疗，一时无法去除病因者，采取有效措施保护角膜。可用人工泪液频繁点眼，睡眠时予以抗生素眼膏或含透明质酸钠的眼用凝胶涂眼，必要时建立透明密合眼罩的湿房，避免角膜干燥和溃疡的发生。神经麻痹性眼睑闭合不全，在睑裂区内外侧分别做一个永久性睑缘缝合，可有效避免暴露性角膜炎。瘢痕性眼睑闭合不全，根据手术适应证行眼睑植皮术、眼睑成形术或睑球粘连分离术。突眼性眼睑闭合不全，应针对病因治疗突眼，如甲状腺相关眼病。必要时可行睑裂缝合术，做暂时性的保护治疗。

五、上睑下垂

上睑的正常位置在上方角膜缘和上方瞳孔缘的中部，具体位置有小的差异，上睑下垂是指上睑提肌（动眼神经支配）和 Müller 肌（颈交感神经支配）功能部分或完全丧失，致使一侧或双侧的上睑明显低于正常位置。

（一）病因

可以分为先天性和获得性两大类。先天性者多为动眼神经核或上睑提肌发育不良，肌纤维收缩和舒张功能均异常，常染色体显性或隐性遗传。获得性者由眼睑本身的病变引起，也可因神经系统及其他全身性病变导致。常见原因包括动眼神经麻痹、上睑提肌损伤、交感神经疾病、重症肌无力、上睑炎性肿胀或新生物等。

（二）临床表现

先天性上睑下垂单眼或双眼上睑提肌功能不全或丧失，自然睁眼平视时，轻者上睑缘遮盖角膜上缘超过 3 mm，中等程度下垂遮盖角膜 1/2，重度下垂者超过角膜 1/2 或遮盖全部角膜。双眼上视时，下垂侧眉毛高竖，以额肌收缩来补偿上睑提肌功能的不足，患侧额部皮肤有明显横行皱纹。双侧下垂者常需仰头视物。先天性上睑下垂的患者大约有 25% 并发上直肌功能不全或麻痹，影响眼球上转。

（三）诊断

结合相关病史，测量原位时睑裂高度及眼睑下垂量，判断上睑下垂的程度。可指压眉弓测试上睑提肌功能，睑缘活动度 4 mm 以下者表示肌力很差，5~7 mm 为中等，8 mm 以上为良好。新斯的明试验或腾喜龙（依酚氯铵）试验有助于排除重症肌无力。

（四）治疗

先天性上睑下垂以手术治疗为主。手术的目的是恢复外观对称，如果上睑提肌肌力良好，术后各眼位保持外观对称的可能性较大，大多数情况下，保证双眼水平位的对称即可。如果下垂严重遮挡瞳孔可导致弱视，应早期手术。如果上睑提肌功能尚未完全丧失，手术方式宜选择上睑提肌缩短，手术的切口有皮肤切口和结膜切口两种，近年来主张施行联合手术切口进行上睑提肌缩短矫正上睑下垂。上睑提肌肌力弱不能满足手术要求时，应选择额肌悬吊术或自体阔筋膜悬吊术。早期上睑下垂，应注意排除重症肌无力、神经系统或眼部及全身病变引起的上睑下垂，需先进行病因治疗和药物治疗，无效时再考虑手术。

（严　冬）

第三节　眼睑肿瘤

眼睑肿瘤分为良性与恶性两大类。

一、良性肿瘤

（一）色素痣

眼睑色素痣多为出生时即有，少数为青春期出现。婴儿期生长较快，而1岁以后生长缓慢，到成年逐渐停止发展，还有一部分可自行消失，仅有极少一部分可以恶变成黑素瘤。色素痣的大小，色素量多少各不一致，根据表面形态而分为以下5种。

1. 斑痣

表面平滑而不隆起，没有毛发长出。

2. 毛痣

高出于皮肤表面，其上有毛发长出。

3. 乳头状痣

突出乳头状，色深黑，小至米粒，大至绿豆大小。

4. 睑分裂痣

在上、下眼睑皮肤上，包括睑缘有色素痣，大小范围各人不同，当闭眼时两者合二为一，有的可侵犯结膜。此系胚胎时期睑裂尚未分开时即已形成。

5. 先天性眼皮肤色素细胞增多痣

又称太田痣，常于出生时或稍晚在眼及上颌部皮肤出现淡褐色、青灰色或蓝褐色无浸润不隆起的斑片，在巩膜上也可见到蓝色斑块，有时见于结膜、葡萄膜或视网膜。罕有恶变。

色素痣治疗：①色素痣无症状，为良性肿物，一般不需治疗。但注意避免搔抓，以免刺激发生恶变，如一旦增大，色素加重，表面粗糙，毛细血管扩张，且有出血倾向者，应考虑恶变的可能性，应尽早全部彻底切除，送病理检查；②为美容可用冷冻、二氧化碳激光治疗或整形治疗，也应治疗彻底，不残留，以免激发恶变。

（二）黄斑瘤

黄斑瘤是黄色瘤的一种，并非真正的肿瘤。多见于老年人，女性更常见，双上睑和（或）双下睑皮肤内侧，对称性，扁平稍隆起于皮肤表面的橘黄色斑块，略作椭圆形或长三角形，病理为真皮内多数泡沫状组织细胞，本病为脂肪代谢障碍性皮肤病。原发性者常有家族高脂蛋白血症，继发者常有某些血清蛋白升高疾病，也有不伴有血脂异常者。

黄斑瘤治疗如下。

（1）本病无自觉症状，因与脂肪代谢有关，因此应注意饮食调配。

（2）肝素有促进脂肪代谢、消除血脂的作用，在无出血素质和不伴有凝血迟缓各种疾病的患者，可用肝素注射液注射，取0.1 mL（含625 U），注射于黄色瘤的下方，每周1次，较小者注射5~6次，大的需注射10次左右，瘤的范围可缩小，甚至消失。

（3）皮肤松弛者可作黄斑瘤切除，但不能防止附近皮肤再发。

（三）血管瘤

血管瘤较常见，是由新生血管组成的良性肿瘤，属于血管发育畸形。多发生于婴幼儿。

临床上分为鲜红斑痣、草莓状血管瘤、海绵状血管瘤等。

1. 鲜红斑痣

又称火焰痣。出生时或出生后即发生，为淡红色或黯红色斑片，边缘不整，境界清楚，压之退色，有时其表面有小结状增生。随年龄增长而扩大，但成年期可停止生长，无自觉症状，有的在两岁时自行消退。

2. 脑三叉神经血管瘤综合征

即 Sturge-Weber 综合征。本病为眼、皮肤、脑血管瘤，眼部表现有眼睑紫葡萄红色斑或火焰痣，结膜和巩膜有血管瘤，虹膜颜色变黯，青光眼（可能是房角结构异常和上巩膜压力增加所致，可呈水眼或牛眼，也可表现为后天性高眼压），可伴有脉络膜血管瘤，视力减退甚至失明。面部血管瘤循三叉神经分布区发病，有火焰痣或葡萄酒样色斑。全身表现：因颅内血管瘤可致癫痫发作、对侧半身麻痹、智力低下，X 线颅内检查可能看到特殊的线状钙化斑。

3. 草莓状血管瘤

一般在出生后数周内出现，初发为粟粒或绿豆大的半球形丘疹，色红，境界清楚，质软，表面光滑。生后数月内生长较快，逐级增大呈桑葚状或分叶状如草莓，压之不退色，无自觉症状。1 岁以内长到最大限度，约 3/4 皮损在 7 岁前自行消退。

4. 海绵状血管瘤

于出生后不久即出现，病变区为黯红色或青紫色，隆起性皮下结节状肿块，由血窦组成，质软，易于压缩，形状不规则，大小不等，色紫蓝，哭泣时肿瘤增大，无自觉症状。病变生长较快，但多数在 5 岁左右由于瘤内血栓或炎性纤维化而萎缩消退。

血管瘤治疗如下。

（1）鲜红痣：可用冷冻、同位素^{32}磷或^{90}锶敷贴于患处，早期效果显著。

（2）Stuger-Weber 综合征：应及早治疗青光眼，降低眼内压。

（3）草莓状血管瘤：多数可自行消退而不必治疗，长期不退且面积大者，可用 X 线照射、激光、CO_2 或液氮冷冻，但可能留有瘢痕。据国外报道对体积大而影响视线者，肿瘤内注射激素（氟羟脱氢皮质甾醇），按婴儿体重计算给最大量，注射后生长缓慢，效果良好。

（4）海绵状血管瘤：在瘤内注射硬化剂鱼肝油酸钠，每两周 1 次，共 5~10 次，局限性者可手术切除。

（四）皮样囊肿

皮样囊肿又称皮样瘤。为先天发育异常，源于胚胎，常于出生时即存在，婴幼儿时期缓缓增大，部分在 5 岁以内发现，所以就诊较早。囊肿主要在骨缝附近生长，多见于眶外上角（从颞额骨缝发生），也见于眶外上角（鼻额骨缝处起源）或眶内部。囊肿大小不一，初起时小，坚实如豌豆，逐渐长大可达乒乓球大小，呈圆形或椭圆形，表面光滑，界限清楚，与皮肤无粘连，有弹性。因与骨壁相近，可压迫骨壁凹陷。

组织学检查：为复层鳞状上皮构成囊壁，可有汗腺、皮脂腺，囊腔可为单房或多房，囊腔内含有皮脂腺样油脂、角化物质，还有毛发。

穿刺时如抽出黄色酸臭如牛油样液体则称为油囊肿。

鉴别诊断：本病应与脑膜膨出相鉴别。脑膜膨出多发于眶内角骨缝，不能移动，有波动，压迫时可缩小，在无菌操作下穿刺出透明的脑脊液。

皮样囊肿需手术摘除。

二、恶性肿瘤

（一）基底细胞癌

基底细胞癌是眼睑皮肤恶性肿瘤常见的一种。好发部位为眼睑皮肤，罕见从黏膜起源，以下睑内眦部为多见，男性比女性多发，老年人多于年轻人。

病变初起为微小、轻度隆起的半透明结节，如含有色素则类似黑痣。结节外围可有曲张的血管围绕，表面有痂皮或鳞屑覆盖，经数年或数月缓缓增大，表面破溃成浅溃疡，边缘参差不齐，变硬、隆起、内卷，是因为溃疡边缘部皮肤鳞状上皮向下高度增生所致。溃疡边缘常带色素，周围充血，溃疡呈潜行在皮下穿掘，向四周扩展。因此溃疡底部较表面皮肤范围要大，故又称侵蚀性溃疡。溃疡继续进行才使表面皮肤溃烂，溃疡较浅，其基底在一平面上，易出血，如不治疗或治疗不当，癌扩大常改变其原来的面貌形成菜花状，可能会误诊为鳞状细胞癌或黑素瘤。患者早期多无自觉症状，很少淋巴结转移。但继发感染，严重破坏组织后可引起剧烈疼痛，甚至可侵及鼻窦或颅内而死亡。

基底细胞癌早期治疗预后较好，未能确诊前应做组织活检，确诊基底细胞癌后应彻底切除，但作活检时取材应在溃疡穿掘区，因溃疡基底有坏死肉芽组织，又如太浅易误诊为鳞状细胞癌。基底细胞癌对放疗敏感，但放疗并发症较多，故仍以手术切除为主，或先行放疗，为手术创造条件，然后手术治疗。

（二）鳞状细胞癌

鳞状细胞癌是起自皮肤或黏膜上皮层的一种恶性肿瘤。皮肤黏膜交界处的睑缘是好发部位，发病率较基底细胞癌少，但其恶性程度却较基底细胞癌为重，发展也快，破坏力也大，可破坏眼组织、鼻窦或颅内而死亡，淋巴结常有转移。男性较女性多，老年人多于年轻人。

鳞状细胞癌好发于下睑，围绕睑缘，病变初起为局限性隆起如疣状、乳头状、结节状或菜花状，基底为蒂状或较宽，无自觉症状。逐渐长大，外观与基底细胞癌不易区别，但病变发展快，一面向浅层组织发展，一面向深部进行，表面破溃形成溃疡、出血、感染，有奇臭，能区别于一般良性的乳头瘤。也有的一发病即以溃疡形式出现，溃疡的特点是边缘高起，参差不齐，有时可有潜行边缘，外观似基底细胞癌，但溃疡深，基底不在一平面，而是深浅不一，溃疡可呈火山喷口状，边缘甚至外翻较饱满，最后破坏眼球，蔓延至颅内死亡。通过活检能与基底细胞癌相鉴别。

鳞状细胞癌中高度未分化的梭形细胞对放疗较敏感。离睑缘较远者可用放疗，而分化好的则对放疗不敏感，因此以手术治疗为主。手术切除的范围要较基底细胞癌大，切除后可做整形手术。如病变已累及穹隆结膜、球结膜，则要考虑作眶内容摘除术，对肿大的淋巴结要作清扫，也可考虑术后转肿瘤科进行化疗。

（三）睑板腺癌

睑板腺癌是原发于睑板腺（麦氏腺）的恶性肿瘤。发病率介于基底细胞癌和鳞状细胞癌之间。由于分化程度不同，有的历时几年，有的则发展迅速，对放疗不敏感。临床上女性较男性多，老年人多，上睑较下睑发病多，病变位置在睑板腺，无自觉症状，仅在皮肤面上摸到小硬结，相应的结膜面显得粗糙，可见黄白斑点，形似睑板腺囊肿。早期不破溃，肿瘤发展后可至睑板以外，此时在眼睑皮下则可摸到分叶状的肿块，表面皮肤血管可扩张。进一步发展，可有乳头状瘤样物从睑板腺开口处脱出。少数肿瘤弥漫性发展，使睑板变厚、眼睑变形，皮肤结膜不破溃。也有肿瘤坏死，结膜破溃显露出黄白色结节状肿瘤组织，摩擦角膜引起角膜溃疡。

晚期睑缘受累，皮肤溃疡，黄白色癌瘤由破溃处露出，一部分还可以沿结膜向眼眶深部发展，引起眼球突出，可转移至淋巴结，尤其分化不好的鳞状细胞型睑板腺癌较基底细胞型睑板腺癌转移发生率高。

本病早期需与睑板腺囊肿相鉴别，如在切除睑板腺囊肿时，切开的内容物不是胶冻样物质，而是黄白色易碎的物质，应高度怀疑睑板腺癌，需送病理进一步检查以免漏诊。

睑板腺癌为恶性肿瘤，不治疗则溃疡出血、感染或转移而死亡，放疗不敏感，以手术治疗为主。分化好的很少转移，仅局部切除即可。分化不良的可转移至耳前、颌下或颈淋巴结，如有淋巴结转移，除应切除局部病灶外，更应做眶内容剜除术，还需要做淋巴结清扫术，以挽救生命。

（四）恶性黑素瘤

恶性黑素瘤部分来源于黑痣恶变，部分来源于正常皮肤或雀斑，各年龄段都可发生，但老年人多见，儿童罕见。黑痣恶变原因不详，外伤或外来刺激（搔抓、紫外线等）可能是诱因。恶性黑素瘤发展过程变异性很大，有的发展迅速，短期内即增大破溃，广泛转移，有的多年静止缓缓增大，也有的病灶很小而早已转移到内脏（肝、肺等）。黑素瘤好发于内外眦部，向皮肤和结膜两个方向发展，初起似黑痣或大小不等、高低不平的黑色素结节，表面粗糙，色素可浓淡不一，有的甚至无色素（无色素性黑素瘤）。在大结节的外围还有卫星小结节，附近色素弥散，血管充盈，有的迅速发展成肿块，也有发展成菜花状被误诊为鳞癌。患者疼痛不明显，但终究病灶形成溃疡，易出血，合并感染可以引起疼痛。病程长短不一。

恶性黑素瘤需与黑痣鉴别。黑痣表面光滑，色素浓，质软，有的有毛。而黑素瘤表面粗糙，色素不等，质硬，表面有裂隙，形成溃疡，基底不平，易出血，早期即可有淋巴结或内脏转移。有毛痣脱毛也应考虑恶变的可能性。

因本病为高度恶性肿瘤，一经确诊应立即治疗，对放疗不敏感，故应手术切除。切除范围要大，距离病变区需 5 cm 以上，如有睑结膜及球结膜受累应作眶内容剜除术。如有淋巴结转移，应进行清扫，预后不良。

（冯焕焕）

第四节　眼睑充血、出血及水肿

一、眼睑充血

眼睑充血可因眼睑皮肤的炎症、睑腺炎症、睑周围组织炎症的蔓延，虫咬、化学物质刺激、物理性刺激，如热、辐射等造成。睑缘炎、屈光不正、视疲劳、卫生条件差等均可引起睑缘充血。充血一般为亮鲜红色。

黯红色的充血为血液回流障碍，凡是血液回流障碍的疾病均可引起，常同时伴有眼睑水肿。

治疗：根据发病的原因治疗。

二、眼睑出血

造成眼睑出血的全身原因如咳嗽、便秘、高血压动脉硬化、败血症、有出血素质者、胸部挤压伤等，一般出血较局限。局部原因造成的眼睑出血多为外伤，可以是眼睑直接外伤引起，也可以是眼眶、鼻外伤或颅底骨折引起，出血渗透到眼睑皮下，可以沿着皮下疏松的组织向四周蔓延，一直跨过鼻梁侵入对侧眼睑。严重的是颅底骨折所致的出血一般延着眶骨底部向鼻侧结膜下和眼睑组织渗透，多发生在受伤后的数日。眶顶骨折所致的出血沿提上睑肌进入上睑，眶尖骨折沿外直肌扩散，眶底骨折出血进入下睑。

随血量的多少，出血可为鲜红色、黯红色、紫红色或黑红色。

治疗如下。

（1）少量浅层出血无须治疗，数日后可自行吸收。

（2）出血多时，于当时立即作冷敷以停止出血，同时可使用止血药物如酚磺乙胺、维生素 K、氨甲苯酸、三七粉或云南白药等。数日后不再出血时可作热敷促进吸收。

（3）用压迫绷带包扎。

（4）有眶顶、眶尖、颅底骨折需请神经外科会诊、治疗。

三、眼睑水肿

眼睑水肿是眼睑皮下组织中有液体潴留，表现为皮肤紧张、光亮感。

1. 炎性水肿

为局部原因，眼睑炎症或附近组织炎症如眼睑疖肿、睑腺炎、睑皮肤炎、泪囊炎、眶蜂窝织炎、丹毒、严重的急性结膜炎、鼻窦炎等。眼睑皮肤肿、红，局部温度升高，有时有压痛，可伴有淋巴结肿大，严重者全身畏寒、发热。

2. 非炎性水肿

为血液或淋巴液回流受阻所致。局部原因见眶内肿物，全身原因见于心脏疾病、肾病、贫血，非炎性者皮肤颜色苍白。

治疗：根据病因进行治疗。

（冯焕焕）

第六章

结膜疾病

第一节　结膜炎症

一、概述

结膜与外界直接接触，易受刺激、感染及外伤，因结膜富含神经及血管，对刺激较敏感，故较易发生炎症反应。

（一）病因

1. 外源性因素

来自外界的多种病原微生物如细菌、衣原体、病毒、真菌及寄生虫等，通过传播媒介导致结膜炎症，各种机械损伤、化学外伤均可成为致病因素。

2. 内源性因素

由菌血症、全身过敏状态或全身代谢障碍等引起。

3. 局部蔓延

由邻近组织如角膜、巩膜、眼睑、眼眶、鼻腔、鼻旁窦、泪器等的炎症蔓延而来。

（二）临床表现

1. 症状

患眼异物感、烧灼感、发痒等，如病变累及角膜，则会出现畏光、流泪、视力下降。

2. 体征

结膜充血，眼分泌物增多，结膜下出血，结膜水肿，睑结膜乳头增生、滤泡形成、出现假膜，耳前淋巴结肿大，假性上睑下垂，结膜肉芽肿等。

（三）诊断

1. 临床检查

依据患者眼部症状及检查体征。

2. 细菌学检查

行结膜囊分泌物细菌及真菌培养，如无菌生长，需考虑衣原体或病毒感染可能，可做实验室分离鉴定。

3. 细胞学检查

不同病原体所引起的结膜炎，其细胞反应也不相同。如：多形核白细胞增多，提示为细菌或衣原体感染；嗜酸性粒细胞增多为过敏反应；单核细胞增多常为病毒感染；如见有巨噬细胞，需考虑沙眼可能；如胞质内有包涵体，可诊断为沙眼或包涵体性结膜炎；上皮细胞角化为结膜干燥的特征。

（四）治疗及预防

1. 局部治疗

（1）不要遮盖患眼，以防细菌繁殖加速。

（2）冲洗结膜囊，所用冲洗剂应无刺激性，常用生理盐水、2%～3%硼酸溶液或1∶10 000～1∶5 000升汞或同样浓度的高锰酸钾溶液，用洗眼壶冲洗。冲洗时，翻转眼睑，冲洗结膜面，同时用手指推动上下睑，使穹隆的分泌物也被冲出。冲洗者需防止分泌物溅入自己眼内。

（3）局部用药，药物的选择应以致病菌对其是否敏感而定，重症患者在未做药物敏感试验前可用几种抗生素混合的眼药水滴眼，睡前可用眼药膏。硝酸银、硫酸铜等药物可腐蚀结膜表层组织，使用时不可触及角膜，用后立即用生理盐水冲洗。

2. 全身治疗

严重的结膜炎患者，需全身应用抗生素、磺胺药或抗病毒药物。

3. 预防

本病多为接触传染，应提倡勤洗手、洗脸，不用手和衣袖擦眼。患者所用的脸盆、毛巾、手帕等必须与他人分开，并经常煮沸消毒。传染性结膜炎对患者应进行隔离，不允许到公共游泳区游泳，医务人员在接触患者之后也必须洗手消毒，以防交叉感染。如一眼患结膜炎，必须告知患者健眼不要受传染，遇严重传染性结膜炎时，可用透明眼罩遮盖健眼。如工作环境多刺激因素，应改善环境或佩戴保护眼镜以防引起结膜炎。对公共场所要进行卫生宣传，定期检查和加强管理。

二、细菌性结膜炎

（一）急性卡他性结膜炎

俗称"红眼"，是由细菌感染引起的一种常见的急性流行性眼病，主要特征为结膜明显充血，可见大量脓性或黏液性分泌物，有自愈倾向。

1. 病因

本病常见的致病菌为肺炎双球菌、流感嗜血杆菌、金黄色葡萄球菌等，在结膜病变或免疫力低下时容易发作，细菌可通过多种媒介直接接触结膜，尤其是公共场所，导致流行。

2. 临床表现

（1）症状：患眼异物感、烧灼感、发痒等，严重时有眼睑沉重、畏光流泪及灼热感。由于炎症刺激产生大量脓性分泌物，患者晨起会发现上下睑被分泌物粘连在一起，当病变侵及角膜，则会出现视力下降。

（2）体征：眼睑肿胀，结膜充血，眼分泌物增多，有时上下睑被分泌物粘连在一起，严重者结膜表面可覆盖一层易于揉掉的假膜。一般发病3～4天病情达高峰，随即逐渐减轻，本病常双眼同时发病或相隔 1~2 天发病。

3. 诊断

依据患者眼部症状及检查体征诊断。

4. 治疗

（1）不要遮盖患眼，以防细菌繁殖加速。

（2）在发病早期和高峰期做分泌物细菌培养以确定致病菌。

（3）如分泌物较多，可冲洗结膜囊（冲洗液见概述），早期可冷敷。

（4）局部用药，根据不同病原菌选用广谱抗生素滴眼液滴眼，如氧氟沙星滴眼液、利福平滴眼液等，睡前涂抗生素眼膏，如并发角膜炎，则按角膜炎处理。

5. 预防

本病通过接触传染，在家庭或集体生活中一旦发现本病，应严加注意消毒及隔离，患者的洗脸用具及手帕等物需煮沸消毒，医务人员在接触患者之后也必须洗手消毒，以防交叉感染。

（二）慢性卡他性结膜炎

为多种原因引起的结膜慢性炎症，多双侧发病。

1. 病因

（1）感染因素：可为急性卡他性结膜炎未彻底治愈而转为慢性，也可因一开始感染的致病菌数量不大，毒力不强，同时机体抵抗力较好，致使病变呈现慢性迁延状态。

（2）非感染因素：不良的环境刺激、眼部刺激、不良生活习惯及长期应用某些眼药、慢性过敏状态均可形成慢性结膜炎。

2. 临床表现

（1）症状：患眼痒、异物感、干涩感，视力疲劳等，尤以晚间或阅读时明显加重。

（2）体征：病变较轻者睑结膜轻度充血，有少许分泌物，长期慢性炎症刺激者出现睑结膜充血、肥厚，有乳头增生，分泌物多为黏液性，黄色或白色泡沫样，量较少，常聚集在眦部。

3. 诊断

依据患者眼部症状及检查体征诊断。

4. 治疗

首先去除致病原因，改善工作及生活环境，消除不良习惯，积极治疗睑内翻、睑缘炎、慢性泪囊炎、泪道阻塞等，对睑板功能不良患者需挤压按摩睑板，使睑板腺分泌物及时排出。针对不同致病菌，可选用不同类型的抗生素滴眼液滴眼。

（三）淋菌性结膜炎

也称淋病眼或淋菌性脓漏眼，是一种极为剧烈的急性化脓性结膜炎。本病的特点为高度眼睑、结膜充血水肿及大量脓性分泌物，如治疗不及时，将短时间内发生角膜溃疡及穿孔，导致失明。

1. 病因

（1）西医认为，新生儿淋菌性结膜炎多因出生时母体阴道炎性分泌物或其他被淋菌污染的用品所感染；成人淋菌性结膜炎多因自身或他人的尿道分泌物所感染。

（2）中医认为，本病多由外感风热邪毒，或眵泪相染，相互接触，兼火毒炽盛，气血两燔，内外搏结，浸淫于目而致病。

2. 临床表现

（1）新生儿淋菌性结膜炎：潜伏期 2~5 日内发病者多为母亲产道感染，出生 7 日后发病者为产后感染，临床表现为双眼超急性结膜炎，发病初期眼睑和球结膜充血、水肿，分泌物为水样、血性，进展迅速。发病数小时后有大量脓性分泌物，重度睑结膜、球结膜水肿及炎症，角膜出现溃疡，甚至溃疡穿孔。

（2）成人淋菌性结膜炎：潜伏期为 10 小时至 2~3 日不等，双眼或单眼发病，眼睑高度红肿和疼痛，睑结膜高度充血，伴小出血点及假膜形成，球结膜水肿，重者突出于睑裂外，有耳前淋巴结肿痛。发病初期分泌物为浆液性或血性，3~5 日后，眼睑肿胀减轻，可见大量脓性分泌物，此时分泌物中有大量淋球菌；2~3 周后，脓性分泌物逐渐减少，但仍含淋球菌，有感染性。结膜水肿消退后，睑结膜高度肥厚，表面粗糙，可持续数月，炎症消失后，睑结膜上可遗留深瘢痕。患者角膜常有浸润，轻者角膜上皮粗糙，严重者可形成角膜溃疡，甚至角膜穿孔。

3. 诊断

根据淋病病史、典型的眼部病程发展及分泌物涂片或结膜细菌学检查可确诊。

4. 治疗

发病后及时取结膜囊分泌物行细菌培养及药敏试验，依据药敏结果调整用药。

（1）全身治疗：新生儿可用水剂青霉素 G，按每日 5 万 U/kg 体重计算，分 2 次静脉注射，连续 7 日；耐药者每日予以头孢曲松 25~50 mg/kg 体重，肌内或静脉给药，共 7 日。也可采用三代头孢或大观霉素等。有角膜病变者，宜用头孢曲松。成人用水剂普鲁卡因青霉素 G 肌内注射，注射前 1 小时服丙磺舒，注射后继续减量口服，或用水剂青霉素 G 静脉注射，连续 5 日，或长效青霉素肌内注射。对于青霉素过敏者，可用大观霉素或头孢曲松。

（2）局部治疗：生理盐水彻底冲洗结膜囊，可滴用 0.25% 氯霉素、0.1% 利福平或杆菌肽等滴眼液。角膜病变时，用复方托吡卡胺散瞳，角膜穿孔时，需行角膜移植术。

5. 预防

本病通过接触传染。

（1）新生儿淋菌性结膜炎：做好产前检查，有淋病的孕妇，应彻底治疗。治疗方案：阿莫西林或氨苄西林 0.5 g，每日 3~4 次，同时口服丙磺舒 0.5 g，3~4 次，对于青霉素过敏者，可用大观霉素 2 g 肌内注射。婴儿出生后，必须严格按 Crede 滴眼预防法，即在清洁眼睑上的污物后，立即滴 1% 硝酸银溶液于结膜囊内，或用 1% 四环素眼膏或 0.5% 红霉素眼膏涂眼。

（2）成人淋菌性结膜炎：淋病患者应注意清洁，大小便后洗手，并用 1：10 000 升汞溶液、1% 来苏儿溶液或 75% 乙醇消毒，应隔离治疗，严禁到公共场合活动，生活用品煮沸消毒。医务人员注意手卫生，检查、治疗患者后彻底消毒。

（四）膜性与假膜性结膜炎

1. 白喉性结膜炎

为白喉杆菌引起的急性化脓性结膜炎，潜伏期 1~2 日，多发生于儿童，在结膜表面形成不易剥脱的灰白色膜样渗出物，多同时伴有鼻咽部白喉、发热及其他全身中毒症状。

（1）病因：白喉杆菌能产生强烈的外毒素，是致病的主要因素，外毒素在局部吸收后，可引起全身中毒症状及神经、肌肉中毒性病变。

（2）临床表现：病变侵及浅层结膜时，只形成单纯性灰白色膜，除去此膜，其下方结膜面无明显组织损伤及出血，但有充血水肿，一般不侵及角膜；病变侵及深层结膜时，可产生厚的坏死性膜样渗出物，强行剥离可出现溃疡面，最终溃疡面愈合形成瘢痕，可导致睑球粘连、眼睑闭合不全，甚至侵及角膜。

（3）诊断：根据白喉病史、典型的眼部病程发展可确诊。

（4）治疗：采取严格消毒隔离措施，全身予以白喉抗毒素，以中和局部病灶和血液中的游离毒素，剂量为 300 ~ 500 U/kg 体重。局部治疗应清洁结膜囊，局部使用抗生素滴眼液及抗生素眼膏，如出现角膜病变按角膜炎处理。

2. 假膜性结膜炎

是因各种剧烈的急性结膜炎产生可凝结的纤维性分泌物并在结膜表面形成一层易剥离的膜样组织而得名，不代表某种特殊的结膜炎。

（1）病因：主要包括各种细菌、病毒感染及化学烧伤、药物刺激等。

（2）临床表现：病变开始时如卡他性结膜炎，通常有充血、水肿，3 日后，随着分泌物增多，出现薄的、易于剥离的灰白色假膜，去除后可出现出血，再行成新的假膜，经 10 ~ 20 日后假膜可逐渐消失。由创伤、手术等引起的假膜性结膜炎，假膜局限性覆盖于上皮缺失部位，创伤修复过程在假膜下进行。

（3）诊断：根据结膜感染、烧伤等病史，典型的眼部表现可确诊。

（4）治疗：同急性卡他性结膜炎，必要时可全身使用抗生素。

（五）结膜结核病

1. 病因

是由结核杆菌感染所致的结膜炎症。好发于上睑板下沟，并多伴有耳前及颌下淋巴结干酪样坏死。

2. 临床表现

本病多为单眼发病，多见于青年人，病情发展迟缓，无疼痛感觉，常因眼睑肿胀、脓性分泌物或视力减退而就诊，因此就医时间往往较晚。病灶常表现为结膜溃疡，多发生于睑结膜上，结膜刮片可发现结核杆菌，溃疡不易愈合，在结膜下可出现多处灰黄色小结节，呈颗粒样隆起，表面无破溃，穹隆部及睑结膜上可形成增生的肉芽组织，表面伴有浅溃疡。球结膜下有单个红黄色质硬、大小似黄豆的无痛性结节称结核瘤，其基质常与巩膜黏着不能移动，表面上皮完整。此外，还可有息肉样或粟粒性结核疹样结膜病变。

3. 诊断

根据结核病史、结膜刮片检查可确诊。

4. 治疗

全身抗结核治疗，包括加强营养，增强体质，药物可选用异烟肼、链霉素、利福平、对氨基水杨酸等，局部可结膜下注射 50 ~ 100 mg 链霉素，滴用 0.1% 利福平滴眼液、1% 链霉素滴眼液。

三、衣原体性结膜炎

（一）包涵体性结膜炎

1. 病因

主要是由沙眼衣原体中眼—生殖泌尿型衣原体感染所致的结膜炎。潜伏期 1～3 周，感染眼部的途径为尿道、生殖道分泌物感染，新生儿产道感染，或游泳池间接感染。本病的特点为急性或非急性滤泡性结膜炎，滤泡形成主要位于下睑及下穹隆结膜，无角膜血管翳，病变吸收后不留瘢痕，常侵犯双眼，临床上分为新生儿及成人包涵体性结膜炎两类。

2. 临床表现

（1）新生儿包涵体性结膜炎：潜伏期 5～14 天，眼睑轻度肿胀，畏光，有黏液样分泌物，睁眼困难，查体可见睑结膜、球结膜充血、水肿，乳头增生，以下穹隆结膜病变为著，有时可出现假膜，重症者与淋菌性结膜炎相似。该病一般不出现角膜溃疡，可伴有呼吸道感染，结膜刮片可见包涵体。

（2）成人包涵体性结膜炎：潜伏期 3～4 天，发病初期眼睑水肿，结膜弥漫性充血、水肿，有黏液样分泌物，患侧耳前淋巴结肿大、有压痛，7～9 日结膜出现滤泡，主要以下睑结膜、下穹隆结膜为多，滤泡较大，结膜刮片可见包涵体。

3. 诊断

根据眼部表现及结膜刮片可确诊。

4. 治疗

（1）全身治疗：新生儿服用琥珀酸乙酯红霉素 40 mg/（kg·d），分 4 次用药，共 2 周，成人可口服红霉素 3 周，或使用磺胺制剂。

（2）局部治疗：0.1% 利福平、10%～15% 磺胺醋酰钠眼药水滴眼，红霉素眼膏涂眼 3～4 周。

（二）性病淋巴肉芽肿性结膜炎

1. 病因

又称鼠蹊淋巴肉芽肿，本病所致眼部病变是性病淋巴肉芽肿性结膜炎，常由意外感染所致，急性期经手感染。

2. 临床表现

全身发热，眼部典型表现为急性滤泡性结膜炎，睑结膜、球结膜充血、水肿，滤泡形成，偶见角膜点状浸润，部分基质性角膜炎，开始侵犯角膜上 1/3，最后累及全角膜，导致致密血管翳。重症者伴有巩膜炎、葡萄膜炎、视神经炎。

3. 诊断

实验室诊断可用 Frei 试验，皮内注射抗原 0.1 mL，48 小时局部出现丘疹、浸润、水疱，甚至脓疱坏死，同时可行结膜刮片检查。

4. 治疗

（1）全身治疗：口服红霉素、多西环素，连续 3 周。

（2）局部治疗：滴用利福平、红霉素、四环素眼膏等。

四、病毒性结膜炎

（一）流行性出血热性结膜炎

是一种传染性极强的急性结膜炎，多发于夏秋季节。其特点为起病急骤，刺激症状重，可伴有结膜下出血、角膜上皮损害及耳前淋巴结肿大。

1. 病因

本病为接触传染，主要传染途径为患眼—水—健眼。多见于成年人，多数人对本病有普遍的易感性，感染后形成的免疫力维持时间较短，易导致重复感染。

2. 临床表现

本病起病急骤，潜伏期最短为 2～3 小时，一般为 12～24 小时，患眼有异物感、疼痛，伴畏光、流泪及水样分泌物，常双眼同时或先后发病。

患眼眼睑红肿，睑结膜、球结膜高度充血、水肿，常伴有点片状出血，严重者可累及全部球结膜，睑结膜有滤泡增生或假膜形成。常见的角膜并发症为角膜上皮多发性点状剥脱。本病的自然病程为 7 日，重者可达 2 周或更长时间，严重者可出现角膜上皮顽固性剥脱，如继发感染，则出现细菌性角膜炎。除此之外，患者可出现发热、乏力、咽痛及耳前淋巴结肿大等症状。

3. 诊断

根据患者眼部症状及临床表现可诊断。

4. 治疗

常用的局部抗病毒滴眼剂为 5% 吗啉胍、0.1% 碘苷及 0.2% 阿糖胞苷、0.5% 利巴韦林滴眼液，每 1～2 小时 1 次，同时配合抗生素滴眼液以预防继发细菌感染。

5. 预防

控制传染源，切断传播途径，防止交叉感染。

（二）流行性角结膜炎

是一种传染性强的眼病，特点为结膜大量滤泡，有时伴假膜形成，角膜可见点状浸润。

1. 病因

本病为腺病毒感染，为接触传染。

2. 临床表现

潜伏期 5～12 日，常为双侧，可先后发病，患眼刺激症状显著，有异物感、痒、烧灼感及水样分泌物，病变累及角膜时，可伴有畏光、流泪及视力下降。

患眼眼睑红肿，睑结膜、球结膜高度充血、水肿，睑结膜有大量滤泡形成，以上下穹隆及下睑结膜为多，有时伴假膜形成。7～10 日后，随着结膜炎症逐渐消退，角膜损害开始出现，起初表现为浅层点状角膜炎，后逐渐形成上皮细胞下圆形浸润斑点，散在分布，伴角膜知觉减退。2～3 周后，炎症消失，病情严重者可残留角膜斑翳，一般对视力影响不大。

3. 诊断

根据患者眼部症状及临床表现可诊断。

4. 治疗

同流行性出血性结膜炎。

（三）咽结膜热

为腺病毒感染的急性传染性结膜炎，特点为发热、咽炎、急性滤泡性结膜炎及淋巴结肿大。

1. 病因

本病为腺病毒 3 型感染引起，为接触传染或游泳池水源性传染，感染后有一定的免疫力。

2. 临床表现

潜伏期 5 ~ 6 日，眼部表现为患眼烧灼感，流泪，异物感及浆液性分泌物，结膜充血、水肿，以下睑结膜及下穹隆结膜为主，有大量滤泡形成，偶见浅层点状角膜炎，一般预后良好。

3. 诊断

根据患者眼部症状及临床表现可诊断。

4. 治疗

同流行性出血性结膜炎。

（四）牛痘疫苗性结膜炎

主要表现为眼睑、睑缘牛痘疱疹，睑球结膜表面多个溃疡，且有坏死性假膜覆盖在溃疡面上，边缘有肉芽组织增生。

1. 病因

本病为减毒牛痘疫苗引起，在接种牛痘过程中，不慎使痘苗直接接触眼部或经污染痘苗的手带入眼部造成发病。

2. 临床表现

潜伏期 3 日，患眼红肿并急剧加重，以致睁眼困难，眼睑、睑缘部可伴有牛痘疱疹，睑结膜表面布满溃疡，可蔓延至球结膜，溃疡表面有灰白色稠厚的假膜形成，边缘有增生性肉芽组织包围。一般预后良好，极少数出现睑球粘连，并发角膜损害轻重程度不同，可形成点状角膜炎、角膜溃疡甚至角膜穿孔。

3. 治疗

痘苗一旦进入眼内，需立即用生理盐水冲洗患眼，局部滴用抗病毒药物及牛痘免疫血清。医务人员在接种牛痘操作时应严防牛痘疫苗溅入或带入被接种者及接种者自己眼中，事后仔细洗手。

（五）4 种病毒性热性传染病引起的结膜炎

1. 麻疹引起的结膜炎

（1）病因：本病为麻疹病毒引起。

（2）临床表现：潜伏期 10 ~ 11 日，累及结膜较早，表现为眼痒、畏光、流泪、大量黏液样分泌物，泪阜或结膜偶见麻疹斑。结膜炎多并发细菌感染，严重时可形成假膜，角膜损害轻者为角膜上皮剥脱，如继发细菌感染则形成角膜溃疡，严重者形成角膜穿孔。

（3）治疗：局部及全身使用抗病毒药物，同时使用抗生素或磺胺制剂，预防继发细菌感染。

2. 单纯疱疹引起的结膜炎

（1）病因：本病多由单纯疱疹病毒所致。

（2）临床表现：潜伏期 3～12 日，眼睑、睑缘出现水疱疹，眼部发生急性滤泡性结膜炎，严重者有假膜形成。一般病程 2～3 周，有角膜并发症者可表现为角膜上皮点状浸润、树枝状角膜炎或盘状角膜炎。

（3）治疗：局部治疗一般采用 0.1% 碘苷、阿昔洛韦、阿糖胞苷滴眼液等。

3. 流行性腮腺炎引起的结膜炎

（1）病因：本病多由腮腺炎病毒引起。

（2）临床表现：潜伏期 12～21 日，眼部表现为球结膜水肿及结膜下出血，分泌物不多，浅层巩膜血管扩张，严重者引起弥漫性浅层巩膜炎。角膜并发症由免疫反应造成，常表现为角膜弥漫性浑浊，通常上皮完整。

（3）治疗：局部治疗一般采用干扰素及类固醇皮质激素，全身治疗流行性腮腺炎。

4. 流行性感冒引起的结膜炎

（1）病因：本病多由流感病毒引起。

（2）临床表现：眼部表现为球结膜充血、水肿及水样分泌物，有时出现浅层点状角膜炎及浅层巩膜炎，也可与细菌、疱疹病毒混合感染。

（3）治疗：同急性卡他性结膜炎。

五、变态反应性结膜炎

（一）速发型变态反应性结膜炎

1. 春季卡他性结膜炎

属于变态反应性疾病，季节性强，春季多发，常侵犯双眼，每年复发，轻症约 3 年痊愈，重症可连续复发 10 余年。本病特点为双眼奇痒，睑结膜出现大而扁平的乳头及角膜缘附近结膜胶样增生。

（1）病因：致病原因可能是对空气中游离的花粉或其他物质发生变态反应所致，无传染性。

（2）临床表现：双眼难以忍受的奇痒，同时有灼热感，天热时或揉眼后更甚，伴轻度畏光、流泪，分泌物可拉丝。

1）睑结膜型：病变在睑结膜，不侵及穹隆部，睑结膜上可见大量铺路石样乳头，分泌物呈拉丝样，涂片检查可见大量嗜酸样细胞。

2）角膜缘型：相当于睑裂部的角膜缘处，或在上方角膜缘处，可见一个或多个黄灰色胶样隆起结节，这些胶样物可互相衔接，甚至围绕角膜缘呈堤状，球结膜常呈污棕色。

3）混合型：如上述两型同时存在，则为混合型。

（3）治疗：发病季节尽量避免接触花粉、强烈的阳光和烟尘，局部滴用 0.15% 的可的松滴眼液，长期滴用需注意药物不良反应，同时滴用 2%～4% 色甘酸钠滴眼液，1：5 000 肾上腺素、1% 麻黄碱或 0.25% 稀醋酸可减轻症状。

2. 枯草热性结膜炎

变应原一般为正在开放的草花或五谷花粉，经空气传播。

（1）临床表现：双眼突然发病，眼睑在短时间内迅速水肿，结膜充血，高度水肿，大量浆液性分泌物，自觉双眼烧灼、瘙痒而难以忍受，流泪，可同时伴有哮喘、过敏性鼻炎等，脱离变应原后症状消失，再次接触立即出现。

（2）治疗：避免接触变应原，急性期滴用1：1 000肾上腺素及类固醇皮质激素，冷敷可减轻瘙痒感，口服抗组胺药物及抗过敏药物。

3. 巨大乳头性结膜炎

主要见于戴角膜接触镜或塑料义眼的患者。

（1）病因：为免疫和外伤所致。

（2）临床表现：患眼瘙痒及灼热感，睑结膜充血和巨大乳头，有黏液性分泌物或血性泪液，少数患者由于继发性上睑损害而致睑下垂。戴接触镜后常见近穹隆部出现扁平乳头。

（3）治疗：终止戴接触镜，局部滴用色甘酸钠或类固醇皮质激素。如出现因戴接触镜引起的其他角膜并发症，可对症治疗。

（二）迟发型变态反应性结膜炎

1. 泡性结膜炎

是由微生物蛋白质引起的迟发型变态反应性结膜炎。主要发生于春夏季节，特点为结膜、角膜缘上皮下反复出现结节样细胞浸润，病变中央坏死脱落后形成溃疡，结节周围局限性充血。本病可自愈，但极易复发。

（1）病因：本病多发生于儿童及青少年，特别是营养不良和过敏体质者，患者常伴发眼睑、颊部、耳鼻及身体其他部位湿疹、淋巴结结核、骨结核等。

（2）临床表现。

1）泡性结膜炎：发生在球结膜的结节呈灰红色，结节周围局限性结膜充血，结节易破溃，顶端形成溃疡，愈合后不留瘢痕。

2）泡性角结膜炎：结节位于角膜缘，表现为灰白色圆形浸润，边界清楚，易形成溃疡，愈合后角膜遗留不透明瘢痕。有时在角膜缘及其附近球结膜上出现多数粟粒样细小结节，沿角膜缘排列，这些结节可不经破溃即消失，也可互相融合形成溃疡。

（3）治疗：局部滴用0.5%可的松滴眼液、0.1%利福平滴眼液及氧化氨基汞（白降汞）膏和黄降汞膏等。为防止继发感染，可同时使用广谱抗生素滴眼液。若角膜受累，按角膜炎治疗，同时需加强营养，增强体质。

2. 药物变态反应性结膜炎

是由于长期应用某种药物引起的迟发型结膜变态反应。

（1）病因：常见的致敏药物为阿托品、毒扁豆碱、毛果芸香碱、青霉素及汞剂等。

（2）临床表现：患眼瘙痒，眼睑潮红、肿胀，周围皮肤红肿并常有湿疹和渗液，睑结膜和穹隆结膜乳头滤泡增生，以下睑为重，球结膜水肿，有少量浆液性或黏液性分泌物。角膜并发症不多见，停用药物后短时间内症状、体征均可消失，不留痕迹，再次用药可复发。

（3）治疗：停止使用致敏药物，局部使用可的松滴眼液、麻黄素或肾上腺素溶液，口服抗过敏药物，为防止并发感染，可局部或全身使用抗生素。

六、其他类型的结膜炎

（一）立克次体性结膜炎

1. Q 热引起的结膜炎

常引起严重的结膜充血，随后出现严重的结膜炎症，结膜刮片既无细菌也无包涵体，主要为多形核白细胞反应，治疗以全身应用氯霉素为主。

2. 恙虫病引起的结膜炎

通常表现为较轻的结膜充血伴有畏光，也可为轻度卡他性结膜炎。

3. 流行性斑疹伤寒引起的结膜炎

眼部表现为结膜充血，伴结膜下出血及轻度结膜炎症，结膜出现小的、紫色、卵圆形斑疹，同时有皮肤斑疹损害。

（二）真菌性结膜炎

1. 念珠菌性结膜炎

结膜上偶见白色斑，易与假膜相混淆，结膜刮片可见多形核白细胞炎症反应，治疗可用两性霉素 B 或制霉菌素等抗真菌药物。

2. 其他真菌感染引起的结膜炎

孢子丝菌病、鼻孢子病及球孢子病均可导致结膜炎症。

（三）支原体性结膜炎

主要见于新生儿，表现为急性卡他性结膜炎，眼睑结膜和穹隆结膜充血，球结膜高度水肿，有黏液脓性分泌物，一般为双眼发病。

确诊本病可通过检测患儿血清中抗支原体抗体及做支原体培养。

治疗需局部采用红霉素类抗生素滴眼。

（四）酒糟鼻性结膜炎

表现为慢性或亚急性炎症，弥漫性睑结膜及球结膜充血，水样分泌物，有继发感染者分泌物呈黏液脓性。

治疗以局部及全身应用抗生素为主，眼部可滴用可的松滴眼液，伴有角膜损害者需对症治疗，必要时可行角膜移植术。

（刘晓芳）

第二节　结膜变性与色素沉着

一、结膜变性疾病

（一）睑裂斑

位于睑部之角膜两侧结膜上，是一黄白色三角形微隆起的斑块，三角形的基底向角膜缘，四周有小血管分支包围，结膜上皮与病变组织相粘连，不能移动。本病多见于中年以上的人群，其发生与长期受到烟尘、日光刺激有关，或由于老年的结膜基质变性和弹力纤维增生所致，尤其是长期室外劳动者更为多见。无须治疗。

（二）翼状胬肉

1. 病因

泪膜异常、泪液分泌不足、结膜局部干燥、外界刺激等均可导致翼状胬肉生长。

2. 临床表现

多无自觉症状，在胬肉生长至角膜时，可引起散光，如胬肉生长越过瞳孔区，则会影响视力。病灶多发生在睑裂间的内、外侧结膜，初期时球结膜充血、肥厚，以后发展为三角形的血管性组织，分为头、颈、体三部分，尖端为头部，角膜缘处为颈部，球结膜部为体部。

3. 鉴别诊断

假性翼状胬肉：乃角膜边缘溃疡、烧伤、化学伤所致，可发生在角膜缘任何位置，无炎症表现。

4. 治疗

尽量避免外界刺激，积极治疗眼部炎症。

（1）使用广谱抗生素滴眼以控制结膜炎症，在充血较重时可加用类固醇皮质激素滴眼液，为减少外界刺激可佩戴变色镜。

（2）小而静止的胬肉无须治疗。

（3）手术治疗：依据胬肉大小及是否复发可分别行单纯切除、单纯切除联合球结膜移植、单纯切除联合角膜缘干细胞移植、板层角膜移植等。

（三）结膜结石

睑结膜面上呈黄白色小点，质硬，可单发或密集成群，一般无自觉症状，在硬结突出于结膜表面时有异物感，甚至引起角膜擦伤，可在表面麻醉下用注射器针头剔除。

（四）结膜淀粉样变性与玻璃样变性

多见于青年，双眼发病。本病多开始于穹隆部，逐渐扩展到睑结膜及球结膜，组织脆弱，其上无血管，如上睑板受累则眼睑变厚、变硬，患者难以睁眼，如强行翻转，病变组织可破裂、出血。

（五）结膜干燥症

1. 上皮性结膜干燥症

（1）病因：营养摄入不足、吸收不良、消耗过多，成人维生素 A 缺乏。

（2）临床表现：球结膜干燥，失去光泽和弹性，当患者睁眼数秒后干燥更为明显，在睑裂部角膜缘的两侧球结膜出现银白色泡沫状的三角形斑，基底向角膜缘，表面干燥，不为泪液湿润。

（3）治疗：局部应用鱼肝油滴眼，同时使用抗生素滴眼液预防感染，改善患者营养状况，防止继发感染。

2. 实质性结膜干燥症

（1）病因：当结膜上皮层和结膜下组织因病变而被破坏时，由于广泛瘢痕形成，副泪腺和结膜杯状细胞被破坏，以致泪液和黏液不能湿润眼球。此外，各种原因造成眼睑闭合不全，使结膜和角膜长期暴露也可引起干燥。

（2）临床表现：早期结膜表面黯淡无光，组织变厚并逐渐趋向角化。在结膜变化的同时，角膜也受累，表现上皮层干燥、浑浊，导致视力下降。

（3）治疗：对症治疗，无有效治疗可选用补充泪液、减少蒸发、佩戴软性角膜接触镜，也有行腮腺管移植术以改善症状。如眼睑闭合不全，可行眼睑成形术。

二、异常色素沉着

（一）异物性色素沉着

1. 银沉着症

球结膜被染成黯灰蓝色，以穹隆部为多，角膜基质深层，后弹力层可见棕黄色点状银质沉着。

2. 铁沉着症

铁屑长期存留结膜，导致铁质沉着。

（二）色素性色素沉着

1. 血源性色素沉着

结膜上皮下出现成团的黄棕色结晶的含铁血黄素。

2. 胆汁性色素沉着

阻塞性黄疸及新生儿黄疸时结膜黄染。

3. 黑色素沉着

结膜有黑色素沉着。

4. Addison 病

全身色素紊乱，在结膜上皮及上皮下有小粒状色素沉着。

（三）代谢性色素沉着

褐黄病：在结膜、巩膜、关节囊处及筋膜组织上看到褐色或黑色色素。某些药物使用时间较长也可出现球结膜色素沉着。

（刘晓芳）

第七章

角膜疾病

第一节　细菌性角膜炎

细菌性角膜炎是 20 世纪 60 年代最主要的感染性角膜疾病，70 年代以后病毒性角膜炎、真菌性角膜炎、棘阿米巴性角膜炎迅速增多，但细菌性角膜炎仍是当前发病率和致盲率最高的感染性角膜病。细菌性角膜炎的发展趋势是机会感染，混合感染及耐药菌感染不断增多，给该病的诊断和治疗带来一定困难，必须给予高度警惕和重视。

细菌性角膜炎的发生往往有危险因素，或称为相关因素存在。任何能够破坏泪液、角膜上皮、角膜缘血管及角膜内皮细胞完整性的因素均可为细菌感染提供机会。最常见的相关因素有外伤、角膜接触镜配戴、眼表疾病、角膜手术、局部疾病（慢性泪囊炎）或全身性疾病等。眼表疾病当中，泪液量、泪液成分的异常及眼睑闭合功能的破坏为常见的与角膜细菌感染相关的因素。另外，所有引起角膜上皮破坏的病变如单疱病毒性角膜上皮病变、长期应用抗生素或抗病毒药物导致的上皮细胞中毒、局部长期使用糖皮质激素、内皮失代偿所引起的大泡性角膜病变，以及各种累及角膜上皮的变性与营养不良等，均可能继发细菌感染。

随着时代的变迁，细菌性角膜炎的致病菌也发生了很大变化。20 世纪 50 年代以肺炎链球菌为主，60 年代金黄色葡萄球菌占优势；70 年代则以铜绿假单胞菌为主；80 年代在国外，由于氨基糖苷类抗生素的应用，铜绿假单胞菌相对减少，而耐青霉素葡萄球菌则相对增多，国内仍占有重要位置。文献统计当前最常见（约占 70% 左右）的致病细菌有 4 种，即革兰阳性球菌中的肺炎链球菌和葡萄球菌；革兰阴性杆菌中的铜绿假单胞菌和莫拉菌，简称 SSPM 感染。此外，比较常见的致病菌还有链球菌、不典型分枝杆菌、变形杆菌、黏质沙雷菌等，有增多倾向的致病细菌有厌氧性细菌、不发酵革兰阴性杆菌、放线菌等。

正常菌群在一定条件下能引起感染的称条件致病菌。正常人眼睑、睑缘处常有表皮葡萄球菌、类白喉杆菌、微球菌等寄生。正常结膜囊可无细菌（约 30%）或暂时存在少数正常菌群或条件致病菌如表皮葡萄球菌、甲型链球菌、类白喉杆菌、短棒菌苗，偶见卡他球菌、金黄色葡萄球菌、肠道细菌等。长期使用广谱抗生素、激素等情况下，正常菌群比例关系发生改变，或耐药菌株转为优势，表现为菌群失调。眼科领域中耐药菌株感染、条件致病细菌感染特别是革兰阴性杆菌感染已日益突出。

大多数细菌只有在角膜上皮受损伤时方能侵入角膜基质层。细菌一旦进入角膜即发生多核白细胞趋化，释放溶解酶导致基质坏死。在一些毒性特别强的细菌如铜绿假单胞菌感染时，除 PMN 和受损角膜上皮细胞外，细菌繁殖过程中也可产生蛋白溶解酶，因此病情更为严重和迅速。虽然角膜后弹力膜对细菌穿透有一定的抵抗作用，但最终还是发生角膜穿孔。

一、匍行性角膜溃疡

匍行性角膜溃疡也称前房积脓性角膜溃疡，主要为毒力较强的细菌引起。肺炎链球菌、金黄色葡萄球菌、溶血性链球菌、淋球菌、枯草杆菌等均可致病。起病前常有角膜上皮外伤史，如树状、谷穗、指甲、睫毛等擦伤，或有灰尘、泥土等异物接触病史。长期应用糖皮质激素、慢性泪囊炎和配戴角膜接触镜也是引起本病的主要因素。发病以夏、秋农忙季节为多见，农村患者多于城市。多发生老年人，婴幼儿或儿童少见。

（一）肺炎链球菌性角膜炎

是最常见的革兰阳性球菌所引起的急性化脓性角膜炎，具有典型革兰阳性球菌所特有的角膜体征，局限性椭圆形溃疡和前房积脓。

1. 致病菌

肺炎链球菌是革兰阳性双球菌，大小为 $0.5 \sim 1.2 \mu m$，菌体呈弹头或卵圆状、宽端相对、尖端向外成双排列，周围有多糖荚膜（具有抗原性和抗吞噬作用），呈不着染环状半透明区。兼性厌氧，营养要求较高，需含血、血清培养基才能生长。血平板上菌落细小，$0.5 \sim 1$ mm，灰色半透明扁平圆形，周围有草绿色溶血环。细菌发酵菊糖，可被胆盐溶解。其荚膜多糖为型特异抗原，以特异抗血清做荚膜肿胀试验可用于分型。肺炎链球菌抵抗力低，易死亡，52 ℃10 分钟即灭活。本菌致病力较弱，不能侵入完整的黏膜上皮屏障，但微损伤时神经氨酸酶增强，对宿主细胞黏附侵入。

2. 临床表现

起病急，表现为突然发生眼痛及刺激症状。角膜缘混合充血，球结膜水肿。角膜损伤处（多位于中央）出现粟粒大小灰白色微隆起浸润灶，周围角膜浑浊水肿。1~2 天后，病灶扩大至数毫米，表面溃烂形成溃疡，向周围及深部发展。其进行缘（溃疡的浸润越过溃疡边缘）多潜行于基质中，呈穿凿状，向中央匍行性进展，另一侧比较整齐，炎症浸润较静止。有时浸润灶表面不发生溃疡，而向基质内形成致密的黄白色脓肿病灶，伴有放射状后弹力膜皱褶形成。当溃疡继续向深部发展，坏死组织不断脱落，可导致后弹力膜膨出或穿孔。一经穿孔，前房积脓将失去原先的无菌性，造成眼内感染，最终导致眼球萎缩。严重的虹膜睫状体炎反应也是本病特征之一，由于细菌毒素不断渗入前房，刺激虹膜睫状体，可出现瞳孔缩小、角膜后壁沉着物、房水浑浊及前房积脓（占前房 1/3~1/2 容积）。

3. 诊断

（1）发病前有角膜外伤、慢性泪囊炎或局部长期应用糖皮质激素病史。

（2）起病急，角膜中央部出现灰白色局限性溃疡呈椭圆形匍行性进展，很快向深基质层发展，甚至穿孔。常伴有前房积脓，病灶区后弹力层皱褶。

（3）实验室检查。

1）取角膜病变处分泌物或组织的沉淀物涂片，经革兰染色或荚膜染色后，查细菌形态、染色性、排列及有无荚膜，可初步诊断。

2）荚膜肿胀试验：此为肺炎链球菌的快速诊断。取标本少许置玻片上，加少量未稀释的肺炎链球菌多价抗血清混匀，再加少量亚甲蓝溶液混合，加盖玻片，以油镜检查。如为肺炎链球菌，荚膜显著肿大，菌体周围有一无色而宽的环状物（即荚膜与抗体形成的复合物），菌体本身无变化，且染成蓝色。此即荚膜胀试验阳性。

3）分离培养：血琼脂平板肺炎链球菌呈细小、圆形、灰白色、半透明、有光泽的扁平菌落，周围有狭窄绿色溶血环，很易死亡。为进一步与甲型链球菌鉴别，可用菊糖发酵试验和胆汁溶解试验。5%血清肉汤培养基18～24小时培养后，肺炎链球菌呈均匀浑浊生长。

4. 治疗

首选青霉素类抗生素（1%磺苄西林）、头孢菌素类（0.5%头孢氨噻肟唑）等滴眼液频繁滴眼。如存在慢性泪囊炎，应及时给予清洁处置或摘除。药物治疗不能控制病情发展或角膜穿孔者，应施行治疗性角膜移植术。

（二）葡萄球菌性角膜炎

临床表现多样，分为金黄色葡萄球菌性角膜炎、表皮葡萄球菌性角膜炎、耐药金黄色葡萄球菌性角膜炎、耐药表皮葡萄球菌性角膜炎及葡萄球菌性边缘性角膜炎等。

1. 致病菌

葡萄球菌广泛分布于自然界、空气、水、土壤以及人和动物的皮肤与外界相通的腔道中，菌体呈球形，直径为0.8～1 μm，细菌排列呈葡萄串状，革兰染色阳性。细菌无鞭毛，缺乏运动能力，不形成芽孢。兼性厌氧，营养要求不高，普通培养基上可生长。按产生血浆凝固酶与否区分为凝固酶阳性的金黄色葡萄球菌和以表皮葡萄球菌为代表的凝固酶阴性的葡萄球菌。前者可产生毒素及血浆凝固酶，故毒力最强；后者毒性较低，不产生血浆凝固酶，一般不致病，但近来也已成为眼科感染的重要条件致病菌之一。葡萄球菌最易产生耐药性，原对青霉素G、红霉素、林可霉素、利福平、庆大霉素、杆菌肽、磺胺剂等敏感，近年耐药菌株明显增加，如产生β-内酰胺酶使青霉素水解失活，产生耐甲氧西林菌株。宜选用耐青霉素酶的青霉素，第一、第二代头孢菌素，第三代喹诺酮类治疗。耐甲氧西林的金黄色葡萄球菌和表皮葡萄球菌对万古霉素高度敏感。

2. 临床表现

（1）金黄色葡萄球菌性角膜炎：是一种急性化脓性角膜溃疡，临床上与肺炎链球菌所引起的匐行性角膜溃疡非常相似。具有革兰阳性球菌典型的局限性圆形灰白色溃疡，边缘清楚，偶尔周围有小的卫星灶形成，一般溃疡比较表浅，很少波及全角膜及伴有前房积脓。进展较肺炎链球菌性角膜炎缓慢。

（2）表皮葡萄球菌性角膜炎：又称凝固酶阴性葡萄球菌性角膜炎，是一种医源性角膜感染病，多发生于眼局部免疫功能障碍的个体，如糖尿病、变应性皮肤炎、长期滴用糖皮质激素及眼科手术后的患者。起病缓慢，临床表现轻微，病变一般较局限，溃疡范围小而表浅，与金黄色葡萄球菌性角膜炎相比，前房反应较轻。很少引起严重角膜溃疡及穿孔。

（3）耐甲氧西林金黄色葡萄球菌（MRSA）性角膜炎和耐甲氧西林表皮葡萄球菌（MRSE）性角膜炎：近年来由于广泛使用抗生素，耐甲氧西林金黄色葡萄球菌和表皮葡萄球菌逐年增多，因此给治疗带来很大困难。MRSA或MRSE角膜炎其临床表现与金黄色葡萄球菌所致的角膜炎相同，多为机会感染，常发生于免疫功能低下的患者，如早产儿或全身应用化疗后；眼部免疫功能低下患者，如眼内手术（角膜移植术、白内障等）后、眼外伤、干眼症、配戴角膜接触镜等。

（4）葡萄球菌边缘性角膜炎：又称葡萄球菌边缘性角膜浸润，多发生于葡萄球菌性眼睑结膜炎患者，是葡萄球菌外毒素引起的一种Ⅲ型变态反应（免疫复合物型）。中年女性较多见，时重时轻，反复发作，常伴有结膜充血及异物感。浸润病灶多位于边缘部2、4、8、10点处（即眼睑与角膜交叉处，该处免疫复合体容易沉积），呈灰白色孤立的圆形、串珠形或弧形浸润，位于上皮下及浅基质层。病灶与角膜缘之间有一透明区。反复发作后，周边部可有浅层血管翳长入浸润灶。很少引起角膜溃疡发生。

3. 实验室检查

（1）直接刮取角膜溃疡处组织涂片，革兰染色后镜检。根据革兰染色为阳性球菌，且细菌形态符合葡萄球菌者，可报告"找到革兰阳性球菌（疑为葡萄球菌）"。致病性葡萄球菌一般较非致病性葡萄球菌小，直径 $0.4 \sim 1.2 \, \mu m$，菌体排列大小也较整齐。涂片染色检查只能作初步诊断，属于何种葡萄球菌尚需做培养检查。

（2）分离培养与鉴定。血琼脂平板：一般于涂片前先行接种于血平板，或含硫酸镁对氨苯甲酸血平板，经 37 ℃/24 小时培养后，形成的菌落较大，湿润，有光泽，圆而凸出。菌落周围形成透明溶血环（此为多数致病性葡萄球菌产生溶血毒素，使菌落周围红细胞溶解所致，非致病性菌无此现象）。此外菌落内因菌种不同，产生不同的脂溶性色素，如金黄色、白色及柠檬色三类。

4. 鉴定试验

经培养涂片染色，如为葡萄球菌须做下述鉴定。

（1）血浆凝固酶试验：测定此菌致病性，通常以能否产生血浆凝固酶为准，产生者为致病株，不产生者为非致病株。

（2）甘露醇发酵试验：致病性葡萄球菌大多能分解甘露醇产酸。非致病性葡萄球菌无此作用。

（3）溶血试验：应为阳性。一般根据血平板上情况即可代替。

上述试验如符合致病性葡萄球菌特征即可报告"有金黄色葡萄球菌生长"。

5. 治疗

（1）葡萄球菌性角膜炎：一般采用 0.5% 头孢甲肟、青霉素类（1% 磺苄西林、SBPC），或喹诺酮类（0.3% 氧氟沙星）眼液频繁滴眼。特别注意表皮葡萄球菌性角膜炎，对于氨基糖苷类药物治疗效果较差。

（2）MRSA 性角膜炎或 MRSE 性角膜炎：可采用米诺环素和头孢美唑进行治疗。近来文献推荐的方法是采用 5% 万古霉素溶于磷酸盐作缓冲的人工泪液中频繁滴眼，或 25 mg 结膜下注射，每日 1 次。同时每日 2 次口服，每次 1 g，对早期病例疗效较好。

（3）葡萄球菌边缘性角膜炎：主要采用糖皮质激素（0.1% 氟米龙）和 1% 磺苄西林或0.3% 氧氟沙星眼液交替滴眼，一般 1 周左右即可明显好转。重度患者除清洁眼睑缘外，还应联合结膜下注射或口服糖皮质激素。

（4）药物治疗不能控制病情发展或病变迁延不愈，有穿孔倾向者，应早期施行治疗性角膜移植术。

（三）链球菌性角膜炎

临床上多表现为匐行性角膜溃疡，现在还可表现为感染性结晶样角膜病变。

1. 致病菌

链球菌为圆形或卵圆形的革兰阳性球菌，直径为 $0.6 \sim 1.0 \, \mu m$，在液态培养基内呈链状排列。无鞭毛，无芽孢。多数菌株在幼龄（2~4 小时的培养物）时期可形成荚膜，继续培养则荚膜消失。此菌营养要求较高，在普通培养基中生长不良，在有血液、血清、腹腔积液、葡萄糖等的培养基中则生长较好。兼性厌氧，在 37 ℃、pH 为 7.4~7.6 环境生长最为适宜。链球菌根据在血平板上的菌落有不同的溶血表现，分为 3 型：甲型，α 溶血；乙型，β 溶血；丙型，不溶血。化脓性链球菌大体指的是乙型 β 型溶血性链球菌，即致病力最强的一种，该菌也常被称为乙型溶血性链球菌。链球菌的致病因素除有各种毒素和酶外，菌体本身的一些成分，在致病过程中也起重要作用，如荚膜物质及菌体表面的 M 蛋白均有抗吞噬作用。甲型溶血性链球菌又称草绿色链球菌，可引起以下两种角膜感染。

2. 临床表现

（1）匍行性角膜溃疡：临床表现与肺炎链球菌所引起的匍行性角膜溃疡相似，但无向一个方向发展进行的特征。曾经是 20 世纪 50 年代最常见的急性化脓性角膜炎，现已逐渐减少。最近报道常与单纯疱疹病毒性角膜炎（HSK）和流行性角膜结膜炎（EKC）混合感染。

（2）感染性结晶性角膜病变：单眼发病，既往有外伤史、配戴软性角膜接触镜史及局部使用糖皮质激素史。角膜浅基质层有颗粒状、针状结晶物沉着，角膜上皮完整，荧光素染色阴性，病灶区常伴有基质浸润；角膜刮片和细菌培养可见革兰阳性链球菌。其结晶性角膜病变是由细菌在角膜基质内形成慢性菌落所致。

3. 实验室检查

（1）涂片与镜检：取角膜化脓感染处之脓性分泌物或组织，直接涂片，革兰染色后镜检。如发现有革兰染色阳性，呈典型链状排列、长短不一的球菌即可做"检出链球菌（革兰阳性）"的初步诊断。其型号必须通过培养方可确定。

（2）分离培养：所取标本接种于血平板上两份，分别置于有氧及厌氧环境下培养，置 37 ℃ 24~48 小时，观察菌落特征、溶血情况。

甲链：菌落似针尖状，周围有狭窄草绿色溶血环。

乙链：灰白色小菌落，周围溶血环宽而透明。

丙链：灰白色干燥小菌落，周围无溶血环。

如为甲型溶血性链球菌，需与肺炎链球菌鉴别。如为乙型溶血性链球菌，需与葡萄球菌鉴别。

（3）鉴定试验：①杆菌肽敏感试验，用每片含 0.02 单位杆菌肽的滤纸片来测定细菌敏感性，抑菌圈大于 15 mm 者，大多为乙型链球菌；②胆汁溶解试验与菊糖发酵试验，甲型链球菌不被胆汁溶解，一般不分解菊糖。

4. 治疗

链球菌性角膜炎对喹诺酮类和氨基糖苷类抗生素耐药，当细菌性角膜炎应用上述两类药物治疗无效时，应考虑到链球菌感染的可能。本病应首选青霉素 G，次选红霉素、洁霉素或万古霉素，全身和局部应用。对于药物治疗无效的严重角膜溃疡或结晶性病变浸润较深者，考虑穿透性角膜移植或在角膜板层切除的同时行部分或全板层角膜移植术。

二、铜绿假单胞菌性角膜炎

铜绿假单胞菌性角膜炎是一种极为严重的急性化脓性角膜炎，具有典型革兰阴性杆菌所引起的环形脓肿的体征，常在极短时间内席卷整个角膜而导致毁灭性的破坏，后果极其严重。一旦发生，必须立即抢救。

1. 病因

（1）致病菌：铜绿假单胞菌属假单胞菌属，革兰阴性杆菌，大小为（0.5～1.0）μm×（1.5～3.0）μm的直或微弯杆菌，有产生色素的性能，引起蓝绿色脓性分泌物。该菌广泛存在于自然界的土壤和水中，也可寄生于正常人皮肤和结膜囊，有时还可存在于污染的滴眼液中，如荧光素、丁卡因、阿托品、毛果芸香碱等。有时甚至可在一般抗生素滴眼液（如磺胺）中存活。专性需氧，在普通琼脂培养基上发育良好，18～24小时形成较大圆形扁平菌落。细菌除产生水溶性蓝绿色吩嗪类色素（绿脓素）外，还可产生荧光素。铜绿假单胞菌具有很强的致病性，主要致病物质是内毒素（菌细胞壁脂多糖）和外毒素（弹力性蛋白酶、碱性蛋白酶及外毒素A）。

（2）危险因素：铜绿假单胞菌毒性很强，但侵袭力很弱，只有在角膜上皮损伤时才能侵犯角膜组织引起感染，最常见的发病危险因素如下。

1）角膜异物剔除后，或各种原因引起的角膜损伤（如角膜炎、角膜软化、角膜化学烧伤及热烧伤、暴露性角膜炎等）。

2）配戴角膜接触镜时间过长，或使用被铜绿假单胞菌污染的清洁液或消毒液。

3）使用被铜绿假单胞菌污染的眼药水和手术器械。

2. 临床表现

（1）症状：发病急，病情发展快，潜伏期短（6～24小时）。患者感觉眼部剧烈疼痛、羞明、流泪、视力急剧减退，检查可见眼睑红肿、球结膜充血、水肿。

（2）体征：病变初起时，在角膜外伤处出现灰白色浸润，并迅速向外扩大形成环形或半环形灰黄色浸润（脓肿），病灶面和结膜囊有黄绿色黏脓性分泌物，而且有特殊臭味。前房可出现黄白色积脓，有时充满前房。由于环形脓肿区使角膜中央与角膜周围血管隔绝，阻断营养供给，加上铜绿假单胞菌和炎症反应使上皮细胞释放胶原酶，溃疡迅速扩大和加深，约1天左右即可波及全角膜，形成全角膜脓肿，甚至波及巩膜。

（3）预后：如未能得到及时和有效治疗，大部分角膜将坏死、脱落，导致穿孔，进一步引起眼内炎，甚至全眼球炎。即使溃疡治愈，也可形成粘连性角膜白斑或角膜葡萄肿而导致失明。部分病例经积极抢救而保存眼球，以后通过角膜移植术，可保存部分视力。

3. 诊断

（1）发病前有角膜外伤（包括配戴角膜接触镜）或角膜异物剔除史。

（2）起病急，来势猛，溃疡发生快。

（3）典型的环形浸润或环形溃疡形态及前房积脓。

（4）大量的黄绿色黏脓性分泌物。

（5）实验室检查。①涂片革兰染色，为阴性细长杆菌，长短不一，或如丝状，常互相连接成双或成短链。菌体末端有鞭毛1～3根，运动活泼。此法不能与其他革兰阴性杆菌相区别，只可做初步估计。②培养及生化反应鉴定，普通琼脂平板：菌落形态呈大而软的菌落，表面光滑滋润，形态不规则，呈点滴状。本菌所产生的水溶性色素渗入培养基内使其变成黄绿色、蓝绿色、棕色或紫色。8小时后色素逐渐变深，菌落的表面发出一种金属光泽，有特殊生姜味。生化反应：本菌能产生绿脓素、荧光素及其他色素。③鲎试验，敏感性极高但非铜绿假单胞菌所特有。④疑有污染的眼用药品包括荧光素液、表面麻醉剂、各种滴眼剂、洗液及接触镜配戴者使用的镜用系列物品等培养出本菌对临床诊断有一定意义。

4. 治疗

（1）局部首选氨基糖苷类抗生素（庆大霉素、妥布霉素、阿米卡星）或喹诺酮类抗菌药（氧氟沙星、环丙沙星）频繁滴眼，也可采用第三代头孢菌类抗生素（头孢克肟、头孢磺啶、头孢哌唑）频繁或交替滴眼。白天每30~60分钟1次滴眼。晚上改用氧氟沙星眼膏每3~4小时1次涂眼。

（2）重症患者可采用结膜下注射或全身用药。待获得药敏试验的结果后，及时修正，使用敏感的抗生素进行治疗。

（3）糖皮质激素的应用：在大量有效抗生素控制炎症的情况下，适当应用糖皮质激素可以减轻炎症反应和瘢痕形成。口服泼尼松10 mg，每日3次或地塞米松15 mg加入抗生素及葡萄糖注射液中静脉点滴。但溃疡未愈合，荧光素染色阳性时局部忌用糖皮质激素治疗。

（4）其他治疗：用1%阿托品散瞳，用胶原酶抑制剂，大量维生素和对症治疗。病情重者在药物治疗24~48小时后，有条件则彻底清除病灶进行板层角膜移植。术后每天结膜下注射敏感抗生素可缩短疗程，挽救眼球。后遗角膜白斑者，则做穿透性角膜移植。

三、莫拉菌性角膜炎

莫拉菌性角膜炎是最常见的革兰阴性细菌性角膜炎，因其临床症状轻微，预后较好，常被眼科医生所忽视。

1. 病因

（1）致病菌：莫拉菌是一种大型的革兰阴性双杆菌，长2.0~3.0 μm，宽1.0~1.5 μm，菌体端端相连，成双排列，常存在于人的呼吸道，是眼部特有的细菌，一般致病力不强。引起角膜炎的主要是结膜炎莫拉杆菌，又称莫—阿双杆菌。专性需氧，需要在含血、血清或鸡蛋的培养基上生长，高 CO_2 较湿环境下32~35 ℃培养可提高分离率。除引起角膜炎外，也常引起睑缘炎、结膜炎及泪道的炎症。

（2）危险因素：多发生于抵抗力低的老年人和嗜酒者。

2. 临床表现

（1）症状：自觉症状较轻，多并发眦部睑缘结膜炎。

（2）体征：一般呈局灶性、灰白色浅层溃疡，多发生于中央偏下方，较小，形态不规则，边界较清楚，发展缓慢，很少发生穿孔。但也有迅速形成角膜深部溃疡，前房积脓，甚至穿孔的病例发生。

3. 治疗

现在多主张采用青霉素类、头孢菌素类、β-内酰胺类、氨基糖苷类及喹诺酮类抗生素滴眼液滴眼。

四、非典型分枝杆菌性角膜炎

非典型分枝杆菌性角膜炎为革兰阴性杆菌性角膜炎，是一种典型的机会感染，是以角膜基质多灶性浸润为主的慢性炎症。1965年由 Turner 和 Stinson 首次报道，随后有关该角膜炎的报道不断增多。近年来由于角膜屈光手术的普及和眼部激素的广泛使用，此类感染有集中发生的趋势。

1. 病因

（1）致病菌：非典型分枝杆菌又称非结核分枝杆菌（NTM），是指人型、牛型结核杆菌与麻风杆菌以外的分枝杆菌，属于需氧杆菌，广泛分布于自然环境中，由于具有抗酸染色阳性的特性，故又称抗酸杆菌。根据 NTM 的生物学特性（主要是菌落色素及生长速度），Runyon 将其分为 4 组，引起角膜感染的 NTM 均属于第Ⅳ组（快速生长 NTM），其中以偶发分枝杆菌及龟分枝杆菌最常见。由于 NTM 可污染医院中的试剂和冲洗液，已成为院内感染中常见的细菌之一。大多数 NTM 角膜炎都与角膜手术、外伤及配戴角膜接触镜有关。

NTM 细胞壁上的脂肪酸和糖脂可使其逃避吞噬细胞清除而在组织内长期生存，角膜基质的相对缺氧又使 NTM 处于休眠状态而不致病。但是当机体抵抗力下降或局部使用激素时，休眠状态的 NTM 可随时转入增殖期。研究发现 NTM 的增殖周期长，生长缓慢，一般约 20 小时，所以临床上 NTM 性角膜炎潜伏期长，发病过程缓慢，并可呈持续带菌状态。现代免疫学的观点认为，NTM 性角膜炎是一种免疫紊乱状态下的疾病，细菌使角膜的免疫平衡失调，向病理性免疫反应方向发展。

（2）危险因素：偶发分枝杆菌感染 50% 以上是由于角膜异物所致（包括配戴角膜接触镜），龟分枝杆菌感染 90% 是眼部手术后（如角膜移植、放射状角膜切开及 LASIK 术等）引起。近来还有 AIDS、重症免疫功能低下引起本病的报道。

2. 临床表现

（1）本病的特征是病程长及无痛性角膜炎。

（2）典型的体征为角膜基质多灶性点状浸润、无痛性角膜溃疡及基质脓肿，严重时出现前房积脓，常并发病毒、真菌和其他细菌感染。

（3）有些患者在感染早期可表现为角膜基质内细小线样浑浊（"毛玻璃样"外观），逐渐发展成为基质环形浸润、钱币形角膜炎以及感染性结晶样角膜病变等。当角膜病变呈线状或树枝状，并伴有上皮性角膜溃疡时应注意与单纯疱疹性角膜炎相鉴别；对于无痛性角膜溃疡以及角膜脓肿应与厌氧菌性以及真菌性角膜溃疡相鉴别。

（4）临床症状变异很大，有的病例不痛，有的很痛，有的很快自愈，有的治疗非常困难。

3. 诊断

确定诊断需行实验室检查如下。

（1）病灶区刮片、Gram 染色、Ziehl-Neelsen 抗酸染色检菌，LASIK 术后瓣下浸润的患者则应掀开角膜瓣取材进行涂片和培养。

（2）Lowenstein-Jensen 培养基培养，NTM 培养时间比普通细菌长，判定结果一般需 7～60 天。

（3）分子生物学技术（主要是 PCR 技术），可快速、敏感、特异地对 NTM 作出诊断。

4. 治疗

NTM 性角膜炎的治疗原则为：局部治疗与全身治疗相结合，药物治疗与手术治疗相结合，急性期禁用激素。

（1）偶发分枝杆菌性角膜炎首选 1%～2% 阿米卡星滴眼液，每 30～60 分钟 1 次，持续使用 48 小时之后酌情减量。对于中、重度患者可同时给予结膜下注射 4% 阿米卡星 0.5 mL，口服多血环素 100 mg，每日 2 次，或口服磺胺类药物。

（2）龟分枝杆菌性角膜炎首选头孢西丁、红霉素及妥布霉素进行治疗。

（3）喹诺酮类抗生素对 NTM 有较强的抗菌活性，以新一代喹诺酮类中的加替沙星效果最好，其滴眼液浓度为 0.3%，且对角膜的毒性较氨基糖苷类抗生素低。

（4）重症病例可采用手术清创术，晚期大多需要进行角膜移植术。术后局部使用阿米卡星或加替沙星滴眼液可防止病情复发。

五、变形杆菌性角膜炎

变形杆菌性角膜炎是一种急性化脓性角膜感染，临床表现酷似铜绿假单胞菌性角膜炎，发病迅猛，预后差。

1. 病因

（1）致病菌：变形杆菌为革兰阴性杆菌，两端钝圆，有明显多形性，呈球状或丝状，自然界分布很广，人和动物肠道也有分布，是医源性感染的重要条件致病菌。引起角膜炎的致病菌有奇异变形杆菌、莫根变形杆菌和普通变形杆菌。

（2）危险因素：变形杆菌不能穿通正常的角膜上皮，故角膜在细菌感染之前一般有角膜外伤或异物剔除的病史。

2. 临床表现

角膜损伤后，48 小时内出现灰白色隆起的小浸润灶，迅速扩大加深并形成环形角膜浸润，与铜绿假单胞菌性角膜炎极为相似，2～3 天后病灶波及全角膜，大量前房积脓，角膜穿孔，发生全眼球炎甚至眶蜂窝织炎。

3. 诊断

本病仅根据临床症状、体征很难与铜绿假单胞菌或黏质沙雷菌引起的急性化脓性角膜炎相鉴别，必须通过细菌培养才能确定诊断。

4. 治疗

首选氨基糖苷类（妥布霉素、阿米卡星、庆大霉素）或喹诺酮类（氧氟沙星、诺氟沙星）抗生素滴眼。

六、黏质沙雷菌性角膜炎

黏质沙雷菌性角膜炎为革兰阴性小杆菌所引起的机会感染，近年来逐渐增多，严重者临床表现与铜绿假单胞菌性角膜炎酷似，需加以警惕。

1. 病因

（1）致病菌：黏质沙雷菌又名灵杆菌，为革兰阴性小杆菌，有周鞭毛，无芽孢。存在于土壤、水、空气和食物中，曾被认为是非致病菌，现已明确为条件致病菌。根据是否产生红色色素又分为产生色素菌株和不产生色素菌株，后者近年来增多，该菌株菌体外可产生多种溶蛋白酶（如56KP 蛋白酶），可致角膜溶解、坏死，后弹力膜膨出及角膜穿孔。

（2）危险因素。

1）配戴角膜接触镜、角膜外伤及长期用糖皮质激素滴眼。

2）老年人和糖尿病患者。

3）通过污染的医疗器械或物品造成院内医源性感染。

2. 临床表现

不同菌株所引起的角膜炎，临床上有较大差别。

（1）轻症者表现为局限性灰白色浅层浸润，溃疡小，病程短，一般预后较好。

（2）重症者可形成环形角膜脓肿和前房积脓（有些菌株可产生红色色素，使前房积脓呈红色或粉红色），病程发展迅速，预后差。

3. 治疗

（1）与铜绿假单胞菌性角膜炎相同，采用喹诺酮类抗生素（0.3%氧氟沙星）或氨基糖苷类（0.3%妥布霉素）、单独或联合第三代头孢菌素（0.5%头孢氨噻肟唑）交替频繁滴眼。待获得药敏试验的结果后，应及时修正，使用敏感抗生素治疗。

（2）重症者应联合使用胶原酶抑制剂（2%乙酰半胱氨酸）或自家血清滴眼。

七、厌氧菌性角膜炎

厌氧菌性角膜炎是一种机会感染性角膜病，以往报道较少见，近来有增多趋势，常与需氧菌和兼性厌氧菌混合感染致病。

1. 病因

（1）厌氧菌普遍存在于眼结膜囊穹隆皱襞处，其感染为内源性。氧化作用减少和黏膜表面破损（创伤、手术）可导致感染。

（2）该菌种类繁多，可引起多种眼病，以往报道较多的是产气荚膜杆菌所引起的气性坏疽性全眼球炎、泪囊炎及眼眶感染等。

（3）近年来引起厌氧菌性角膜炎的报道逐渐增多，分离出的致病性厌氧菌有消化链球菌、痤疮丙酸杆菌、梭杆菌、类杆菌等。

2. 临床表现

多为角膜局灶性浸润，不易与一般细菌性角膜炎相区别。如果与需氧菌同时感染，则表现为典型的化脓性角膜炎伴前房积脓。目前，尚未见有厌氧菌性角膜炎的典型角膜体征性改变的报道，仅有产气荚膜杆菌所致的角膜炎，常在眼伤后发生，初起为角膜浅层小溃疡，以后急速发展、扩大，数小时后，基质浅层出现小气泡，有破裂倾向。

3. 治疗

各种厌氧菌对氨基糖苷类抗生素均有抗药性，首选治疗药物是林可霉素和克林达霉素。克林达霉素是林可霉素的脱氧衍生物，有更大的抗菌活性，但易形成耐药株，使用中必须注意。次选药物有第二、第三代头孢菌素及喹诺酮类抗生素。

八、不发酵革兰阴性杆菌性角膜炎

不发酵革兰阴性杆菌性角膜炎多发生于医院内的年老体弱患者，是典型的机会感染，近来有增多趋势，需加以警惕。

1. 病因

（1）不发酵革兰阴性杆菌为革兰阴性无芽孢需氧菌，不分解葡萄糖，依靠呼吸进行代谢和发育，自然界分布极广，以医院内检出率为最高。角膜接触镜保存液更易受其污染。

（2）引起角膜炎报道较多的有葱头假单胞菌、嗜麦芽假单胞菌、施氏假单胞菌等。

2. 临床表现

（1）症状：局部刺激症状重，睁不开眼，高度睫状充血及球结膜水肿。

（2）体征：病情较缓慢，角膜中央有浓密的黄白色浸润灶，伴有前房积脓及虹膜红变等。典型体征有待进一步观察。

3. 治疗

铜绿假单胞菌以外的非发酵革兰阴性杆菌对合成青霉素、头孢菌素类、氨基糖苷类及林可霉素均不敏感。治疗时可选用米诺环素和多血环素或氯霉素。一般采用 0.5% MINO 溶液及 0.5% CP 溶液滴眼，重症者可联合 MINO 和 DOXY 全身应用，口服每日 200 mg，静滴每日 100 mg，或结膜下注射。

4. 预防

该菌对医院常用的消毒药氯己定具有较强的抗药性，实验证明在 0.02% 氯己定液中仍能增殖，因此必须注意院内交叉感染。

九、放线菌性角膜炎

放线菌性角膜炎又称角膜放线菌病，是由放线菌所引起的一种非常罕见的感染性角膜病。其发病诱因及临床特征与真菌性角膜炎相似，常被误诊，需引起足够的警惕。

1. 病因

（1）致病菌：放线菌广泛分布于土壤、草木、水、谷物等，可发育出细长的菌丝，断裂后呈短杆状或球状，革兰染色阳性。过去曾认为它介于真菌和细菌之间的一种微生物，现已证实它属于真性细菌。其中厌氧衣氏放线菌和需氧星形诺卡菌可引起泪小管炎和角膜炎。厌氧衣氏放线菌对氨苄西林、青霉素、四环素、红霉素、林可霉素等敏感，需氧星形诺卡菌对复方磺胺甲噁唑、磺胺嘧啶、青霉素、多血环素、阿米卡星等药物较敏感。

（2）危险因素：与真菌性角膜炎的发病诱因非常相似，有植物性外伤、配戴角膜接触镜及长期滴用糖皮质激素等病史。

2. 临床表现

（1）星形诺卡菌引起的角膜炎起病相对缓慢，病程迁延，早期表现为点状上皮浸润，逐渐形成基质浸润。典型角膜体征：①溃疡边缘不规则，呈硫黄颗粒样线状浑浊；②溃疡微隆起，表面粗糙不平，呈污灰白色；③常伴有环形浸润或前房积脓。

（2）衣氏放线菌引起的角膜溃疡特征为溃疡表面较干燥，周边有沟状溶解，常伴有卫星灶和前房积脓，严重时可形成后弹力层膨出或角膜穿孔。

3. 诊断

（1）仅依靠临床特征很难与真菌相鉴别，最后必须依靠角膜刮片及细菌培养才能确诊。

（2）放线菌丝革兰染色阴性，直径≤1 μm，比真菌菌丝还要细，此点可与真菌相区别。

4. 治疗

（1）一般可采用青霉素类、四环素类、氨基糖苷类抗生素进行治疗。

（2）近来有人采用 10% ~ 30% 磺胺类药物滴眼或磺胺甲噁唑—甲氧苄啶合剂（按 1：5 比例混合）滴眼或口服治疗本病，获得较好效果。

（王　隋）

第二节　角膜变性和营养不良

一、角膜老年环

（一）概述

角膜老年环是角膜周边部基质内的类脂质沉着。常见于老年人，也可发生于青壮年，也称青年环。可能与脂质等代谢紊乱有关。

（二）临床表现

（1）发病与年龄相关，年龄越大发生率越高。80岁以上的人几乎都有老年环。如果年轻人发病需要进行全身检查，特别是血脂的检查，因为往往伴有高脂血症。

（2）双眼发病。

（3）无自觉症状，不影响视力。

（4）角膜缘内1 mm、深层基质内灰白色、逐渐加重的环行浑浊，其外界与角膜缘之间存在狭窄透明带。

（三）诊断

根据临床表现可诊断。

（四）鉴别诊断

边缘性角膜变性：是一种非炎症性、双眼慢性变性角膜病。病因不清，边缘部角膜灰白色浑浊，基质逐渐变薄，可有新生血管长入。

（五）治疗

（1）眼部无须治疗。

（2）针对全身情况，如动脉硬化、高脂血症、高胆固醇血症等进行治疗。

（六）临床路径

1. 询问病史

注意血脂代谢情况。

2. 体格检查

注意角膜缘的改变。

3. 辅助检查

一般不需要。必要时可进行血脂、血胆固醇检查。

4. 处理

无须处理。

5. 预防

少食高脂肪、高胆固醇食物。

二、带状角膜变性

（一）概述

带状角膜变性又称带状角膜病变，是主要累及角膜前弹力层的表浅角膜钙化变性。可发生于任何年龄。常继发于眼部慢性葡萄膜炎、长期眼局部应用糖皮质激素、硅油填充手术后和维生素 D 中毒等引起的高钙血症、遗传性疾病或慢性肾功能衰竭等。

（二）临床表现

（1）单眼、双眼均可发病。慢性进行性发展，病程可达 10 余年。

（2）病变起始于睑裂区角膜边缘部，角膜前弹力层有细点状钙质沉着，浑浊逐渐向中央部发展，形成带状浑浊，表面粗糙不平。

（3）部分病例出现角膜上皮糜烂，甚至溃疡，有明显的刺激症状。

（4）晚期患者有不同程度的视力下降。

（三）诊断

根据慢性过程、角膜改变，或有钙、磷代谢紊乱的全身疾病史和临床表现，可以诊断。

（四）鉴别诊断

中央部角膜斑翳：角膜外伤或炎症恢复后遗留的角膜瘢痕。

（五）治疗

（1）针对病因治疗。

（2）轻度角膜变性者无须眼部治疗。

（3）如有角膜上皮糜烂，眼部刺激症状明显时，滴用角膜保护剂，如贝复舒、唯地息等，也可配戴软性角膜接触镜。

（4）后期需要美容或增加视力，可用 0.5% 依地酸二钠滴眼液，每日 4～6 次。也可表面麻醉下刮除角膜上皮及病变处敷用 0.02% 依地酸二钠溶液的海绵片，5 分钟后去除钙质，涂抗生素眼膏，盖眼垫。

（5）当病变位于角膜前 1/3 者可采用治疗性角膜切削术（PTK）去除浑浊。

（六）临床路径

1. 询问病史

有无眼内疾病、硅油填充手术及眼部长期应用糖皮质激素史。

2. 体格检查

注意角膜的改变。

3. 辅助检查

一般不需要。

4. 处理

一般无须处理，或针对病因进行相应处理，如眼内疾病治疗、取出硅油、减少局部激素用量。

5. 预防

及时治疗原发病。

三、边缘性角膜变性

（一）概述

边缘性角膜变性又称 Terrien 角膜变性。是一种非炎症性、双眼慢性角膜变性。病因不清，可能与神经营养障碍或角膜缘毛细血管营养障碍有关。也可能是一种自身免疫性疾病。

（二）临床表现

（1）常见于男性，多于青年时期发病。

（2）双眼同时或先后发病，发展缓慢。

（3）早期视力不受影响。晚期因出现高度不规则散光，普通镜片或角膜接触镜均不能矫正，而出现慢性进行性视力减退。

（4）病变多位于角膜缘附近，上缘多见。为灰色细小点状浑浊，有新生血管长入，角膜基质逐渐变薄，可为正常厚度的 $1/4 \sim 1/2$，并形成沟状凹陷，甚至角膜膨隆。

（5）角膜上皮一般完整。

（6）患眼无充血、疼痛等炎症反应，或者轻度充血。

（三）诊断

根据临床表现进行诊断。

（四）鉴别诊断

1. 蚕食性角膜溃疡

是自发性、慢性、边缘性、进行性、疼痛性角膜溃疡。多发生于成年人。有剧烈眼痛、畏光、流泪及视力下降。病变初期睑裂部周边角膜浅基质层浸润，继而上皮缺损，形成溃疡。缺损区与角膜缘之间无正常的角膜组织分隔。溃疡沿角膜缘环行发展，然后向中央区浸润，最后累及全角膜。

2. 角膜带状变性

是累及角膜前弹力层的表浅角膜钙化变性。可发生于任何年龄。病变起始于睑裂区角膜边缘部，浑浊逐渐向中央部发展，形成带状浑浊，表面粗糙不平。可出现角膜上皮糜烂，甚至溃疡，有明显的刺激症状。

（五）治疗

（1）轻者或早期病变无须治疗。

（2）病变区明显变薄者可行板层角膜移植手术（LK），以降低散光，提高视力。

（六）临床路径

1. 询问病史

有无全身自身免疫性疾病。

2. 体格检查

注意角膜缘的改变。

3. 辅助检查

一般不需要。

4. 处理

轻者无须处理。角膜边缘沟状凹陷明显或角膜膨隆者可手术治疗。

5. 预防

无特殊预防措施。

四、大泡性角膜病变

（一）概述

大泡性角膜病变是由于各种原因损害角膜内皮细胞，造成角膜内皮失代偿，角膜基质及上皮下水肿，导致角膜上皮下水疱形成。常见于眼前节手术损伤角膜内皮层后，长期高眼压状态，各种角膜内皮营养不良的晚期等情况。

（二）临床表现

（1）患眼视力下降。

（2）明显的眼红，摩擦痛、畏光、流泪等刺激症状。

（3）角膜大疱反复破裂，角膜基质明显水肿、雾状浑浊，晚期新生血管长入。

（三）诊断

根据临床表现，特别是角膜的改变，可以诊断。

（四）鉴别诊断

角膜炎，特别是基质角膜炎：根据病史，角膜内皮镜及共聚焦显微镜检查可以鉴别。

（五）治疗

（1）积极治疗原发病。

（2）应用角膜保护剂、营养剂，如角膜上皮生长因子、润滑剂、甲基纤维素等。

（3）滴用角膜脱水剂，如5%氯化钠、50%葡萄糖注射液或甘油制剂，目前应用很少。

（4）配戴角膜接触镜，定期更换。

（5）适当滴用抗生素及糖皮质激素滴眼液。

（6）手术治疗穿透性角膜移植术（PK）或角膜内皮移植术是治疗本病的有效方法。

（六）临床路径

1. 询问病史

有无内眼手术史、长期高眼压史或角膜营养不良史。

2. 体格检查

重点注意角膜的改变。

3. 辅助检查

角膜内皮镜及共聚焦显微镜检查，不仅可了解内皮细胞数目，而且可详细观察异常形态及结构。

4. 处理

眼局部治疗为主。长期刺激症状明显且视力严重受到影响者，可行穿透性角膜移植术。

5. 预防

各种内眼手术时避免损伤角膜内皮层。

五、角膜营养不良

（一）上皮基底膜营养不良

1. 概述

上皮基底膜营养不良又称 Cogan 微囊肿性角膜营养不良或地图点状指纹状营养不良，是最常见的前部角膜营养不良，多为双侧性，可能为常染色体显性遗传，女性多见。

2. 临床表现

（1）主要见于成人，个别病例幼年发病。

（2）角膜上皮细胞深层的基底膜呈点状、地图状、指纹状或囊泡状白色浑浊。

（3）双眼浑浊形状、分布、位置变化较大，25%～30%的患者反复发生角膜上皮剥脱，有明显的刺激症状，荧光素染色着色。

（4）临床症状轻微，预后较好，不留瘢痕。

（5）活体共聚焦显微镜下可见上皮基底膜层弥散分布的点状、条状不均匀灰白色高反光点，无炎性细胞及水肿反应，角膜基质细胞、内皮细胞正常。

3. 诊断

根据病史和角膜病变位置、形态，可以诊断。

4. 鉴别诊断

浅层角膜炎：眼部会出现疼痛、畏光、流泪和眼睑痉挛等刺激症状，以及睫状充血、角膜浸润浑浊等体征。

5. 治疗

（1）刺激症状明显者可局部应用角膜保护剂，角膜上皮生长因子或5%氯化钠滴眼液和眼膏等。

（2）角膜上皮剥脱时可包扎或配戴软性角膜接触镜，或进行上皮刮除术。

（3）适当应用刺激性小的抗生素滴眼液和眼膏，预防继发感染。

（4）可采用准分子激光去除糜烂的角膜上皮，重建光滑的角膜表面，促进角膜上皮愈合。

6. 临床路径

（1）询问病史：注意发病时间、速度、变化情况，以及有无家族史。

（2）体格检查：注意角膜上皮细胞深层点状、地图状、指纹状或囊泡状白色浑浊区。

（3）辅助检查：一般不需要。

（4）处理：根据眼部刺激症状程度选择适当的治疗。

（5）预防：早期发现。特别是家族中有此类患者的其他人应进行检查。

（二）Meesmann 角膜营养不良

1. 概述

Meesmann 角膜营养不良又称青年遗传性角膜上皮营养不良，临床少见，是一种家族性角膜上皮营养不良。婴儿期起病，进展缓慢，青年期症状明显。为常染色体显性遗传。多数学者认为本病角膜上皮细胞内有黏多糖堆积。

2. 临床表现

（1）双眼对称性发病。

（2）早期为角膜上皮细胞内出现无数个细小、形态近似、透明的灰色囊泡，弥散分布于整个角膜。荧光素不着色，轻度影响视力。小囊泡破裂后，荧光素着色，上皮反复糜烂、瘢痕形成而影响视力。

3. 诊断

根据家族史、临床表现进行诊断。

4. 鉴别诊断

上皮基底膜营养不良：为角膜浅层营养不良，但病变位于角膜上皮细胞深层，常有荧光素着染。

5. 治疗

（1）一般无须治疗。

（2）角膜刺激症状明显时可对症治疗。

（3）严重影响视力者，可机械刮除角膜上皮或 PTK 去上皮，也可根据病情行 LK 术。

（4）无论何种治疗均有复发可能。

6. 临床路径

（1）询问病史：注意有无家族史，以及发病时间、进展程度。

（2）体格检查：注意浅层角膜上皮细胞间散在的细胞浑浊。

（3）辅助检查：共聚焦显微镜检查发现散在于正常角膜上皮细胞间的无数个低反光团。

（4）处理：早期症状较轻无须治疗，严重者可局部应用糖皮质激素或 PTK。

（5）预防：早期发现。特别是家族中有此类患者的其他人应进行检查。

（三）Reis-Büicklers 角膜营养不良

1. 概述

本病为一种角膜前弹力层原发性营养不良。为常染色体显性遗传。

2. 临床表现

（1）发病早，双眼从几岁开始发病，病情一直到 30 岁后才稳定下来。

（2）早期表现为周期性、反复发作性角膜上皮水肿、糜烂。

（3）有明显的角膜刺激症状。

（4）角膜前弹力层内有灰白色弥漫性、条状、地图状、网状、窝状、毛玻璃状浑浊，浑浊渐进性增加。

（5）病情严重者造成视力下降、角膜知觉减退。

3. 诊断

根据家族史、临床表现，可以诊断。

4. 鉴别诊断

上皮基底膜营养不良：为角膜浅层营养不良，但病变位于角膜上皮细胞深层，常有荧光素着染。

5. 治疗

（1）角膜上皮糜烂时对症治疗，滴用抗生素滴眼液、高渗滴眼液。

（2）配戴角膜接触镜。

（3）严重影响视力者可行 LK 术。

6. 临床路径

（1）询问病史：注意发病时间、反复次数、病变位置。

（2）体格检查：注意角膜病变部位。

（3）辅助检查：一般不需要。

（4）处理：根据影响视力程度选择保守治疗或手术治疗。

（5）预防：目前无有效预防措施。

（四）胶滴状角膜营养不良

1. 概述

本病为角膜前弹力层纤维变性，呈油滴状透明沉淀。为常染色体隐性遗传。

2. 临床表现

（1）儿童期起病。

（2）双眼同时或先后发病。

（3）病变区角膜表面粗糙不平，上皮下密集的胶滴状半球形、灰白色浑浊隆起。

（4）伴有角膜上皮剥脱时，可出现畏光、流泪等刺激症状，视力减退。

3. 诊断

根据儿童双眼对称性角膜上皮胶滴状半球形浑浊，可以诊断。

4. 鉴别诊断

斑点状角膜营养不良：是一种最严重的角膜基质层营养不良，常在 10 岁以前发病，进行性视力减退，无明显眼痛，角膜知觉减退，角膜基质变薄，弥漫性浑浊，同时有散在的局限性、境界不清的白色斑块状浑浊，由中央向周边进行性发展。

5. 治疗

（1）上皮病变有症状者对症处理，滴用高渗滴眼剂，或眼垫包扎。

（2）角膜中央浑浊明显、影响视力者可行 LK 或 PK 手术。

6. 临床路径

（1）询问病史：注意发病时间，以及有无家族史。

（2）体格检查：注意双眼对称性角膜上皮胶滴状浑浊。

（3）辅助检查：一般不需要。

（4）处理：根据眼部刺激症状和视力受影响程度选择治疗方案。

（5）预防：目前无有效预防措施。

（五）颗粒状角膜营养不良

1. 概述

颗粒状角膜营养不良为累及角膜基质的营养不良，为常染色体显性遗传。

2. 临床表现

（1）常于 10 岁左右发病，病程缓慢。

（2）一般无症状，多在 40 岁以后出现视力进行性下降。

（3）双眼对称性角膜病变，无角膜上皮糜烂。中央部角膜前基质灰白色斑点状、雪花样浑浊，浑浊逐渐向深层扩展。很少累及角膜边缘，非病变部位角膜组织透明。角膜厚度正常。

3. 诊断

（1）根据中年患者无明显原因双眼视力逐渐下降，及角膜基质层改变，可以诊断。

（2）活体共聚焦显微镜检查有助于发现角膜的改变。

4. 鉴别诊断

斑点状角膜营养不良：是一种最严重的角膜基质层营养不良，常在 10 岁前发病，进行性视力减退，无明显眼痛，角膜知觉减退，角膜基质变薄、弥漫性浑浊，同时有散在的局限性、境界不清的白色斑块状浑浊，由中央向周边进行性发展。

5. 治疗

（1）轻者不需要治疗。

（2）有异物感时可用角膜上皮保护剂，滴用低浓度、小剂量糖皮质激素可延缓角膜浑浊的发展。

（3）严重影响视力者可选择 PTK、LK 或 PK 术。

6. 临床路径

（1）询问病史：重点注意视力下降的速度，了解家族中有无相似患者。

（2）体格检查：注意角膜病变图像呈云雾中的雪花状浑浊。

（3）辅助检查：一般不需要。活体共聚焦显微镜检查有助于了解病变位置和深度。

（4）处理：根据病变深度及对视力影响程度选择治疗方案。

（5）预防：目前无有效预防措施。

（六）斑点状角膜营养不良

1. 概述

本病是一种累及角膜基质层的严重的角膜营养不良。为常染色体隐性遗传。

2. 临床表现

（1）常在 10 岁以前发病，进行性视力减退，30 岁后视力严重下降。

（2）无明显眼痛，但角膜知觉减退，角膜基质变薄。

（3）角膜基质弥漫性浑浊，同时有散在的局限性、境界不清的白色斑块状浑浊，由中央向周边进行性发展。

3. 诊断

根据患者无明显眼部疼痛，进行性视力减退，30 岁后视力严重下降及角膜基质弥漫性、白色斑块浑浊，可以诊断。

4. 鉴别诊断

（1）颗粒状角膜营养不良：也是角膜基质的营养不良，无角膜上皮糜烂。中央部角膜前基质灰白色斑点状、雪花样浑浊，浑浊逐渐向深层扩展。很少累及角膜边缘，非病变部位角膜透明。

（2）格子状角膜营养不良：为一种累及角膜基质的营养不良，视力损害严重。10 岁以前发病，临床症状不明显。40 岁之后严重影响视力。双眼发病，病变呈对称性进行性发展。角膜基质内出现网格状、回格子状浑浊。浑浊主要位于中心和周边，一般不达角膜缘。

5. 治疗

（1）早期不需要治疗。

（2）视力下降明显者（如低于 0.1）可行 PK 术，但术后仍有复发可能。

6. 临床路径

（1）询问病史：注意有无家族史，以及进行性视力减退、眼部刺激症状。

（2）体格检查：注意角膜基质层斑块状浑浊。

（3）辅助检查：一般不需要。

（4）处理：根据视力受损程度决定是否手术。

（5）预防：目前无特效的预防措施。

（七）格子状角膜营养不良

1. 概述

为一种累及角膜基质的营养不良，发病早、视力损害严重。为常染色体显性遗传。

2. 临床表现

（1）多于 10 岁以前发病，临床症状不明显。40 岁后视力严重受到影响。

（2）双眼发病，病变呈对称性进行性发展。

（3）角膜基质内网格状、回格子状浑浊。浑浊主要位于中心和周边，一般不达角膜缘。

3. 诊断

根据发病年龄和特征性角膜基质层改变，可以诊断。

4. 鉴别诊断

斑点状角膜营养不良：常在 10 岁前发病，进行性视力减退，无明显眼痛，角膜知觉减退，角膜基质变薄、弥漫性浑浊，同时有散在的局限性、境界不清的白色斑块状浑浊，由中央向周边进行性发展。

5. 治疗

（1）早期不需要治疗。

（2）视力下降明显者（如低于 0.1）可行 PK 术。

6. 临床路径

（1）询问病史：注意有无双眼进行性视力下降，通常无眼部刺激症状。

（2）体格检查：注意角膜基质层呈格子样改变。

（3）辅助检查：一般不需要。对于角膜深层结构欠清晰者，可进行活体共聚焦显微镜检查，有助于了解病位、深度和基质细胞受损程度。

（4）处理：根据视力下降程度选择手术时机。

（5）预防：目前无有效预防措施。

（八）Fuchs 角膜内皮营养不良

1. 概述

Fuchs 角膜内皮营养不良是累及角膜内皮细胞层、基质层和上皮细胞层的病变。至今病因不清。有人认为是一种常染色体显性遗传病。

2. 临床表现

（1）以 50 ~ 60 岁女性多见。

（2）双眼同时或先后发病，病程进展缓慢，可分为滴状角膜期、角膜上皮和基质水肿期、角膜瘢痕期。

1）滴状角膜期：无任何症状，角膜中央部后表面多发赘疣（滴状角膜）突入前房，细小色素沉着。随着病变进展，赘疣区角膜内皮细胞消失。

2）角膜上皮和基质水肿期：角膜水肿起始于中央部，逐渐向周围扩展。角膜增厚，呈毛玻璃状，后弹力层皱褶，基质层水肿。视力下降，并有眼痛、流泪。

3）角膜瘢痕期：长期和持续的角膜水肿使角膜上皮下纤维结缔组织增生。角膜知觉下降，但上皮水肿减轻。可并发角膜上皮糜烂、溃疡、新生血管、钙化变性。

（3）可出现眼部刺激症状。部分病例可并发眼压升高。

（4）角膜内皮镜可见角膜内皮细胞大小不均匀；共聚焦显微镜检查可见内皮细胞层散在低反光突起细胞，角膜基质细胞间质高反光，正常内皮细胞数目减少。

3. 诊断

根据临床表现可以诊断。角膜内皮镜、共聚焦显微镜检查有助于确诊。

4. 鉴别诊断

（1）大泡性角膜病变：由于各种原因造成角膜内皮失代偿，角膜基质及上皮下水肿，导致角膜上皮下水疱形成。患眼视力下降，有明显的眼红、摩擦痛、畏光、流泪等刺激症状。

（2）Meesmann 角膜营养不良：出生时双侧角膜水肿。

（3）虹膜角膜内皮综合征：常单眼发病。角膜内皮呈槌击金属状改变，角膜水肿，可有眼压升高、虹膜变薄、瞳孔变形。

5. 治疗

（1）滴用角膜保护剂、营养剂，如角膜上皮生长因子、润滑剂、卡波姆、甲基纤维素等。

（2）滴用角膜脱水剂，如5%氯化钠、50%葡萄糖注射液或甘油制剂。

（3）配戴角膜接触镜。

（4）适当滴用抗生素滴眼液，预防角膜继发感染。

（5）继发青光眼者，应用药物或手术降眼压治疗。

（6）手术治疗：PK 是治疗本病的有效方法，术后易复发，复发后可再次手术。LK、烧灼术、结膜覆盖术可以治疗顽固性角膜病变且无条件行 PK 术者，可缓解疼痛，减轻症状。

6. 临床路径

（1）询问病史：重点注意有无家族史和内眼疾病史。

（2）体格检查：重点注意角膜的改变。

（3）辅助检查：一般不需要。对于角膜结构欠清晰者，应用活体共聚焦显微镜检查有助于了解病变位置、病变深度和各层细胞受损程度。

（4）处理：根据眼部症状和视力下降程度选择治疗方案。

（5）预防：目前无有效预防措施。

（王　隋）

第三节 角膜软化症

一、概述

角膜软化症是由维生素 A 缺乏所致的一种角膜病变,在发展中国家是儿童最重要的致盲眼病。本病多双眼受累。食物中缺少维生素 A,喂养不当,吸收不良,慢性腹泻或患有其他消耗性疾病如麻疹、肺炎时,常会导致维生素 A 缺乏,是诱发本病的重要因素。

二、临床表现

(1)夜盲、畏光和不愿睁眼。

(2)根据临床过程分为 3 期(夜盲期、干燥期和软化期)。

1)夜盲期:在暗光线下和夜间不能视物。但因幼儿不能叙述,常被忽略。

2)干燥期:角膜失去光泽,呈现雾状浑浊。结膜有干燥斑(Bitot 斑)。

3)软化期:角膜呈现灰白色或灰黄色浑浊,极易发生感染和自融坏死,形成溃疡和穿孔,最后形成粘连性角膜白斑或角膜葡萄肿,严重时引起眼球萎缩。

(3)伴有全身症状。如患儿消瘦、精神萎靡、声音嘶哑和皮肤干燥等。

三、诊断

根据维生素 A 缺乏史,夜盲、畏光等症状,结膜和角膜改变,可以诊断。

四、鉴别诊断

1. 视网膜色素变性

有夜盲史,但眼底有骨细胞样色素沉着。

2. 干燥综合征

有眼干的症状,但无结膜干燥斑。

五、治疗

(1)在角膜穿孔前应积极治疗。迅速补充维生素 A,同时补充维生素 B,纠正水电解质紊乱,治疗全身疾病。

(2)肌内注射维生素 A 7~10 天,每天不少于 2 万 U;也可以用维生素 A 油剂滴眼。

(3)眼部滴用抗生素滴眼液或眼膏,预防感染。

(4)如有角膜溃疡或穿孔,应滴用 1% 阿托品滴眼液或眼膏,防止虹膜后粘连。

(5)若角膜穿孔,当穿孔较小时可保守治疗;穿孔大者,考虑板层或穿透性角膜移植术。

六、临床路径

1. 询问病史

注意患儿的喂养史和有无消耗性疾病史。

2. 体格检查

注意角膜、结膜改变和全身伴随症状。

3. 辅助检查

一般不需要。

4. 处理

除补充维生素 A、维生素 B 等外，根据病情对症治疗。

5. 预防

宣传科学喂养常识，防止维生素 A 缺乏。

（王玉琛）

第八章

玻璃体疾病

第一节　玻璃体浑浊

　　玻璃体腔内出现任何不透明体，如炎症细胞、渗出物、出血后的血细胞及其分解产物、坏死的组织细胞、色素颗粒、异物和变性等，均可使其透明度受到影响导致玻璃体浑浊。一般可分为生理性浑浊与病理性浑浊两种，前者称为飞蚊症，对视力无何影响，属于生理范畴；后者主要包括炎症、出血及变性等的病理产物。中医学认为系痰湿或瘀血积滞于神膏而成。由于浑浊的性质、形状、数量和分布各有不同，因而造成不同程度的视力障碍。

一、飞蚊症

　　患者主诉眼前有飘动的黑影，大小及形状各异，如点状、线状、蚊翅或蛛网状暗影，随眼球运转而浮动，特别在注视白壁或天空时尤为显著，但用眼底镜检查常不能发现明显病变。此种现象是由于残留在玻璃体内的胚胎细胞，或血细胞经行视网膜血管时的内视现象。原因包括玻璃体液化、玻璃体后脱离、浑浊物漂浮等。有时伴有屈光不正及神经衰弱。

二、炎症性浑浊

　　由邻近的葡萄膜、视网膜炎症或远隔部位的炎症所引起。病因有眼部或全身性炎症、眼外伤及手术并发症等。

　　本病的表现多种多样，首先是浆液性渗出物，可使玻璃体呈薄雾状浑浊。此时检查眼底朦胧不清，视神经盘边缘模糊，颜色较红，类似视神经盘炎的表现；裂隙灯下玻璃体内呈现明显的丁达尔（Tyndall）现象。此外炎性细胞和纤维素性网状组织，也可在玻璃体内出现。炎性细胞的数量和范围很不一致，以检眼镜作透照检查，呈现飘浮不息的点状，也可聚集成球形或絮状；裂隙灯下可见细胞附着在变质的支架纤维上，成为灰色点状物，或可见色素沉着。炎性细胞的出现可以是慢性眼内炎症的唯一临床症状。炎症进一步加重，炎性细胞积聚可以导致玻璃体积脓。此时眼内呈黄光反射，形成假性视网膜母细胞瘤的形态。

　　应行超声波、FFA 检查及细菌培养进一步明确病因和诊断。根据不同病因，局部或全身药物治疗，必要时行玻璃体手术。

三、出血性浑浊

　　玻璃体本身无血管，不发生出血。玻璃体积血多因内眼血管性疾患和损伤引起，也可由全身性疾患引起。属中医学"血灌瞳神"及"暴盲"的范畴。

常见的病因有：①视网膜裂孔和视网膜脱离；②眼外伤；③视网膜血管性疾患伴缺血性改变，如增生性糖尿病视网膜病变、视网膜中央静脉阻塞或分支静脉阻塞、视网膜静脉周围炎、镰状细胞病、早产儿视网膜病变等；④视网膜血管瘤；⑤炎性疾病，如视网膜血管炎、葡萄膜炎等；⑥黄斑部视网膜下出血，常见于年龄相关性黄斑变性和息肉样脉络膜血管病变；⑦其他引起周边视网膜产生新生血管的疾患，如家族性渗出性玻璃体视网膜病变、视网膜劈裂症；⑧视网膜毛细血管扩张症；⑨Terson综合征（蛛网膜下隙玻璃体积血综合征）。

透照法检查一般表现为厚薄不等的尘状、条状以至絮块状浑浊，跟随眼球的转动而飘荡。玻璃体大量积血时，可看不到红光反射，裂隙灯检查玻璃体支架纤维常被棕黄色颗粒或红色凝血块所布满。积血可全部被吸收，但在屡发的情况下，势必造成严重的玻璃体浑浊，并在视网膜血管组织的参与下，形成增殖性视网膜炎的变化。临床上应行超声波检查、FFA检查等明确诊断。

治疗原则：①药物治疗，早期可给予止血药，出血稳定后用促进积血吸收的药物，如中药、碘制剂等；②手术治疗，经药物治疗仍不吸收的玻璃体积血，或合并有视网膜脱离者应行玻璃体手术；③治疗原发病。

四、结晶体性浑浊

此类浑浊系玻璃体退行性病变的产物，表现较为特殊，但对视力影响较少，一般不需治疗。常见者有以下两种。

1. 星状结晶体

为一种老年性变化，男性多于女性，常为单眼。透照检查可见玻璃体内有多数白色点状物飘荡，状如繁星，故名星状玻璃体变性；裂隙灯下为发亮的白色球体或小碟体。由于玻璃体结构大致正常，故点状物飘动的幅度不大，且无下沉现象。此浑浊物主要化学成分为脂肪酸和磷酸钙盐。

2. 闪辉样结晶体

又名"眼胆固醇结晶沉着症"，常为双眼，可能为炎症、变性或出血的后果。在检眼镜或裂隙灯下，可见金黄色结晶小体，在业已变质的玻璃体内飘浮不定，且可迅速下沉。临床上常称为闪光性玻璃体液化，常合并玻璃体后脱离。结晶体的化学成分主要为胆固醇。

五、其他玻璃体浑浊

此外，玻璃体浑浊尚包括色素沉着及肿瘤细胞等。色素沉着见于老年性玻璃体退变、眼内炎症、眼球创伤及原发性视网膜脱离等。肿瘤细胞多呈尘状浑浊，在幼儿因大量尘状浑浊而看不清眼底时，应想到视网膜母细胞瘤的可能性。关于高度近视等所致的玻璃体浑浊，见于玻璃体液化。

六、玻璃体浑浊的治疗

（一）病因治疗

首先要从根本上治疗原发病，诸如葡萄膜炎、糖尿病、高血压及视网膜静脉周围炎等。

（二）促进浑浊的吸收

一般可采用透明质酸酶（每次 50 万 U）、甲—糜蛋白酶（每次 0.5 mg）结膜下注射，或以 3% 碘化钾作电离子透入以及组织疗法等。

（三）玻璃体切割术

对于长期治疗效果较差的玻璃体浑浊，特别是出血性浑浊，可试用玻璃体切割术，但不宜实行过早，否则有再度出血的危险。

（游海玲）

第二节 玻璃体的结构、体积和位置改变

玻璃体是透明的凝胶体，主要由纤细的胶原结构、亲水的透明质酸和少量的玻璃体细胞组成，容积约为 4 mL，均占眼内容积和重量的 4/5，构成眼内最大容积，主要成分是水（占99%），其余成分由 Ⅱ 型胶原纤维网支架和交织在其中的透明质酸分子以及少量可溶性蛋白构成。位于晶状体后、玻璃体前面的膝状凹，又称"环形隔"，见图 8-1。

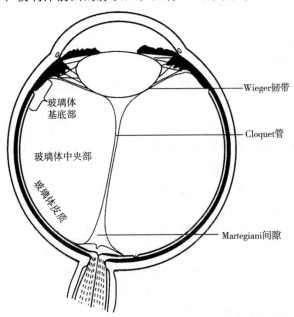

图 8-1 玻璃体的结构和位置

玻璃体表面与晶状体后面、晶状体悬韧带、睫状体平坦部、视网膜和视神经盘相毗邻，近于其表面的部分为玻璃体皮质，为胶原纤维丝形成的网状结构，较致密，在皮质部有少量玻璃体细胞。玻璃体基底部位于锯齿缘向前约 2 mm、向后约 4 mm 处。玻璃体与眼球内壁粘连最紧密的部位依次为玻璃体基底部、视神经盘周围、黄斑中心凹部、视网膜的主干血管部。玻璃体膝状凹前有一腔，玻璃体通过 Wieger 韧带附着到晶状体上。Wieger 韧带断裂可导致玻璃体前脱离，使膝状凹的玻璃体凝胶与房水接触。

玻璃体内细胞较少，主要有玻璃体细胞、星形胶质细胞和胶质细胞。玻璃体细胞位于玻

·173·

璃体表面，合成透明质酸，星形胶质细胞位于神经纤维层。

Cloquet 管是原始玻璃体的残余，它从视神经盘延伸到晶状体后极的鼻下方，位于膝状凹内。覆盖 Cloquet 管的凝胶极薄，并且容易受损，在玻璃体前脱离、晶状体囊内摘除术或 Nd：YAG 后囊切开术时，Cloquet 管很容易断裂。Cloquet 管宽约 1～2 mm，如果它缩聚在晶状体后，可以在裂隙灯下看到，称为 Mittendorf 点，另一端附着在视神经盘边缘的胶质上。如果玻璃体动脉退化不全，持续存在视神经盘上，称 Bergmeister 视神经盘。

玻璃体本身既无血管也无神经组织，新陈代谢极其缓慢，无再生能力，如有损失，留下的空隙为房水所填充。

一、玻璃体液化

是指玻璃体由胶凝状态进入胶溶状态的物理性改变。常为眼内组织新陈代谢障碍的结果，主要见于老年玻璃体变性、高度近视、慢性葡萄膜炎及眼内金属异物刺激等。液化一般首先出现在玻璃体的中心部，进而波及周边部。裂隙灯下已经液化的玻璃体表现为光学性空虚状态，而剩余的支架组织则破坏和变厚，形成浮动的浑浊物。当眼球运动时，此种浑浊物具有较大的活动性。在玻璃体液化的眼球上，做白内障囊内摘除手术，有引起大量玻璃体脱出的危险。

二、玻璃体脱离

即玻璃体与其周围视网膜间的脱离状态。临床所见一般分为 3 种。

1. 后部玻璃体脱离

较为多见，常发生于老年人或近视眼的眼球，即后上部的玻璃体与视神经网膜间发生脱离。裂隙灯下可见脱离的玻璃体后界膜向下低沉，而成皱褶，其凝缩的支架纤维随着眼球运动而摇晃不定。在脱离的玻璃体后面因液体滞留可见光学间隙，由于玻璃体后界膜与视神经盘紧密粘连，故被撕脱时可形成玻璃体后裂孔，用眼底镜检查可见在红色反光的背景上呈环形裂洞样浑浊。如果脱离部位尚存在残余的玻璃体条状组织，当眼球运动时可能对视网膜产生牵扯，从而引起患者闪光幻觉，此为视网膜脱离的先兆。常见的并发症：①玻璃体积血，视网膜血管破裂导致玻璃体积血；②视网膜裂孔，视网膜马蹄孔形成，可导致视网膜脱离；③玻璃体黄斑牵引，黄斑部玻璃体与视网膜紧密粘连，可导致玻璃体黄斑牵引；④黄斑裂孔，不完全的玻璃体后脱离可导致老年特发黄斑裂孔的形成；⑤黄斑前膜，玻璃体后脱离过程损伤黄斑区视网膜内界膜可刺激产生黄斑前膜。

2. 前部玻璃体脱离

较为少见，即锯齿缘前的玻璃体前界膜与晶状体后囊脱开，二者之间出现光学空虚间隙，但脱离的前界膜并不形成皱褶，而于晶状体的后凸面保持平行。此种脱离除发生于老年人外，尚出现在外伤、出血之后，以及葡萄膜炎或视网膜脱离的眼球。在临床上无特殊重要意义。

3. 上部玻璃体脱离

也较少见。玻璃体上部的后界膜，自锯齿缘后即开始下垂，然后经过一钝形转弯，又复向上向后与未脱离部相连。一般只是全部玻璃体脱离的前奏。

临床上应行超声检查、OCT 检查和 FFA 检查等明确诊断。

三、玻璃体萎缩

玻璃体萎缩是一种较严重的变性，可与液化同时存在。常发生于炎症、出血、外伤、陈旧性视网膜脱离及广泛的电凝之后。

玻璃体萎缩的特征是呈胶冻样，活动的幅度很小；视网膜与萎缩的玻璃体之间有广泛的粘连。裂隙灯下可看到视网膜上增生的胶质纤维，呈蜘蛛网状延伸至玻璃体内，其中常夹杂色素颗粒。

根据病变的范围，玻璃体萎缩可分为局限性与广泛性两种。后部玻璃体的萎缩可造成视网膜星状固定皱襞或漏斗状视网膜脱离。

四、玻璃体疝

一般是指玻璃体经过瞳孔向前房突出而言。常发生在白内障囊内摘除手术之后。玻璃体疝不仅可使瞳孔变形或瞳孔缘外翻，而且可引起玻璃体后脱离和继发性青光眼。如果玻璃体前界膜破裂，其实质大量涌入前房与角膜后面相接触，则可引起角膜广泛的水肿及深部血管新生。同时在角膜表面可形成大泡性变化。此时可试用激素治疗，无效时须施行手术将玻璃体与角膜后面剥开。

（游海玲）

第三节　玻璃体出血

一、病因

玻璃体本身无血管，不发生出血。玻璃体出血多因内眼疾患和损伤引起，也可由全身性疾患引起。出血原因可分为以下 8 种。

（1）视网膜裂孔和视网膜脱离。

（2）玻璃体后脱离（PVD）。

（3）视网膜血管性疾患伴缺血性改变。

1）增生性糖尿病视网膜病变（PDR）。

2）视网膜中央静脉或分支静脉阻塞（CRVO、BR-VO）。

3）视网膜静脉周围炎（Eale 病）。

4）镰状细胞病。

5）早产儿视网膜病变。

6）黏滞性过高综合征：慢性白血病。

7）主动脉弓综合征。

8）颈动脉闭塞病。

（4）炎性疾患伴可能的缺血性改变。

1）类肉瘤病。

2）视网膜血管炎，包括小动脉炎。

3）葡萄膜炎，包括扁平部炎。

（5）其他引起周边视网膜产生新生血管的疾患。

1）家族渗出性玻璃体视网膜病变（FEV）。

2）Norrie 病。

（6）视网膜血管瘤和视网膜毛细血管扩张。

（7）性连锁视网膜劈裂症。

（8）Terson 综合征：蛛网膜下隙出血、眼内出血综合征。

二、临床表现

1. 症状

玻璃体出血量少时，患者可有飞蚊症感觉。出血量大时，视力可突然减退甚至仅有光感。

2. 眼底检查

检眼镜检查可见玻璃体中有血性浮游物，出血量大时整个眼底均不能窥见。

三、诊断

依据症状和眼底检查进行诊断。双眼患者应进行双眼眼底检查，以寻找病因。眼底不能窥见时应进行超声检查，排除视网膜脱离和眼内肿瘤。也可令患者头高位卧床休息两天以后，再进行眼底检查。

四、治疗与预后

（1）出血量少的不需特殊处理，可等待其自行吸收。

（2）怀疑存在视网膜裂孔时，令患者卧床休息，待血下沉后及时给予激光封孔或视网膜冷冻封孔。

（3）大量出血者吸收困难，未合并视网膜脱离的可以等候 6 个月，如玻璃体出血仍不吸收时可进行玻璃体切割术，合并视网膜脱离或牵拉性视网膜脱离时，应及时进行玻璃体切割术。术后继续针对病因治疗。药物治疗效果不满意。

玻璃体出血如果长期不吸收，可引起纤维增殖、机化，进而导致牵拉性视网膜脱离，可能合并或不合并裂孔，并引起白内障、继发性青光眼等并发症。

（张淑琦）

第四节　玻璃体炎症

玻璃体是细菌、微生物极好的生长基，细菌等微生物进入玻璃体可导致眼内炎。玻璃体炎症也可由寄生虫感染引起。

一、眼内炎

（一）病因

1. 内源性因素

病原微生物由血流或淋巴进入眼内或由于免疫功能抑制、免疫功能缺损而感染，如细菌性心内膜炎、肾盂肾炎等可引起玻璃体的细菌性感染。器官移植或肿瘤患者化疗后常发生真菌性感染，常见的致病菌为白色念珠菌。

2. 外源性因素

（1）手术后眼内炎：手术后眼内炎可发生在任何内眼手术以后，如白内障、青光眼、角膜移植、玻璃体切割和眼穿通伤修复等。最常见的致病菌为葡萄球菌。病原菌可存在于睑缘、睫毛、泪道内，手术缝线、人工晶状体等也可以成为感染源。

（2）眼球破裂伤和眼内异物。

（二）临床表现

1. 症状

内源性眼内炎症状为视力模糊；手术后细菌性眼内炎通常发生在术后 1～7 天，突然眼痛和视力丧失。真菌性感染常发生在手术 3 周后。

2. 体征

（1）内源性感染通常从眼后部开始，可同时存在视网膜炎症性疾患。病灶发白，边界清楚，开始是分散的，以后变大、蔓延到视网膜前，产生玻璃体浑浊。也可发生前房积脓。

（2）手术后细菌感染常有眼睑红肿，球结膜混合充血，伤口有脓性渗出，前房积脓或玻璃体积脓，虹膜充血。不治疗视力会很快丧失。

（3）手术后真菌感染常侵犯前部玻璃体，前部玻璃体表面积脓或形成膜，治疗不及时感染可向后部玻璃体腔和前房蔓延。

（三）诊断

（1）内源性感染诊断依据病史，身体其他部位感染灶的存在、治疗史等，患者血和尿的细菌及真菌培养结果有助于诊断。必要时可进行诊断性玻璃体切割。

（2）手术后虹膜睫状体炎症反应常见，但疼痛较轻。如果存在前房积脓或玻璃体浑浊，应考虑细菌性感染。可取房水或玻璃体进行细菌和真菌培养。取房水标本从角膜缘切口进针，抽 0.1 mL，取玻璃体标本可以从扁平部距角膜缘 2.5 mm 处进针，抽 0.4～0.5 mL。

（四）治疗

1. 抗生素使用

原则上抗生素的使用取决于细菌培养和药物敏感测定的结果，但最初的给药可基于房水和玻璃体革兰染色结果。给药途径如下。

（1）结膜下抗生素注射。革兰阴性菌：庆大霉素 2 万单位。革兰阳性菌：头孢唑啉 100 mg/0.25 mL。

（2）全身抗生素使用。庆大霉素 1.5 mg/kg（80 mg/次），每 8 小时 1 次肌内注射或静脉滴注。头孢唑啉 0.5～1.0 g，每日 3 次，静脉滴注。

（3）局部点抗菌素眼药，对眼内炎的治疗作用较前两种给药途径差。

（4）非真菌性感染治疗中，可合并使用激素，泼尼松（60～100）mg/d。

（5）玻璃体内注药。庆大霉素 0.1～0.4 mg，妥布霉素 0.45 mg，头孢唑啉 2.25 mg，克林霉素 250～450 μg，给药容量不超过 0.2～0.3 mL，多数医生不提倡重复注射。

2. 玻璃体切割术

玻璃体切割能排除玻璃体腔脓肿，清除致病菌，迅速恢复透明度，并且有利于前房内感染物质的排出，目前广泛用于眼内炎的治疗。手术开始时可先抽取玻璃体液进行染色和细菌培养，染色包括革兰染色、吉姆萨染色和特殊真菌染色，以便确定致病菌。

3. 抗真菌治疗

目前缺乏安全有效的抗真菌药物。全身用药有两性霉素 B、酮康唑和氟胞嘧啶，但两性霉素 B 和氟胞嘧啶的全身不良反应大，眼内穿透性差，不能有效地对抗真菌，因此真菌性眼内炎的最好诊断和治疗方法是玻璃体切割术。抗真菌药物的使用剂量如下。

氟胞嘧啶：口服 37.5 mg/kg，每 6 小时 1 次。

两性霉素 B：静滴，开始时小剂量（0.1~0.25）mg/kg，逐渐增至 1 mg/kg，每日 1 次。玻璃体注药，5~10 μg。眼药水：0.25%。

二、玻璃体寄生虫病

玻璃体猪囊尾蚴病是我国北方地区引起眼内炎症的较常见病因。绦虫的卵和头节穿过小肠黏膜，也可经血液进入眼内。

（一）临床表现

1. 症状

患者有时自己看到虫体变形和蠕动的阴影。合并眼内炎时视力下降。

2. 眼底检查

可见黄白色半透明圆形囊尾蚴（图 8-2），大小为 1.5~6PD。强光照射可引起囊尾蚴的头部产生伸缩动作。头缩入囊内时可见有致密的黄白色圆点。玻璃体浑浊，视网膜脱离。

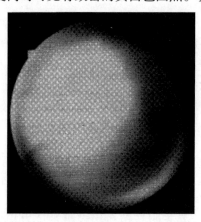

图 8-2　玻璃体猪囊尾蚴合并视网膜脱离

（二）诊断

依据眼内虫体的存在或 ELISA 绦虫抗体检查。

（三）治疗

玻璃体切割术取出虫体和玻璃体内炎性物质，修复视网膜。

（张淑琦）

第五节 增生性玻璃体视网膜病变

增生性玻璃体视网膜病变（PVR）是孔源性视网膜脱离的并发症，曾被定义为"广泛性玻璃体收缩"，"广泛性视网膜前收缩"和"广泛性周边视网膜增生"。1983年国际视网膜学会命名委员会提议命名为增生性玻璃体视网膜病变。

一、病理过程

大多数人认为PVR的发生，起始于细胞的移行，主要是视网膜色素上皮细胞和神经胶质细胞。这些细胞移行到脱离的视网膜表面和下方，以及脱离的玻璃体后表面，然后增生形成膜。一般认为膜的收缩导致视网膜皱缩、固定皱褶及视网膜脱离。

二、分类

根据国际视网膜学会命名委员会提出的分类法，视网膜脱离合并PVR分为A、B、C、D 4级（表8-1、图8-3、图8-4）。

表8-1 视网膜脱离合并PVR的分级

分级	程度	临床体征
A	轻度	玻璃体浑浊有色素簇
B	中度	视网膜内表面皱缩，裂孔缘卷边，视网膜变硬，血管变形
C	重度	完全增厚的视网膜固定皱褶
C-1		达1个象限
C-2		达2个象限
C-3		达3个象限
D	超重度	固定皱褶达4个象限的视网膜全脱离
D-1		宽漏斗状
D-2		窄漏斗状
D-3		关闭的漏斗状（看不见视神经盘）

三、治疗

玻璃体切割术中用膜剥离的方法去除视网膜表面的膜，部分影响中心视力的条索状视网膜下膜可通过视网膜切开，取出视网膜下膜。

某些药物，如地塞米松、柔红霉素、5-FU等被认为能够抑制膜的形成，有关这些药物在玻璃体腔应用的试验正在进行中。

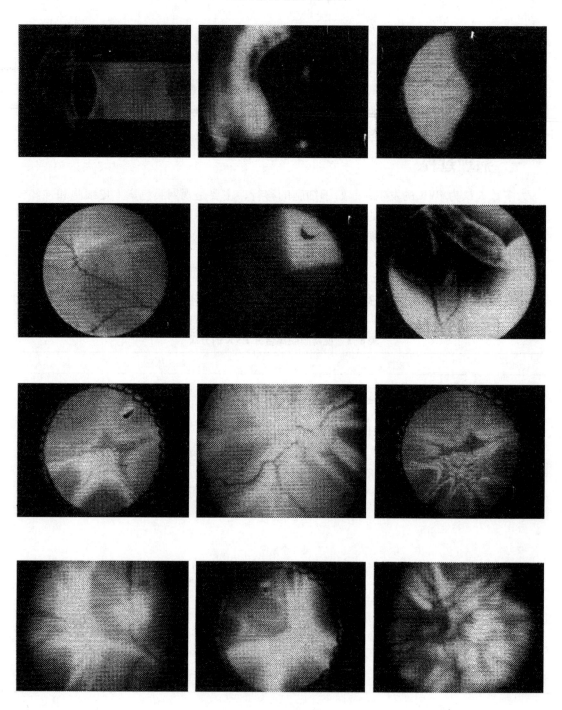

图 8-3　PVR 分类 A、B、C 期

第一行左图和中图：A 期，玻璃体内色素簇；第一行右图：B 期，7 点位视网膜表面子午线方向皱缩。第二行左图：B 期，视网膜表面皱缩；中图：第二行 B 期，裂孔后缘卷边；第二行右图：B 期，裂孔后缘卷边。第三行左图：C1 期，视网膜固定皱褶达 1 个象限；第三行中图：C1 期，视网膜固定皱褶达 1 个象限；第三行右图：C2 期，视网膜固定皱褶达 2 个象限。第四行左图：C2 期，视网膜固定皱褶达 2 个象限；第四行中图：C3 期，视网膜固定皱褶达 3 个象限，第四行右图：C3 期，视网膜固定皱褶达 3 个象限

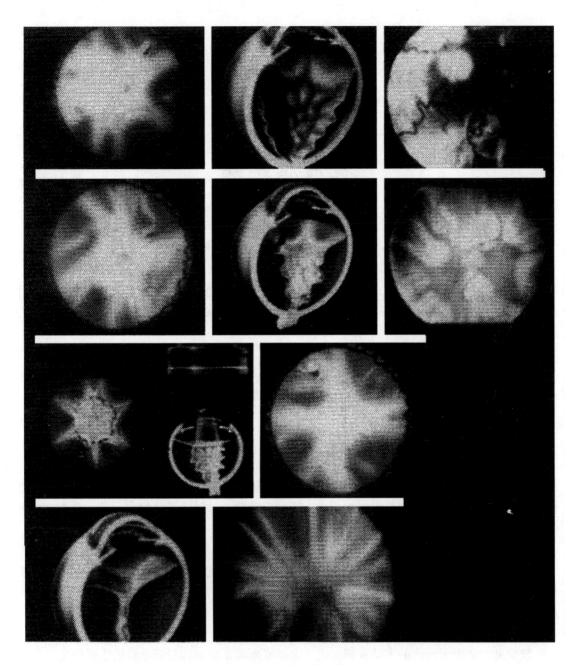

图 8-4 PVR 分类 D 期

第一行，PVR D1 期，视网膜固定皱褶达 4 个象限，呈宽漏斗状。第二行，PVR D2 期，视网膜进一步收缩呈窄漏斗状。第三行左图，PVR D2 期，间接眼底镜下漏斗在 45°以内；第三行右图：PVR D3 期，漏斗进一步变窄，看不到视神经盘。第四行，PVR D3 期，漏斗关闭，看不到视神经盘

（张淑琦）

第九章

视网膜疾病

第一节 视网膜中央动脉阻塞

由于动脉痉挛、血栓形成或栓塞等原因使视网膜中央动脉主干或分支阻塞，血流中断称为视网膜中央动脉阻塞。阻塞一旦发生，被供应区视网膜立即缺氧、坏死、变性，而使视力遭受严重破坏。

一、病因

致病原因有血管栓塞、血管壁的改变和血管外部受压。

（一）血管栓塞

主要为各种栓子堵塞动脉形成阻塞，常见的栓子如下。

1. 胆固醇栓子

为栓子中最常见的，主要来源于大血管有粥样硬化的患者，粥样斑坏死，溃疡暴露在血流中，含有胆固醇的物质脱落形成栓子进入视网膜动脉。这种栓子比较小，呈黄色闪光。可为单个，也可多发。阻塞程度依栓子大小而定。

2. 血小板纤维蛋白栓子

常见于患心脏病和颈动脉阻塞的患者。血小板和纤维蛋白聚集在血管内皮粗糙面形成血栓性斑块，脱落后进入视网膜血流。这种栓子比较大，可完全堵塞视网膜血流，造成突然失明。

3. 钙化栓子

较少见，来源于钙化的主动脉瓣，或二尖瓣或来源于主动脉或颈动脉的粥样硬化斑。

（二）血管壁的改变

由于动脉硬化或动脉粥样硬化，血管内皮细胞受损，管腔变窄，易于形成血栓。各种炎症也可直接侵犯动脉壁产生动脉炎，血管炎症可使血管痉挛，也可使管腔阻塞。

（三）血管外部受压

各种导致眼压和眶压增高的原因，均可诱发动脉阻塞。

二、临床表现

(一) 症状

视力突然丧失，甚至无光感。如为分支阻塞，则相当于该分支区，产生视野缺损。

(二) 体征

1. 眼底检查

视神经盘色变白，边缘模糊，压迫眼球在视神经盘上不能压出动静脉搏动。视网膜动脉显著变细或伴有白线，血柱常间断成节段状或念珠状，视网膜呈急性贫血状，于眼底后极部呈乳白色浑浊水肿。黄斑部见樱桃红点，此为本病典型表现。视网膜白色浑浊可渐消散，眼底恢复红色但视网膜完全萎缩，视神经纤维变性。视神经盘因缺乏营养而萎缩呈苍白色，边缘整齐，血管呈白线状。中央动脉阻塞时很少伴有视网膜出血，如有出血，多合并小静脉血栓。如视网膜中央动脉的一个分支发生阻塞，眼底改变和视功能丧失仅限于该分支所营养的视网膜区，如水肿波及黄斑中心凹时，可显"樱桃红点"。

2. 荧光血管造影

中央动脉可呈现无荧光素灌注，视神经盘处的中央静脉可见逆行充盈，黄斑周围小动脉荧光充盈突然停止，如树枝被砍断样。数周后或不完全阻塞的病例，血流可完全恢复，荧光造影可无异常发现。

三、诊断

根据症状及眼底所见即可诊断。

(1) 突然发生视力障碍。

(2) 眼底视神经盘色苍白，动脉极细，血柱常间断呈节段状，后极部呈乳白色浑浊水肿，黄斑部呈典型的樱桃红点。

四、鉴别诊断

本病应与下列疾病鉴别。

1. 眼动脉阻塞

发病率虽较低，但影响视功能却较严重，视力常降至无光感，视网膜乳白色浑浊水肿更严重。部分患者看不到樱桃红点，这是由于脉络膜血供也受阻，视网膜内层和外层均无血液供应所致，病变晚期后极部特别是黄斑部有较重的色素紊乱。

2. 缺血性视神经盘病变

视网膜动脉分支阻塞和不完全总干阻塞应与缺血性视神经盘病变鉴别，后者视神经盘病变区水肿，晚期色淡，视野也可为象限缺损，但常与生理盲点相连。荧光造影视神经盘充盈常不均匀，低荧光与高荧光对比较明显。

五、治疗

(一) 治疗原则

1. 尽快给血管扩张药（局部及全身）

以解除血管痉挛或将栓子推移到远端较小分支内。

2. 降低眼压

使动脉压阻力减小。

（二）常规治疗

1. 使用血管扩张药

局部及全身同时应用。

（1）亚硝酸异戊酯（每安瓿 0.2 mL）吸入，或硝酸甘油片 0.3 ~ 0.6 mg，舌下含化。根据病情，每日 2 ~ 3 次。

（2）妥拉唑林 12.5 ~ 25 mg，球后注射，每日 1 次。

（3）罂粟碱 60 ~ 90 mg，加入 5% 葡萄糖注射液或生理盐水 500 mL 内，静脉点滴，每日 1 次，连续 3 天。

2. 降低眼压

（1）眼球按摩：用中等度的压力按摩眼球 5 ~ 15 秒，然后突然放开 5 ~ 15 秒，再重复上述动作，至少 8 ~ 10 分钟。

（2）前房穿刺术：在局部麻醉下以 13 号短针头或前房穿刺刀，在角膜缘 4 : 30 或 7 : 30 进针，刺向 6 点方向，放出前房水 1 ~ 2 滴。

（3）乙酰唑胺：开始静脉注射或口服 500 mg 后，每 6 小时口服 250 mg（同服等量碳酸氢钠），连服数日。

3. 高压氧治疗

每日 3 次，每次 2 小时。如无高压氧设备，可用氧气袋代替，装入 95% 氧气及 5% 二氧化碳混合气体，氧气可缓解视网膜缺氧状态，二氧化碳可扩张血管。可用于急性期患者，白天每小时吸 1 次，每次 10 分钟，晚上每 4 小时 1 次。

视网膜动脉阻塞为眼科急症，必须分秒必争、积极抢救，在明确诊断后立即综合应用上述治疗措施：吸入亚硝酸异戊酯，或含服硝酸甘油片，球后注射妥拉唑林，静脉点滴罂粟碱。此外尚可反复间歇按摩眼球或行前房穿刺术。注射或口服乙酰唑胺以降低眼压，促使血管扩张。

（樊　莹）

第二节　视网膜中央静脉阻塞

视网膜中央静脉阻塞多由于视网膜中央静脉主干或其分支发生血栓所致。根据阻塞部位不同，分为总干阻塞和分支阻塞。总干阻塞部位在筛板或筛板之后，分支阻塞部位总是在动静脉交叉处。

一、病因

（一）血管壁的改变

（1）视网膜动脉硬化在本病中占重要地位，最常发生阻塞的部位在筛板和动静脉交叉处。在筛板处视网膜中央动静脉被一共同的外膜包裹在一起，当动脉硬化时静脉受压，使管腔变窄，血流变慢甚至停滞，易于形成血栓。这种改变在动静脉交叉处也可发生。

（2）静脉本身的炎症或炎症产生的毒素可使静脉壁增厚，内皮受损而形成血栓。

（3）外伤使静脉管壁直接受损也可产生阻塞。

（二）血液成分的改变

特别是血液黏稠性的改变，如白血病、红细胞增多症及异常球蛋白血症等。

（三）静脉管壁受压致血流动力学改变

眼压升高在本病中占有一定地位。

本病常为多因素发病，既有血管异常，又有血液成分的改变或血流动力学异常的因素。

二、临床表现

1. 症状

突然发病，视力显著减退，晚期如并发新生血管性青光眼时有眼痛、头痛等。

2. 体征

眼底检查：视神经盘常有水肿，视网膜静脉扩张、迂曲，沿静脉有出血、渗出及水肿，黄斑部可有水肿。

3. 分型

Hayreh 根据临床及实验研究提出将视网膜静脉阻塞分为两型。

（1）缺血型：又称为出血性视网膜病变（简称 HR 型），为视网膜静脉阻塞的重型，故又称为完全性阻塞。

（2）非缺血型：又称为静脉淤滞性视网膜病变（简称 VSR 型），为视网膜静脉阻塞的轻型，故又称为不完全阻塞。

现将两型的主要改变，列表比较见表9-1。

表9-1 非缺血型与缺血型比较表

		非缺血型视网膜中央静脉阻塞（VSR）	缺血型视网膜中央静脉阻塞（HR）
视力		正常或轻中度减退	明显减退，常低于0.1
视野		中心正常或比较性暗点，周边正常	有中心暗点，周边缺损
眼底	早期	静脉怒张，后极部出血较少，常看不到棉絮状斑	静脉明显怒张，后极部出血较多，可见到棉絮状斑
	晚期	视神经盘及视网膜见不到新生血管	视神经盘及视网膜可见有新生血管
荧光血管造影		多数看不到视网膜毛细血管闭塞区	可见视网膜毛细血管闭塞区
并发症		不发生眼新生血管	约75%的患者在两年内发生各种类型的眼新生血管
预后		好，一半以上视力可恢复正常	极坏，不能恢复正常视功能，约半数因新生血管青光眼而失明
ERG		正常	b波低

三、诊断与鉴别诊断

（一）诊断

根据以下要点不难作出诊断。

（1）急性发病，视力显著减退，但不如动脉阻塞那样严重和骤然。

（2）视网膜静脉显著扩张、充盈、迂曲。

（3）沿静脉有出血、水肿及渗出等。

（二）鉴别诊断

1. 颈动脉阻塞性视网膜病变

视网膜中央静脉不全阻塞视网膜病变应与颈动脉阻塞性视网膜病变鉴别。由于颈动脉阻塞导致视网膜中央动脉灌注减少，致使静脉压降低，静脉扩张，血流变慢，眼底可见少量出血、小血管瘤和新生血管。现将两者的鉴别列表见表9-2。

表9-2 颈动脉阻塞性视网膜病变与视网膜中央静脉不全阻塞视网膜病变的鉴别

	视网膜中央静脉不全阻塞	颈动脉阻塞病
视神经盘	出血多见 新生血管在时间久者很常见 水肿常见	出血较少 新生血管偶见 水肿绝对见不到
视网膜静脉	怒张，色深 管径规则	怒张，色深 管径不规则，部分可扩张成梭形或囊样
病变类型及其位置	出血，微动脉瘤，毛细血管扩张 在全眼底分布广泛，均匀大的 微动脉瘤不常见	出血，微动脉瘤，毛细血管扩张在眼底的中纬部 微动脉瘤一般较大
年龄及性别	多见于中年人	多见于中年以后的男性（约占75%）
视力障碍	症状较稳定，很少为阵发性的	症状不稳定，波动大，可有一时性黑矇，一过性视物模糊
合并存在的眼病	开角型青光眼 可并发新生血管性青光眼	视网膜栓塞如胆固醇栓子，纤维—血小板栓子，可并发新生血管性青光眼，眼球或眼眶的缺血性疼痛
合并存在的全身病	高血压	动脉粥样硬化，可有一过性缺血性神经系统症状，如一过性肢体麻痹、一过性失语等
视网膜动脉压	正常	低

2. 糖尿病性视网膜病变

一般为双侧，出血散在，不如静脉阻塞多。血糖增高可以鉴别。

四、治疗

（一）治疗原则

从病因及抗血栓治疗入手。

（二）常规治疗

1. 病因治疗

进行全身检查，以发现可能的病因，并加以治疗。

2. 抗血栓治疗

治疗血栓的药物分为三大类，即阻止纤维蛋白形成的药物，促使纤维蛋白消散的药物，以及抗血小板聚集的药物。而活血化瘀中药则兼有以上三类药的作用，现分述如下。

（1）抗凝血药：这类药物可阻止纤维蛋白的形成，如去纤酶，又称蝮蛇抗栓酶，是从蝮蛇毒液中分离出的蛇毒酶制剂，使纤维蛋白原下降而产生抗凝作用。治疗前先查纤维蛋白原并先作皮试，如为阴性，按每千克体重给药 0.005 ~ 0.012 酶活力单位计算。将抗栓酶 0.50 ~ 0.75 酶活力单位溶于 250 mL 生理盐水中静脉滴注，4 ~ 5 小时滴完。检查纤维蛋白原，当上升到 150 mg 可再次给药。

（2）纤溶制剂：这类药物能促使纤维蛋白消散。如尿激酶（简称 UK）为纤溶酶原的激活剂，使之转变为纤溶酶，它具有水解纤维蛋白的作用，从而达到溶解血栓的效果。常用剂量：①静脉滴注，宜新鲜配制 5 000 ~ 10 000 国际单位，溶于 5% ~ 10% 葡萄糖注射液或生理盐水 250 ~ 500 mL 中，静脉滴注，5 ~ 10 次为一疗程（也有报告主张给较大剂量的，如第一天给 18 万国际单位，第二、第三天每天给 12 万国际单位，以后再每天给 6 万国际单位，两天）；②球后注射，100 ~ 500 国际单位溶于 0.5 ~ 1.0 mL 生理盐水中，作球后注射，每日或隔日次，5 次为一疗程。

（3）抗血小板聚集药：①双嘧达莫，口服 25 ~ 50 mg，每日 3 次；②阿司匹林，每天口服 40 ~ 80 mg。

（4）活血化瘀中药：对缩短病程、促进出血吸收及提高视力确有积极效果，以下 3 种可供选用。

1）川芎嗪：40 ~ 80 mg，加入 5% ~ 10% 葡萄糖注射液或生理盐水或低分子右旋糖酐 250 ~ 500 mL，静脉滴注，每日 1 次，10 次为一疗程。

2）丹参注射液：2 mL（4 g）×10 支，加入 5% ~ 10% 葡萄糖注射液或生理盐水 250 ~ 500 mL，静脉滴注，每日 1 次，10 次为一疗程。

3）葛根素：200 ~ 400 mg，加入 5% 葡萄糖注射液 500 mL，静脉滴注，每日 1 次，10 次为一疗程。

4）常用方剂：如血府逐瘀汤、补阳还五汤等，可随症加减。

（5）血液稀释疗法：血液黏稠度增高是视网膜静脉阻塞发病的重要因素。此疗法最适用于血黏度增高的患者，其原理为降低血细胞比容，减少血液黏度，从而达到抗血栓形成的目的。方法是抽血 500 mL 加 75 mL 枸橼酸钠抗凝，高速离心，使血细胞与血浆分离，在等待过程中静脉滴注 250 mL 低分子右旋糖酐，然后将分离出的血浆再输回给患者。10 天内重复此疗法 3 ~ 6 次，使血细胞比容降至 30% ~ 35% 为止，此疗法不适用于严重贫血患者。

3. 皮质类固醇治疗

对青年患者可能由炎症所致者可试用。

（1）地塞米松 3 mg，加强的松 0.5 mL，球后注射，每周 1 次。

（2）泼尼松开始每日 30 ~ 40 mg，以后随症状的好转而逐渐减量。

4. 激光治疗

目前多应用氩激光击射，其目的在于：①减少毛细血管渗漏，同时形成一屏障以阻止水肿扩散入黄斑；②封闭无灌注区，使新生血管萎缩以预防玻璃体积血和新生血管性青光眼的发生。

总之，视网膜静脉阻塞的治疗，对青年患者特别由炎症所致者可用皮质类固醇治疗。中老年人多有高血压或动脉硬化，因血管狭窄，血液黏稠度增高和血液流变学改变所致的视网膜静脉阻塞，其中非缺血型的静脉瘀滞性视网膜病变，以采用药物治疗为原则。对缺血型的出血性视网膜病变，除药物治疗外还需要激光凝固封闭无灌注区，使新生血管萎缩以预防玻璃体积血和新生血管性青光眼的发生。

（樊　莹）

第三节　急性视网膜坏死

急性视网膜坏死综合征又称为桐泽型葡萄膜炎。本病于 1971 年由日本 Urayama 首次报道。近年来，随着玻璃体视网膜手术、电镜及分子生物学技术的进展，已基本确定本病是由疱疹病毒感染引起，临床上以视网膜坏死、视网膜动脉炎、玻璃体浑浊和后期视网膜脱离为其特征。本病较为少见，主要发生于健康成年人，男女比例约为 2 : 1，单眼多于双眼，双眼 ARN 病例两眼发病间隔时间则多在 4～6 周之内。发病年龄有两个高峰，一为 20 岁，另一高峰则为 50 岁左右，前者主要为 HSV 感染，后者系 VZV 感染引起。除上述两种病毒外，巨细胞病毒（CMV）、带状疱疹病毒及水痘病毒也可导致本病。

一、病因

尚未完全明了。大多数人认为与病毒感染有关。目前基本上已被确定的有单纯疱疹病毒和水痘—带状疱疹病毒。这两种病毒，不仅在血清学方面取得根据，而且在急性期眼内容（房水、玻璃体）中培养并分离成功。但也有学者认为本病由病毒引起的观点还不能最后肯定，因为临床上发现疱疹病毒感染率很高，而急性视网膜坏死则罕见；有人将坏死视网膜的乳液注入猴和兔的视网膜下未能引起视网膜炎。本病患者血小板凝集功能亢进，因而有可能动脉血管内皮损害促进视网膜和脉络膜毛细血管闭塞，甚至小动脉闭塞，促进了本病的发生发展。此外，也有人认为本病有一定的遗传背景，近年来通过 HLA 研究，支持了这一观点。

二、分期

活动性视网膜炎一般持续 4～6 周，逐渐退行。临床上一般将本病分为 3 期：急性期、恢复期和终末期。也有人不主张分期，仅将本病分为轻型和重型。轻型者最后视网膜色素紊乱，残留萎缩灶和血管鞘；重型者有明显玻璃体浑浊，大量视网膜增殖，玻璃体纤维化，牵拉性视网膜脱离，大多数最后眼球萎缩。

三、临床表现

多起病隐匿，早期仅觉轻度眼红、疼痛、怕光、眼前黑点飘动及视物模糊等。

眼部检查：轻者早期视力正常或仅有轻中度下降；重者随时间进展视力严重下降。眼前节常表现为前葡萄膜炎，睫状充血，角膜后壁有细小后沉着或羊脂状沉着，房水 Tyndall 现象阳性，偶有纤维蛋白渗出或积脓。眼压也可能增高。随病程进展，约 2 周后出现本病典型的眼后节三联征。

1. 玻璃体炎

玻璃体内早期有细胞浸润，短期内浑浊加重呈尘埃状。3～4 周后玻璃体机化膜形成。偶有玻璃体积血。由于玻璃体浓密浑浊，致使检查时看不清眼底。

2. 视网膜血管炎

血管炎以小动脉炎为主，累及视网膜和脉络膜。临床上见视网膜动脉壁有黄白色浸润，管径粗细不匀，有的呈串珠状，随后动脉变窄，血管周围出现白鞘。可伴有视网膜出血，但不明显。同时部分小静脉也可有浸润、阻塞、出血和鞘化。少数病例血管炎可累及视神经，表现为视神经盘充血水肿、边界模糊，黄斑部出现水肿皱褶。

3. 周边部视网膜坏死

眼底周边部视网膜常有多发、局灶性的白色或黄白色浸润和肿胀病灶，呈多形性或圆形斑状，边界模糊，位于深层，偶可见于后极部。起初可仅限于一个象限，随病程进展可发展至整个眼底周边部。在重型者病变的高峰时期，黄白色渗出可扩大至中周部及后极部眼底。另外，眼底周边部还多伴有散在的斑点状出血。

视野检查早期正常，晚期变小或缺损。电生理检查早期 a 波、b 波降低或消失，提示感光细胞功能障碍。

大约 4～6 周后，前节炎症减轻或消退。视网膜出血和坏死灶逐渐消退，留下色素紊乱和视网膜脉络膜萎缩灶，视网膜血管闭塞呈白线状。

发病 2～3 个月以后，玻璃体浑浊加重，机化膜形成，机化收缩牵拉已萎缩变薄的视网膜，致使视网膜周边部形成多发性破孔，破孔大小不等，形状不规则，多位于邻近正常的视网膜病灶区边缘，导致约 75% 的患者发生牵拉性视网膜脱离。发生时间最早者为发病后 1 个月，大多数发生在发病后 2～3 个月。多为全视网膜脱离。视神经盘色白萎缩。黄斑呈退行性变或玻璃纸样变性，也可有黄斑破孔形成。

四、荧光血管造影检查

急性期眼底荧光血管造影发现视网膜动脉和脉络膜毛细血管床充盈迟缓；动脉可呈节段状充盈，静脉扩张；视网膜病灶处脉络膜荧光渗漏与遮蔽并存；视神经盘可有荧光素渗漏。晚期视神经盘染色，视网膜血管壁渗漏并有染色。由于视网膜周边部血管闭塞可产生毛细血管无灌注区。

缓解期及终末期视网膜萎缩病灶处因有色素沉着呈现斑驳状荧光斑，有的可融合成片，形成大片强荧光区。并见脉络膜荧光渗漏。

五、诊断

根据本病典型的临床表现如急性发病、广泛的葡萄膜炎、闭塞性血管炎和眼底周边部多数黄白色渗出性病灶等特点应不难做出诊断。美国葡萄膜炎学会曾推荐如下标准作为本病的临床诊断依据。

（1）周边视网膜有单个或多个不连续的病灶，黄斑区病损虽然少见，如伴有周边视网膜病损则不应排除 ARN 的诊断。

（2）如不经抗病毒治疗，病灶进展迅速（边缘扩展或出现新病灶）。

（3）病变沿周缘扩大。

（4）闭塞性血管病变主要累及视网膜小动脉。

（5）前房及玻璃体有显著的炎症反应。

此外，并存有巩膜炎、视神经盘病变或视神经萎缩均支持本病的诊断，但并非诊断必需体征。

近年来，采取前房房水进行聚合酶链反应（PCR）检测，可以发现病毒 DNA，为临床早期、快速诊治提供依据。

六、病理

病理改变显示在视网膜、脉络膜和视神经盘的血管周围（以动脉为主）有大量炎性细胞弥漫性浸润，以淋巴细胞、浆细胞为主，急性期可有中性粒细胞，偶见嗜酸性粒细胞，并有纤维组织增生。以上病理改变也可波及巩膜和眼外肌。受累血管管壁增厚和玻璃体变性，管腔闭塞。晚期视网膜神经节细胞层和神经纤维层胶质增生，内核层增厚，外丛状层、外核层和杆锥细胞层以及视网膜色素上皮层广泛变性萎缩，色素增殖。玻璃膜纤维样变性。坏死区网膜除留有比较完整的血管系统外，其余组织结构已不可辨认。据报道，应用扫描电镜观察，可在不少患者的视网膜细胞、色素上皮细胞及视网膜血管内皮细胞中发现疱疹病毒颗粒。

七、治疗

（一）抗病毒治疗

抗病毒药阿昔洛韦为治疗该病的首选药物。用法为每次 500 mg 加入生理盐水 500 mL 内缓慢静脉滴注，每 8 小时 1 次，连续 7 天为一疗程。然后改用口服此药，每次 200 mg，每 6 小时 1 次，持续服用 6 周。可以防止另眼发病（双眼患病者，另眼大多在 6 周内发病）。研究证明阿昔洛韦能有效抑制病毒活性而不损害正常细胞，但如果静脉给药 1 周后，炎症仍不能有效控制时，可改用丙氧鸟苷，其剂量、用法、疗程、注意事项同阿昔洛韦。

（二）抗凝治疗

由于本病易发生血管阻塞，因此可同时口服阿司匹林肠溶片以防止血小板凝聚，抑制血液的高凝状态，用法为每次 25 mg，每日 3 次，饭后服用。

（三）使用糖皮质激素

对是否常规使用糖皮质激素存在争议。多数人认为在应用抗病毒治疗的前提下，可加用糖皮质激素做球周注射或口服，用法为地塞米松 2.5 mg 与 2% 利多卡因 0.5 mL，每日或隔日 1 次，共 3~6 次。如眼前节有炎症者，可用 0.5% 地塞米松水溶液滴眼、1% 阿托品眼液和（或）眼膏点眼。

（四）激光光凝及手术

由于现行的药物治疗并不能有效阻止视网膜脱离的发生，Duker 等人报道 75%~91% 的本病患者在后期仍因视网膜脱离而丧失视力，因此多数学者主张早做激光光凝以阻止病损进展，预防视网膜脱离或使视网膜脱离区域局限于周边视网膜。但常因本病玻璃体浑浊明显而妨碍施行有效光凝。为此，近年来，不少人采用联合手术治疗，包括经睫状体平坦部玻璃体切割、膜切除、视网膜下积液内引流、眼内激光及球内注射惰性气体或硅油眼内充填，使视网膜脱离复位率得到提高。Blumenkranz 曾对 16 只眼进行了玻璃体切割，巩膜环扎，冷凝和（或）光凝，注气或不注气联合手术，15 只眼视网膜复位，取得了较好的疗效。

（庄　蕾）

第四节　Coats 病

Coats 病又称外层渗出性视网膜病变或视网膜毛细血管扩张症。1908 年由 Coats 首次报道。本病不很常见，但也并非十分罕见。多见于男性青少年，12 岁以下占 97.2%，女性较少。少数发生于成年人，甚至老年人。通常侵犯单眼，偶为双侧，左右眼无差异。Coats 曾将本病眼底镜下特征描述如下。

（1）眼底有大量黄白色或白色渗出。

（2）眼底有成簇的胆固醇结晶沉着或（和）出血。

（3）血管异常，呈梭形、球形扩张，或呈纽结状、花圈状、扭曲状卷曲。

（4）某些病例最后发生视网膜脱离、继发性白内障、虹膜睫状体炎、继发性青光眼。

（5）本病青年男性多见，一般全身健康，无其他病灶。

以往曾将本病分为 3 种类型：第 I 型为不伴有血管异常的渗出性视网膜病变；第 II 型为伴有血管异常和出血的渗出性视网膜病变；第 III 型出现动静脉交通和血管瘤。后来随着时代的进步尤其是眼底荧光血管造影技术在临床的应用，人们逐渐认识到第 III 型乃是另一类独立的血管性疾病，应更名为 von Hippel 病，故不再归属于 Coats 病一类。1912 年 Leber 报道了发生于成年人的多发性粟粒状动脉瘤病，其特点是视网膜有微动脉瘤和环状渗出。目前大多数学者趋向于 Leber 的病例属于 Coats 病成人型。

一、病因与发病机制

本病病因尚不清楚。多数学者认为儿童和青少年 Coats 病是因先天视网膜小血管发育异常所致。据推测可能是由于视网膜小血管先天性发育异常，致使局部血管内皮细胞屏障作用丧失，血浆内成分自血管内大量渗出并蓄积于视网膜神经上皮下，导致视网膜组织大面积损害。成年患者的成因则更为复杂，除有先天性血管异常因素外，可能还有其他原因。如检测发现有的患者血中胆固醇偏高，曾有葡萄膜炎史，推测炎症可能为其诱因。也有人发现本病患者类固醇物质分泌量超过正常，糖耐量曲线延长，显示肾上腺皮质功能亢进，故认为内分泌失调和代谢障碍可能在成人型 Coats 病的发生发展中也发挥了一定的作用。

二、临床表现

本病视力的减退因黄斑受损害的迟早和程度而表现不同。早期病变位于眼底周边部，黄斑部未受损害，视力不受影响，故常无自觉症状。加之多为单眼，又多发生在儿童和青少年，故常不为患者自己发觉，直至视力显著下降或瞳孔出现黄白色反射，或眼球外斜才来就诊。

眼前节检查无阳性体征，屈光间质清晰，眼底检查视神经盘正常或略充血。视网膜上有单个或多个大片黄白色或白色渗出斑块，病变开始可出现于眼底任何部位，但以颞侧，尤其围绕视神经盘和黄斑附近的后极部常见。面积大小不等，形态不规则，可局限于一两个象限，或遍及整个眼底。渗出多位于视网膜血管下面，浓厚者有时可遮盖血管。隆起度不一，自不明显到十余个屈光度不等。有时渗出物排列成半环状或环状，则称为环状视网膜病变。在渗出斑块的表面和周围常见发亮小点状的胆固醇结晶小体，深层黯红色片状出血，散在或排列成环状的深层白色斑点，偶可见色素沉着。病灶区内视网膜血管异常显著。早期血管病变多位于颞侧周边部，也可见于鼻侧或其他象限。表现为视网膜第二或第三分支以后的小血管，动静脉均有明显损害，尤以小动脉明显。血管管径不规则，周围有白鞘，扩张纤曲，管壁呈囊样、梭形瘤样扩张，或排列呈串珠状。也可呈螺旋状或纽结状迂曲。可有新生血管和血管间短路交通形成。病变位于黄斑区附近者可侵犯黄斑，产生黄斑水肿和星芒状渗出，重者晚期黄斑形成机化瘢痕。

由于血管异常是视网膜下产生大片渗出及出血等病变的基础，故病变的进展速度主要与视网膜血管异常的程度和范围有明显关系。而且整个病程缓慢进行，病变时轻时重，晚期大块渗出增多可占据整个眼底，引起视网膜局部或全部球型脱离，脱离视网膜外观呈现黄白色发灰黯或略带青灰颜色。不少病例大块渗出使视网膜高度隆起至晶体后囊，出现白色瞳孔，酷似视网膜母细胞瘤。最后视网膜下和视网膜内渗出机化，被瘢痕组织代替。有的病例发生视网膜血管大出血，出血进入玻璃体，导致玻璃体积血，后期机化形成增殖性玻璃体视网膜病变。晚期可并发虹膜睫状体炎，并发性白内障或继发性青光眼，最后眼球萎缩。

眼底荧光血管造影对本病具有极为重要的诊断价值，造影可以发现检眼镜检查无法发现的视网膜大片毛细血管扩张的特征性改变。但却往往因为患者年幼，不能配合检查，或者早期未发现病变，就诊时病变已非常严重（如发生了渗出性视网膜脱离或大量的玻璃体积血）致使无法看清眼底，影响造影质量。眼底荧光血管造影典型的表现为血管异常改变，病变区小血管、毛细血管扩张迂曲，管壁呈现纺锤状、串珠状或囊样扩张。不少患者视网膜毛细血管床闭塞，形成大片无灌注区。在无灌注区附近可见微血管瘤和动静脉短路。但不论是否存在视网膜毛细血管无灌注区，视网膜新生血管形成却很少见。整个造影过程中，异常血管渗漏明显，晚期病变区可因荧光素染色呈现大片强荧光。大片出血则呈遮蔽荧光。大片渗出则因位于视网膜外丛状层对视网膜荧光不产生明显影响。如黄斑部受损可呈现不完全或完全的花瓣状或蜂房样高荧光；若晚期已有瘢痕机化，则造影早期表现为局部的遮蔽背景荧光，后期瘢痕着染呈强荧光（图9-1）。

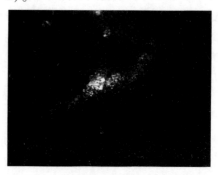

图9-1　Coats病像示视网膜上多数渗出

三、诊断与鉴别诊断

根据本病患者的典型表现，不难做出临床诊断。但应将本病与视网膜母细胞瘤、早产儿视网膜病变、转移性眼内炎等多种发生于儿童期并出现白瞳症的眼病鉴别。其中，尤以与视网膜母细胞瘤的鉴别特别重要，因为如果不慎将视网膜母细胞瘤误诊为 Coats 病，则将延误对视网膜母细胞瘤的治疗而危及患儿生命。

（一）视网膜母细胞瘤

多见于儿童，晚期病变常发生灰白色视网膜脱离，令瞳孔区出现"猫眼"状反光，较易与 Coats 病混淆。由于二者治疗手段迥异，预后截然不同，故需特别加以区别。视网膜母细胞瘤病程发展较快，网膜呈灰白隆起，有卫星样结节，出血少，有钙质沉着，网膜上看不到视网膜异常血管和血管瘤等 Coats 病特有的血管异常及毛细血管扩张等血管改变。应用超声检查发现实质性肿块回波。

（二）早产儿视网膜病变（晶状体后纤维增生，Terry 综合征）

多发生于接受过高浓度氧气治疗的早产儿，氧对未成熟视网膜，即未完全血管化的视网膜引起原发的血管收缩和继发的血管增殖。常在生后 2~6 周双眼发病。早期视网膜小动脉变细，静脉迂曲扩张，新生血管形成。此后全部血管扩张，视网膜水肿、浑浊、隆起、出血，隆起部可见增生的血管条索，向玻璃体内生长。晚期玻璃体内血管增生，结缔组织形成，牵引视网膜形成皱褶，重则晶体后可见机化膜，散瞳后可见被机化膜拉长的睫状突。参考病史可供鉴别。

（三）转移性眼内炎

常继发于全身急性感染性疾病，特别是肺部感染。但患者眼前节常有不同程度的炎症表现，如角膜后壁沉着、前房水闪光阳性、瞳孔缩小等葡萄膜炎体征，且眼底检查无 Coats 病的血管异常改变。

（四）糖尿病性视网膜病变

有时见大片或环状脂质渗出及微血管异常，但糖尿病患者有全身糖尿病的病史、症状和体征，常为双眼发病。

四、病理

由于近年来眼科各种诊疗技术的进步，文献中有关本病组织病理学检查的报道很少，且多为晚期病例。但人们发现无论何种类型，本病的病理改变基本相同，即由于视网膜血管的异常，导致视网膜多层次、大面积的继发性损害。

曾有人应用电镜对一例早期 Coats 病例进行观察，发现视网膜血管内皮细胞有空泡、变性，病变严重处尚可见内皮细胞层完全消失，血管壁外围仅存神经胶质。Farkes 则观察到该病视网膜下渗出物的成分与血浆成分相同。

晚期病例则呈现视网膜神经上皮层广泛脱离，脱离的视网膜下充满血性和蛋白质性渗出液，有大量泡沫细胞和胆固醇结晶空隙，以及吞噬脂质的巨噬细胞。视网膜血管扩张，血管壁增厚、玻璃样变。PAS 染色显示内膜下有阳性的黏多糖沉积。血管内皮细胞增生变性，使血管变窄甚至闭塞。还有的血管内皮细胞脱落，屏障功能消失，血液外溢。血管周围有明显的慢性炎性细胞浸润，主要为大单核细胞和淋巴细胞。脉络膜也可有慢性炎性细胞浸润。随着病变的发展，后期视网膜内、视网膜与脉络膜间的渗出物逐渐被纤维结缔组织取代。视网膜色素上皮细胞也增殖、变性和脱落。最终视网膜完全纤维化。

五、治疗

（一）药物治疗

由于本病病因不明，目前仍无有效的药物治疗。激素治疗效果不确切，虽可在一定程度上促进渗出和水肿的吸收，使病情获得暂时缓解，但停药后病变仍继续发展。

（二）光凝治疗

激光治疗主要用于病变较为局限的早中期病例，此时神经上皮下积液不多，效果较好。光凝的目的是使视网膜异常血管闭塞，视网膜内和（或）视网膜下渗出减少，使病变区由脉络膜视网膜瘢痕取代。一般选用黄绿激光，激光参数一般为 $200 \sim 500 \mu m$，时间 $0.2 \sim 0.5$ 秒，调整能量从低能级逐渐增大至视网膜出现中白外灰反应斑为度。播散性光凝整个血管病变区，包括毛细血管无灌注区及有渗漏的视网膜。对于粗大如瘤样扩张的异常血管，可局部联合直接光凝。随着异常血管的萎缩以及视网膜缺氧状态得到改善，视网膜的水肿、出血和渗出随之逐渐消退，一般渗出常于光凝后 $4 \sim 6$ 周开始吸收，完全消退则要 1 年以上。

由于本病呈慢性进行性发展，复发率很高，在治疗结束后随访过程中，应该定期进行眼底荧光血管造影检查，及时发现残留或新出现的异常血管，进行补充光凝。

（三）冷凝或电凝治疗

如果渗出性视网膜脱离严重，视网膜下积液太多，单用激光疗法效果欠佳，可单独使用电凝或与激光合并使用，可取得一定效果。

（四）其他治疗

对本病的并发症如继发性青光眼或白内障等，可根据具体病情考虑手术治疗。

（庄　蕾）

参考文献

[1] 邱波，庞龙．中西医结合眼科学[M]．北京：科学出版社，2018．

[2] 王宁利，刘旭阳．基础眼科学前沿[M]．北京：人民卫生出版社，2018．

[3] 胡聪，刘桂香．斜视诊断与手术详解[M]．北京：人民卫生出版社，2018．

[4] 赵晨．眼科临床指南解读——内斜视和外斜视[M]．北京：人民卫生出版社，2018．

[5] 李芸主．眼内肿瘤图谱与教程[M]．北京：人民卫生出版社，2018．

[6] 刘芳．眼底病诊疗手册[M]．郑州：河南科学技术出版社，2018．

[7] 管怀进．眼科学[M]．北京：科学出版社，2018．

[8] 孙河．眼科疾病辨治思路与方法[M]．北京：科学出版社，2018．

[9] 赵家良．眼科临床指南[M]．北京：人民卫生出版社，2018．

[10] 呼正林，袁淑波，马林．视光—屈光矫正学[M]．北京：化学工业出版社，2018．

[11] 杨朝忠，王勇，武海军．眼内炎[M]．北京：人民卫生出版社，2018．

[12] 张虹，杜蜀华．眼科疾病诊疗指南[M]．北京：科学出版社，2018．

[13] 张明昌．眼科手术要点难点及对策[M]．北京：科学出版社，2018．

[14] 黄厚斌，王敏．眼底光相干断层扫描学习精要[M]．北京：科学出版社，2017．

[15] 刘兆荣．眼科诊断与治疗[M]．北京：科学出版社，2017．

[16] 黎晓新．视网膜血管性疾病[M]．北京：人民卫生出版社，2017．

[17] 周历，毕晓达．眼科急症处理指南[M]．北京：化学工业出版社，2017．

[18] 白玉星，张娟，刘扬．眼科疾病临床诊疗技术[M]．北京：中国医药科技出版社，2017．

[19] 魏文斌，施玉英．眼科手术操作与技术[M]．北京：人民卫生出版社，2016．

[20] 李冬梅，姜利斌．眼睑、结膜与眶部肿瘤图谱[M]．北京：人民卫生出版社，2018．